命悬一线
我不放手

ICU生死录

薄世宁 著

北京联合出版公司
Beijing United Publishing Co.,Ltd.

图书在版编目（CIP）数据

命悬一线，我不放手 / 薄世宁著 . —北京：北京
联合出版公司，2023.11
ISBN 978-7-5596-7237-7

Ⅰ . ①命… Ⅱ . ①薄… Ⅲ . ①临床医学—普及读物
Ⅳ . ① R4–49

中国国家版本馆 CIP 数据核字（2023）第 189326 号

命悬一线，我不放手

作　　者：薄世宁
出 品 人：赵红仕
责任编辑：高霁月

北京联合出版公司出版
（北京市西城区德外大街 83 号楼 9 层　100088）
三河市冀华印务有限公司印刷　新华书店经销
字数 285 千字　880 毫米 × 1230 毫米　1/32　印张 12.25
2023 年 11 月第 1 版　2023 年 11 月第 1 次印刷
ISBN 978-7-5596-7237-7
定价：68.00 元

目录 CONTENTS

推荐序

有幸阅读薄世宁大夫的新作《命悬一线，我不放手》，深为书中精彩的案例、作者深刻的思考所打动，欣然为之作序。

薄大夫是北京大学培养出的优秀医生，看到他的成长，我很欣慰。我第一次看他的作品，是四年前的 2019 年，他出版了《薄世宁医学通识讲义》。一位四十多岁的"年轻医生"，能在一本书有限的篇幅中把现代医学发展的来龙去脉和医学的本质，以及各种疾病深奥复杂的专业原理讲得如此透彻、易懂，非常难得。同为医者，我对薄大夫在书中提出的很多观点深有同感。比如，医疗的本质是支持生命自我修复；疾病与人终生相伴；没有科学的人文是滥情，没有人文的科学是傲慢；等等。该书获得了很多奖项，也产生了很好的社会影响。

而薄大夫的这本新作《命悬一线，我不放手》又有突破。这本书融医学知识于故事之中，既是病人的故事，也是作者自己当医生的故事；既有对疾病、诊疗的理性分析，又蕴含着医者、患者的情感；既有科学，又有人文。整本书散发着医学的温度。我常说，医学的温度，是我们永远不能丢失的东西。

薄大夫讲的故事很真实。这些他亲历的故事让我们看到病人在疾病面前真实的感受,有与疾病坚韧的抗争,有对生的眷恋;也让我们看到真实的医生,他们有成功也有失败,能共情也会困惑,在一次次历练中不断成长。

薄大夫讲的故事有温度。我认为,他的故事最集中体现的是"我不放手"这四个字,其中既包含了医者孜孜不倦的努力,也包含了家属对亲人的不舍,还有病人与疾病坚韧的抗争。"我不放手"不是非理性地抗拒死亡,而是对待生命积极的态度,是医学最有温度的表述。每个人从出生到离开,医学都在提供着关爱,帮人们治愈疾病、缓解病痛、减少死亡恐惧。"我不放手"是对生命最高的礼遇。在今天,医学技术的发展太快了,能交付给病人的解决方案越来越多了。但是技术快速发展的同时也很容易让从医者追求技术至上,而忽视了对病人心理层面的关怀。我们每个人都在追求治愈,然而,治愈只是通向关怀的路径之一,没有永远的治愈,只有永恒的关怀。技术永远有局限,但人与人之间的关怀却可以是无限的。我们永远不能忘记医学的本质和初心,不能少了医学的温度。

薄大夫讲的故事有思考。薄大夫在书中不断引导医者和读者思考"怎么看病",包括:如何把情感建立在理性的基础上;如何尊重和保护患者利益,更好地实施医患共同决策;如何快速建立医患信任;当病人无力回天时,如何实现关怀而非抛弃;等等。书中的很多观点我很认同,比如放弃不是抛弃,放弃积极救治不能放弃关怀;医生对病人有情感,不仅让行医的过程有温度,更能提升医者的理性思维能力;死亡不是失败;当亲人即将离去时,帮他不遗憾、不恐惧地离去;等等。这些思考都是很深邃、很有实际意义的。

阅读薄大夫的这本书，能让大众更好地了解医学，让他们看到真实、急迫的救治场景，从而更加了解医院的工作，了解医生的辛苦与难处；也让医生更能体会到患者及其家属的痛苦、纠结和愿望。所有这些，都有利于增进医患之间的信任。信任虽不能消除医学的不确定性，但是一定可以减少不确定性带来的猜忌和防备，从而创建更好的医患关系，共同应对疾病的挑战。

薄大夫能写出这本好书，主要源于他对病人的深厚感情和丰富的人文情怀。我们的医生们每天都经历着同样的事情，但不见得都能写出这么好的故事，这里有一个能不能与患者深入交流、能不能感受患者的痛苦并产生共情的问题。当然，这与写作能力和文字功底也有很大的关系。薄大夫具有很强的叙事能力，他善于抓住事件的焦点和冲突，通过细节描述，生动揭示人物个性与心理活动，让读者身临其境、感同身受。这也是让我很钦佩的地方。

衷心希望越来越多有经验、有情怀、有能力的中国医生像薄世宁大夫那样投入医学普及与医学人文事业，产生越来越多像这本书一样的优秀作品，让医学人文的翅膀越来越硬，让医学更加温暖。

韩启德

中国科学院院士

中国科学技术协会名誉主席

2023 年 7 月 18 日于北京

自序

ICU 的夜晚，灯火通明。她又一次从后楼道爬了上来，她的儿子半年前溺水，在心跳恢复后陷入了深昏迷。她一遍遍地在儿子耳边呼唤："儿啊，儿啊，你睁开眼。"远远地，我听到了她轻轻的呼唤，心里有种说不出的痛。半年了，她一天也没落下。她不忍放手，可她的孩子能醒来的希望微乎其微……

"我怎么舍得？我以后怎么对孩子说，我说你们的爸爸被妈妈送上了手术台，却不是为了救他，而是为了切下他的器官？"这位脑死亡患者的妻子站了起来，对着满屋子正等着她家人签署器官自愿捐献文件的人说："我后悔了，我不同意。"……

"她怎么还没死？她太痛苦了，赶紧把她的气管插管拔了，让她有尊严地走。"这个男人冲我咆哮着。"人渣！"我暗骂了一句。这个衣冠楚楚的男人口口声声地以"尊严"为借口，要拔了他妻子的气管插管，停止所有治疗，可他妻子自己还想治，她不想这么痛苦地离去……

"听我的，带她回家。"我坚定地对患者的儿女说。此时，停止无谓的激进治疗，满足母亲的心愿，带她回家，才是对她最好的爱。救护车车顶的蓝色警报灯亮起，带着他们朝家的方向疾驰……

这些生生死死、悲欢离合的场景如电影画面一般，不时在我脑中闪现。

我为什么要写这本书？

我想从"讲故事"开始，呈现给读者当遭遇生死攸关的疾病时，患者、患者的亲人，还有医生会面临哪些困境、产生何种困惑，以及他们做出的思考和选择；我想不仅要记录，更要剖析，剖析案例背后的原理、情感、人性、决策思路，从而引发每位读者思考：当我遇到类似问题时，该如何决策？

然而，完成这项工作绝非易事。

截至今天，我已经在 ICU 工作二十二年了，我参与救治的危重病例有上万例，而每个病例都有其独特意义。那么，哪些才是最能引人思考的病例？如何让普通读者快速理解深奥复杂的专业知识？如何再现病例发生时，当事者真实的感受？

这些都是很难取舍、把握的，但是最终，我做到了。我用了两年多的时间，在临床工作之余为完成这本书做了大量工作，使其创作初衷的实现成为可能。

首先是病例筛选。

本书主要记录了十九个病例，尽管每个病例中患者的疾病不同、救治技术迥异、疾病的转归不同，患者及其家属对诊治的态度也不尽相同，但这十九个病例都毫无例外地满足了一个重要的筛选标准：每个病例都能诠释一个主题。

比如，我分享了一位全身瘫痪、呼吸衰竭、睁不开也闭不上眼的格林-巴利综合征患者成功救治的过程，通过这个病例，探讨在命悬一线时，如何激发和保护患者的"求生欲"；我通过一位带着患有精神疾病的儿子就医，却猝死街头的中年父亲的案例，探求什么才是"理性的爱"；通过一个在临终时选择回家的病例的决策过程，思考怎么做才可以让我们的亲人更安详、无痛苦、有尊严地和这个世界告别，什么才是"善终"……

除此之外，我讲述的这些故事还涉及患者在疾病面前的彷徨和逃避、对希望的渴求和奋争，患者亲人的不舍、愧疚、爱及在危难时暴露出的人性，还有医学的传承，医生的不理性、悲悯、精进、冒险和日趋坚定。

在我看来，这十九个主题涵盖了绝大多数人在面临疾病冲击时，最常出现的困惑，也是最值得我们了解和思考的问题。

为了洞悉利益攸关者的感悟，我做的第二项工作是访谈。本书部分素材来自访谈：我和曾经一起浴血奋战、一起"不放手"的患者、患者家属还有我的同事们进行了面对面的访谈。为了获得更真实的反馈，我还专程赴外地去拜访接受访谈的患者。在我看来，从访谈中得来的信息，是比任何前沿技术、精彩救治、高调赞颂更摄人心魄的东西。

很多人的话颠覆了我的认知。

我曾对话一位 24 岁的癌症晚期女孩。我原以为清醒的患者在死亡到来前一定会无比恐惧，紧紧抓着生的"稻草"，会痛哭、会颤抖。没想到，她竟平静地对我说："我想明白了，摆在我面前的只有两个选择：要么现在死，要么痛苦之后死。你说我会选哪个？""我不想让我的家人因为我穷一辈子。"

听她这么说，我心如刀绞。而从她的话中我也终于悟到：有时候，痛苦可以让人缓解对死亡的恐惧。这不是说，为了希望我们要理所应当地承受痛苦，而是说痛苦也有一定价值。我们所有人的不放手、为她抢来的时间，还有人间的爱，可以让她的痛苦没那么痛苦。

除了访谈患者、患者的亲人，我也访谈了我的同事。他们执着、毫无怠惰地救治生命，他们为了希望勇敢地冒险，他们不停歇地追逐技术精进，让我重新审视医生这个职业，也让我越来越庆幸选择了这一职业，并为此无憾无悔、奋斗终生。

这些收获都是弥足珍贵的。

我不想把这本书写成"案例集"，更不想写成"回忆录"，因此我做了第三件事：剖析。我在讲述案例后，从不同角度深度剖析背后的逻辑。我认为，这是本书最大的价值所在，因为案例剖析可以更自然地引发思考。

人的生命中有很多现实问题没有绝对正确或错误的答案，有些问题在现阶段暂时没有答案，而对于如何解决这些问题，值得我们每个人思考。比如，对因为经济窘迫而无奈放弃治疗的人，我们应该怎么做？如果明知患者家属做出的决策不符合患者利益，我们应该怎么保护患者？在危难时，我们该把自己托付给谁？什么形式的生命教育才更有利于年轻人成长？等等。

相信不同的人通过这些案例一定会有不同的思考，而我在写作过程中也在不断思考，不仅从医生这个职业的角度思考如何救命，更从一个有血有肉有情感的人的角度思考自己的人生：我怎么做才可以更好地应对危机，更好地活着？

通过对这些案例的不停思考、反复剖析，我有了三个收获。

我的第一个收获是：找一个可以信任的人。

人的一生，充斥着太多的不确定性，我们永远不知道意外和明天哪个先来。然而，意外是偶然，疾病却是必然，每个人都难免遭遇疾病的诘问。所以，在危机来之前，找到一个可以托付、值得信任、对的人。对这个观点，我想，绝大多数人会认可。而我更想说的是，我们信任的人不一定总能做对的事。

比如，在命悬一线时，短期内的巨变会让绝大多数当事人的理性瞬间崩盘，进入"理性休克期"，在这种状态下，对关键的治疗决策，他未必能做出正确选择；当患者无力决策时，家属的意见并不一定能代表患者的意愿。再比如，当患者无力回天时，家属可能因为不舍而延长了患者的痛苦；又比如，家属出于各种原因，放弃了不该放弃的东西，做出了让患者痛苦的决定。

所有这些，都是我在工作中常遇到的问题。我想，人们面对其他危机时的决策可能也会如此。我们信任的人也是独立的个体，他们也有自己的选择偏好，对事物会有不同的理解，有着独特的个人经验，再加上每个人又有着不同的现实情况，所有这些因素都会影响他的决策。

所以，为了让我信任的人做"对"的事，我要在我能够清晰表达时，把我的真实想法告诉他。只有这么做，在我遇到危机时，我信任的人为我做出的决策才能更符合我的意愿。

更重要的是，在决策时，我和我信任的人会寻求专业人士的帮助，共同决策。所谓共同决策，就是专业人士根据他的专业经验、已有的科学数据、权威证据给出他的专业意见和具有一定倾向性的指导建议，而我们根据自己的现实条件，提出自己的看法，双方合作，做出更合理的决策。共同决策，让对的人做对的事的概率大大增加。

我的第二个收获是：爱要"能武"，更需"能文"。

爱要"能武"，说的是爱要有科学和理性的加持。毫无疑问，科学大大改善了我们的生存条件，科学的进步推动了人类理性思维的日臻成熟，帮助我们更加客观地看待问题，并做出更明智的选择。有了科学和理性，人类的爱才不会盲目。

然而，科学和理性不是万能的，科学无法完全解释生命，人的思考和决策也不存在绝对理性。当一个人的"本事"大了，能给周围人的爱多了，他可能容易变得不懂人情世故，这往往不是因为他技术上的精进，而是因为技术精进带来的傲慢，而傲慢会让人产生很多视觉死角。当一个人陷入技术至上的窠臼，当他的思想被绝对的实用主义蒙蔽，他会盲目自信，迷失自我；会恐惧冒险，错失良机。

所以，爱要"能武"，更需"能文"，爱需要人文和情感的陪伴，它们会赋予爱更强大的力量。

我的第三个收获是：永不抛弃。

永不抛弃是不抛弃希望。没有奇迹会随随便便发生，只有坚守希望，我们才能等来奇迹。医学上如此，其他领域亦如此。当然了，不抛弃希望不是鼓励盲目地牺牲和不理性地飞蛾扑火，而是和专业的人共同决策，一起坚守希望。有希望，人生才有无限可能。生命那么好，有一丝希望我都不忍抛弃。

永不抛弃还意味着不抛弃关怀。放弃不是抛弃，放弃抢救不是放弃关怀。当患者救治无望或病情发展到已经不再适合激进治疗时，我们应该把治疗重点转移到减少患者的痛苦、安抚患者的恐慌上，而决不能抛弃他。被抛弃，会让落入深渊的人更加恐惧和痛苦。

永不抛弃还包括不抛弃内心。为亲人治疗，也是在治疗自己的内心；拯救他人，同样也是在拯救自己的内心。患者的家人如此，医生同样如此。一个好医生，在不断精进和随之而来的更大的责任与使命、更多的荣耀与光荣之后，还要能听到一个又一个普通人微弱的哭声，能看到一个又一个他应该去行的细微的善，这是我们永远也不能背离的内心。

我想，能找到一个值得信任的人，既理性又充满关爱地行事，永不抛弃希望、关怀和内心，对自己如此，对他人亦如此，这样的爱可能才是真爱吧。

本书中的案例，也让我感受到了爱的力量：

因为爱，那个溺水昏迷半年的男孩终于睁开了眼；

因为爱，患者的儿女听从了我的劝说，带他们的母亲回了家，他们抬着她看院子、看枣树、看猪圈，他们围着她，拉着她的手，让她走得更无悔、更安详，走得没那么恐惧；

因为爱，我克服了晕血，而那些和曾经的我同样青涩的年轻医生则扛过了"魔鬼式训练"，闯过了"血与火的洗礼"，成为守卫人们健康和生命的"终极武士"；

因为爱，人类的生命才有了价值。爱可以让人在危难之际绝地重生，爱让这个星球有了色彩，爱让恐惧的灵魂得到安慰，爱是人间至善。

"未经审视的人生不值得过。"回首往昔，那些"命悬一线，我不放手"的经历，让我更真诚、更笃定、更无怨无悔地继续我的毕生追求，让我在未来可以更好地服务于我的患者。更重要的是，它们让我知道了我应该怎么更好地活：把最好的技术和最真的关怀带给周围的人，这是我能给他们、给自己最好的爱。

命悬一线，我永不放手。

薄世宁

2023 年 7 月 8 日于北京

[第一章]

把情感建立在理性的基础之上，是我们每个人都必须经历的一场修行，而我越来越相信救命这件事是修行中的修行。

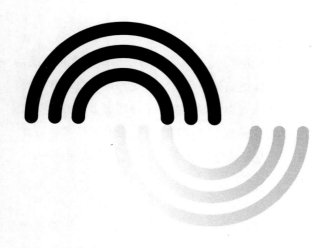

理性的
往返

我连自己都度不了，
何谈度人

"首先为你们的不幸感到惋惜，"他说，"我是医院人体器官获取组织（OPO）办公室的协调员，也是薄医生的同事，接下来由我协助你们完成器官捐献事宜。在场的还有咱们红会见证协调员。

"咱们国家每年有 30 万人因为终末期器官功能衰竭需要移植器官，但只有 1 万多人有机会等到捐献的器官，供需比是 1 : 30[1]。器官捐献是人类伟大的善举，在打破陈腐观念、拯救性命、弘扬无私精神方面都有重大意义。

"你们有捐献的意愿，我替在生死线上挣扎的患者，替整个医疗行业，替咱们这个社会谢谢你们！"

他站了起来，略停顿了一下。他神情凝重，眼里充满了关爱。

"目前患者脑死亡诊断明确，器官功能符合捐献要求。一旦移植成功，这些器官将会伴着移植受者的生命存活下去，而你们亲人的愿望也将得以实现。"

毫无疑问，他的这段话有理有据、坚定有力，既科学又温情，既有宏观高度又有对个体的关怀，我听了都有种豪迈的悲壮感。

"但是，"他继续说，"人的大脑功能没了，其他器官也会很快出问题，所以咱们在流程上要抓紧。"讲到这里，他把早已准备好的文件和笔拿了出来。

患者的父亲显然有些紧张，他佝偻着，颤巍巍地和大家一一握手。他从兜里掏出眼镜盒，哆嗦着打开，把老花镜戴上。他拿起笔，握笔的手也开始止不住地抖……

所有人都站了起来，空气凝固了。大家都屏住了呼吸，只有OPO协调员帮老人打开文件，扶着签字的那页。

患者的父亲马上要签字了。在相关文件签署完成后的几天内，这个患者将会按照程序完成捐献，那些等着救命的人将会获救。

笔尖已经落在纸上了。

这时，患者的妻子站了起来。她语气平静地说："我后悔了，我不同意。"

…………

深昏迷的患者

这个病例发生在2019年，但时至今日，每次想起来我依旧心痛不已。

患者男性，35岁，骑摩托车在山路上发生车祸，好几十公里的时速，头部剧烈地撞击在公路边的电线杆上，心跳、呼吸当时就没了。尽管急救人员的现场救治让患者恢复了心跳，在被送到医院后脑外科医生又给他紧急做了开颅血肿清除、去骨瓣减压手术，但他的脑组织损伤太重了，他的大脑就像豆腐一样啪的一下狠狠地摔在水泥地上，再加上心跳、呼吸停止带来的脑细胞严重缺氧，他逆转的希望微乎其微。

他深昏迷；瞳孔散大到边，没有光反射；没有自主呼吸；需要应用大剂量的去甲肾上腺素才可以把血压维持住。

我每天评估他的瞳孔、自主呼吸、格拉斯哥昏迷评分（GCS 评分）[1]。这个患者的 GCS 评分是 1+T+1，意思是眼睛无反应、气管插管（无法评估言语）、无运动反应。这是人类最深程度的昏迷。

我穿刺他锁骨下面的深静脉，在锁骨下静脉里留置了一根静脉导管，这根导管尖端可以一直进入到他的上腔静脉，我通过这根导管可以监测上腔静脉的压力、判断血容量，还可以给他注射各种药物；我给他用了呼吸机维持呼吸；我给他静脉注射甘露醇——甘露醇进到血液中可以快速增加血浆渗透压，让他肿胀的脑组织脱水，减轻脑水肿；我通过胃管给他注射营养液，维持他机体代谢的营养需求；为了预防消化道出血，我还给他注射抑制胃酸分泌的 PPI[2] 药物。

但治疗三周了，他没一点好转，所有的征象都指向我们最不愿看到的结果：脑死亡。

"特别不好，"我说，"抢救这么久还是没出现自主呼吸，瞳孔散大没有光反射。"站在 ICU 门口，我和他的父母、爱人交代病情。

---

1. 格拉斯哥昏迷评分（Glasgow Coma Scale），是对患者昏迷程度进行评估最常用的评分系统，它是根据患者的眼睛、言语和运动反应进行评估，GCS 评分分值越低，患者昏迷程度越深。

2. PPI，是质子泵抑制剂（Proton Pump Inhibitor）的英文缩写。PPI 作用于胃壁细胞的质子泵，抑制其分泌胃酸，在 ICU 中常用于预防危重患者发生消化道应激性溃疡。

"虽然呼吸机支持条件不高，但自主呼吸始终出不来。你们也知道，呼吸中枢在脑干，没有自主呼吸意味着脑干功能严重受损。

"升压药给的量很大，1.5微克每公斤体重每分钟（μg/kg/min）的去甲肾上腺素，用了药收缩压最高也只能达到103（mmHg）。"

我之所以和他们反复强调自主呼吸、血压、瞳孔反应，是因为这三项指标能反映人的脑干功能。脑干被看作生命中枢，控制着人体的许多最基本的生命功能，包括呼吸、心跳、血压、循环等。脑干严重损伤的患者自主呼吸消失；血管失去正常的舒缩功能而出现难以纠正的低血压；调节瞳孔反射的中枢位于脑干，脑干功能严重受损时，瞳孔散大，不再随着光线强弱自动调节大小，失去光反射。

我继续说："现在看，患者的生命体征还能维持，但三周了还不见好转，接下来维持难度会越来越大，再往后其他的指标都会逐步变差。"

医学最大的悖论在于：一方面，医学科技在快速发展，我们每天都把很多生命从死神手里抢回来，我们每天都在创造奇迹；另一方面，这些高级医疗设备、药物在救命的同时也在制造麻烦，它们让一些大脑功能本已完全丧失的患者依旧维持着心跳、呼吸、血压，蒙蔽家属的心灵，给他们带来虚假的希望，让他们接下来在做选择时进退维谷。

每天来探视患者的有他的父母、妻子，以及一对儿女。

他们站在ICU门口围着我，听我给他们讲患者的病情变化、对患者的病情进行解释，还有即将对治疗做出的调整。其实对这个患者的家属，我完全不需要介绍得这么细。患者的父母都是做医疗工作的，他们退休前在一家大学附属医院工作，父亲是资深的泌尿外科教授，母亲是妇产科的护士长。他们每次颤巍巍地给患者擦完身子，和我简单地沟通检查结果和治疗调整后，关于他的预后他们从不多问一句，很显然他们对患者的未来看得很清晰。患者刚出事那天他们就赶来了，我第一眼见患者的父亲时他还挺着身子，三周了，他的背越来越弯。每次他们来探视时，我都想和他们多说几句。但说什么呢？说保重？说别急，会出现奇迹？大家都是同行，我想不出什么词可以安慰他们。

患者的两个孩子看上去都还没到上学的年龄，大人们说话的时候，他俩蹲在地上嬉笑打闹。患者的妻子一边听我说病情，一边不时地回头看他们，时而小声地呵斥："小点声，大人说话呢，这孩子！"她个子很高，一米七左右，是附近一所教培学校的英语老师。她戴着黑框眼镜，应该是经常健身锻炼，举手投足间看得出很干练。每次听我说患者的指标不好，她都会很激动，她说："他这么年轻，薄医生你看看他的这对儿女，无论他变成什么样，我都不会放弃，植物人我也养他一辈子。"

她这么说，我可以理解。除了真爱，她坚持治疗还有一个更重要的原因：她混淆了植物人和脑死亡的区别。

"植物人"只是大脑皮层受到严重损害或处于抑制状态，但是患者的生命中枢——脑干功能还在，还有自主呼吸和脑干反应，有醒来的微弱可能，虽然希望小，但人还活着。但脑死亡则是包括脑干在内的全脑功能不可逆转的丧失[2]，一旦作为呼吸、心跳中枢的脑干死亡，人的呼吸、心跳迟早也会停止。

医生可以用药物维持患者的心跳、血压，用呼吸机帮着患者呼吸，这只是人为地延长了患者的时间。失去了大脑功能，生命已然消逝了。心跳只是迷惑了患者家属的双眼，让他们更难做出决策。

为什么作为判断死亡的依据，大脑功能是否丧失比有无心跳更重要？

首先，人的心跳停了，如果条件符合，我们还有可能通过胸外按压让心跳恢复，还可以用药物维持心跳，但一旦脑死亡，神经细胞无法再生，医学发展到今天，还无法让脑死亡的人重新恢复脑功能；其次，即便某个人的心脏功能到了终末期，我们还可以给他移植一颗心脏，"我们普遍相信换了人造心脏的那个人依然是他自己，因为他的行事风格、他的记忆、知识结构都属于原来的那个他"[3]。但是，如果一个人的大脑死亡了，能给他移植一个大脑吗？别说在今天技术上不可行，真等有一天这种技术能实现了，那么移植了大脑的人还是他本人吗？大脑是人类意识的载体，脑死亡也就意味着作为人的本质特征的意识已经消失，那这个人实际上也就死亡了。

正如这个患者，虽然我还没有给他做脑死亡评定，但根据临床症状和所有指标，他大概率已经无力回天。

脑死亡评定

每天下午 3 点到 4 点，ICU 有一个小时的探视时间，患者家属可以利用这个时间探望患者，帮着护士给患者擦洗，陪意识清楚的患者说说话，给患者打打气，医生也会利用这个时间和家属沟通患者的病情，回答家属的问题。

有一天下午，探视时间过后，那名患者的家属找到我。

他父亲对我说："薄医生，我们能不能换个安静的地方，我们想和你说说接下来的事儿。"

"好，"我说，"到我办公室吧。"我带着他们从病房往我的办公室走，前后不到二三百米的距离，老两口紧跟着我，而他妻子远远地跟在后面。

到了办公室，他妻子最后进来，她关上门后背倚着门，没抬头看我们，只是低头不停地刷着手机。他父亲说："三周多了，我们想做个脑死亡评定，有个判断我们也好做下面的决定。"

"决定什么？您想要决定什么？"没等老人说下去，患者的妻子大声地喊了起来。

"我说过很多次了，他不是脑死亡，他还能醒，他身体那么好！"因为激动，她满脸通红，音调很高，声音还带着颤抖。

"我说过了，以后你们不用管，他变成什么样我都要，我给他喂饭我给他擦身子我养他一辈子，时间还长呢他一定能醒！

"他不是脑死亡！你们搞错了！"

两位老人一声没吭，我猜他们早已经料到了儿媳妇会有这种强烈的反应。大家沉默许久之后，我说："一直这么蒙着眼走路也不是长久之计。做一个吧，不论什么结果，大家心里也有个数。"

她不置可否。

慎重起见，在世界范围内，脑死亡评定都有着非常严苛的流程和标准，既要有不同领域的专家参与，还要间隔一定的时间反复评估，对判断方法、流程、判断标准也有着清晰、明确的规定。第二天，评估团队来了。他们认真地听我汇报了病例，看了患者住院以来所有的影像学资料和其他的资料。他们检查了患者的生命体征，又给他做了脑干反射实验、自主呼吸激发试验，还带了几台仪器，有的做脑电图，有的测脑组织的血流信号，有的做诱发电位。所有这些都会为评估脑功能提供客观依据。[4]

第三天，评估团队又来了一次。

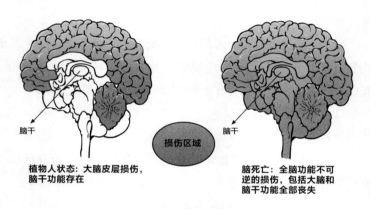

脑干

损伤区域

脑干

植物人状态：大脑皮层损伤，
脑干功能存在

脑死亡：全脑功能不可
逆的损伤，包括大脑和
脑干功能全部丧失

植物人状态和脑死亡的区别

有了结果后，评估团队叫上我一起和患者家属交代评估结果。

临走之前，他们说："太可惜了，这么年轻，赶紧商量一下后面怎么办吧。"

我们想捐献

虽然评估团队没有直接提到器官捐献，但我还有患者家属都能听出他们的意思。

然而我知道，对这个患者的家属动员捐献患者的器官几乎是不可能的。

为什么？

首先，影响我国器官捐献的最重要的因素是人的观念。我国大多数人受传统观念的影响，即便亲人死亡了，也会看重死者身体的完整性而不愿捐献器官。即便是在北京这样的大城市，很多新理念已经深入人心了，但脑死亡患者完成器官捐献的比例还是非常低的。在 ICU，对已经发生明确脑死亡的患者，我见到更多的是：有的家属会选择坚持到底，一直等到患者心跳停止；有的家属会选择把患者拉回家。

其次，在这个患者的治疗决策方面，他的父母和妻子显然存在很大分歧。根据以往经验，只有全家人意见高度一致的时候，才有可能成功动员他们捐献患者器官。任何一个参与决策的人有一丝一毫的犹豫，这个重大的决定到最后都很难完成。

很显然，对评估团队的话，患者的家属们都听进去了。那天，他们谁都没说话。我想，接受这个结果确实需要时间，我没去催他们赶紧对下一步的计划做出表态，我对他们说："你们也别太伤心，确实病情太严重了。"

几天后，患者开始出现高热，也发生了尿崩。他的体温最高的时候能超过 40℃，尿量每小时最多时能超过 500 毫升。因为体温调节、肾脏排尿这些功能也受大脑调控，所以这个患者出现高热、尿崩几乎在我的意料之中。我还是像脑死亡评定之前一样，每天守着他。我回家更晚了，时时刻刻盯着他的每一个指标。

…………

有一天，患者的父母又来找我，可能他们也意识到永别真的要来了。

他父亲说："薄医生，我们想了很久，有个事儿我一直想对你说，我们全家包括我儿子都登记过器官捐献。我是个泌尿外科医生，我搞过肾移植，我懂这个事。"他的语气很坚定，他说："我们想捐给有需要的人。"

当他说出这句话的时候，我竟不知道怎么接，我的心猛然间紧了一下，有种类似心脏缺血、缺氧那样的疼。

我想不到为什么他们最后能达成一致。

医生这个行业，怎么能让患者更放心、救更多人的命、给患者争取更多的时间、减少人们的遗憾？靠实践。所谓临床医学，就是到患者床边去，多实践，多和患者沟通，这样才能更多地了解患者。但即便如此，对患者在疾病面前的感悟，还有他们的决策动机，我们仍有永远参悟不透的东西。医生可以熟悉心脏的结构、心肌细胞的电活动，却永远无法洞悉患者的心灵；医生可以打开患者的大脑清除血肿，还可以把取栓的导丝、支架送到脑血栓患者的血管里，把血栓紧紧"抓住"拉到体外，恢复脑组织供血，却不知道人在疾病面前的恐惧、不安和无助是如何形成的；医生可以利用脑机接口让一个本已失去行动、语言能力的患者在屏幕上打出他想表达的内容，还可以用意念打游戏，却不能感知到底有多少已知的、未知的因素会影响患者的决策。

就像这个家庭，为什么他父母对于捐献他的器官如此坚定？因为他们是医生？因为他们的工作经历和认知能让他们更理性地看待死亡？医生真的能理性地看待这么亲的人的死亡吗？他们如何说服患者的爱人达成一致？

不过，所有这些问题的答案都不重要了。我回过神，问他："您的这个决定和您的儿媳妇商量好了吗？"

"对的，她完全同意。谢谢你，薄医生，我们都知道你很尽心。"老人说。

"我马上通知医院 OPO 办公室，他们会来人安排接下来的程序。"我说。

我后悔了

抛开情感，客观地说，这个 35 岁的脑死亡患者确实是很好的供体。他年轻，出车祸前没有任何基础病，所有能捐献的器官都充满了活力，没有感染、血管弹性好、器官功能储备完好，无论是角膜、肾脏，还是肝脏，功能都完好无损。这样的器官移植到有需要的患者体内，不仅能救命，而且移植效果和患者未来的生存质量可能都会很好。

但那天，当患者的父亲马上要签署器官捐献相关文件的时候，患者的妻子站起来说"我后悔了，我不同意"时，我反而松了一口气。这是种很奇怪的感觉，我甚至微微有种叛变了医学伟大的奉献精神的感觉。

我平心静气地对患者的家属说："还是要抓紧，别错过了机会。不论你们做什么样的决定，都不会影响我们治疗，接下来我们会继续好好治。"

但是，患者的病情还在快速恶化。我想拉住他，想给他的家人更多的时间，可我发现我越来越无力。他丧失了脑功能，不仅会失去自主呼吸，出现顽固的休克、高热、尿崩，他的免疫系统也会垮掉。在以前，人们认为大脑仅和神经、精神、生命中枢相关，但近年来越来越多的科学证据表明大脑和人体免疫系统也有很强的相关性，脑死亡了，人的免疫力也会大大降低 [4]。中国有句老话叫"流水不腐"，而脑死亡患者的身体像一潭死水，变成了微生物的"培养基",他一轮一轮地感染,我给他轮换着用各种类型的抗生素,他肺部感染的多重耐药菌对所有常用的抗生素都耐药,身体内部也开始出现深部真菌感染的迹象。

除了感染,当一个人躺在病床上失去意识、失去直立行走能力、依靠机械设备维持心跳的时候,所有侵入性的治疗也一定会带来各种各样的并发症。他的转氨酶、胆红素、肌酐、尿素氮都在快速升高,这说明他的肝脏、肾脏功能已经开始因为药物治疗受损了。他的结膜越来越肿胀,肿胀的结膜露在外面让他再也闭不上眼。他的脸庞、四肢、躯干的肌肉完全萎缩。他的生命像断了线的风筝般快速坠落。

又过了几天,患者的妻子慌了,她找到我,说:"我想清楚了,我应该尊重他,我想现在、立刻、马上进行器官捐献。"

而此时,已经太晚了。

又过了几天,他心跳停了。人类丧失了脑功能,心跳停止只是时间问题。

他走的那天,她抱着他已经凉透了的身体号啕着:"我错了,对不起,对不起!"

他们一家人给他穿得干干净净的,太平间的师傅把他装到一个黄色的袋子里,他们跟在平车后面走了。

到今天,四年了,我再也没见过这家人。

悲悯与理性的纠缠

很多人说,这个病例中无论是患者的父母还是他的妻子,都深爱着他,同时他们又都是有大爱的人。父母的爱更深邃、更理性，妻子的爱更犀利、更感性，她紧紧抓着注定幻灭的希望不撒手，最终错失了器官捐献的最佳时机。

而这个病例最遗憾的地方在于，这个患者是有很大机会捐献器官的：他的父母是医生，懂得脑死亡的不可逆，更清楚捐献器官、拯救他人对患者、对社会、对活着的人的价值和意义；而他爱人是老师，有学识、有爱心，她只是情感上一时过不去；更关键的是，患者生前登记过器官自愿捐献，他有意愿。如果当时我能够坚定有力地多去鼓励患者的爱人，那她很可能就同意了。我是患者的主治医生，她看得见我没日没夜地努力，她无比地信任我。如果患者成功捐献器官，在很多人获救的同时，患者爱人的内心也会得到救赎，从而能够更无憾无悔、更坚定地活下去。

为什么？为什么我没能推她一把，她几乎就在同意的边缘了。

很多同行说："当事人捐或者不捐，根据文化、习俗，根据感情，根据他们对器官捐献这个事儿的理解，根据每个家庭的现实情况，捐或者不捐都对，我们不做价值或道德评判。"他们对我说："这个病例遗憾就遗憾在你'入了戏'，用情太深。"**他们说的对，"入了戏"是每个医生职业生涯中都不可避免的。"入了戏"可以让医生更掏心掏肺地救患者，但"入了戏"也会让医生不能隔绝强烈的情绪，不能站在客观、中立、理性的位置上去帮助家属做决策，"入了戏"很容易让医生掉进执念的陷阱，让临床决策陷入患得患失的困局。**

我是患者的主治医生，我每天给他治疗，我眼里全是他、他沧桑的父母、他尚不懂事的孩子、他执着不放手的妻子。我每天盯着他的血压、中心静脉压、尿量、电解质、血氧、二氧化碳分压差（判断人体组织是否有足够的血流量的指标）、GCS 评分……我会为他生命体征的短暂稳定而欣喜，也会为一个指标的异常而焦虑。我会反复思索、检索文献，还会找各个科的同行一起解决问题。我原以为医生做久了会越来越中立、冷静地看待患者的病痛。但没想到，面对这个患者，我还会如年轻时一样"入了戏"。我越了解患者和他的家人，就越发现实际上在这场和病魔浴血奋战的战斗里，我早已经把他们当成了一起出生入死的战友，已经深深地陷入到他们的生命中了。

这可能有些矛盾：在患者状态好的时候，我抱有妄念，想着再扛一扛，再等一等，再给家属多争取点时间，让他们慢慢释然。但是，患者的生命体征崩塌了，家属想捐献他的器官了，可来不及了，这给家属带来了更长久的痛。器官捐献的价值和意义我懂，但对我的患者，我更能真切地感受到家属的痛、家属的苦、家属的无奈和不舍，而对于正在苦等着器官移植的人，我虽然能够理解他们的渴望，但无法感同身受。所以我像我的患者的亲人们一样不甘心、不舍得。

尽管不是每个医生都愿意承认，但实际上，即便不同患者的诊治方案可以完全相同，但医生对患者的情感却永远不会千篇一律。人和人之间始终存在着一种人们永远无法准确解释的感知和力量，让一个人愿意不遗余力地去为另一个人付出。

我后来想，让我对这个患者倾注了太多的个人情绪的原因有很多。

有他父母的原因。他们的年龄和我父母的差不多，头发全白了。他们也是医者，一辈子救治性命，如今却无力唤回自己的孩子。他们主动提出捐献孩子的器官，这需要多大的勇气？

有他坐在地上嬉闹的孩子的原因。我也有孩子，我清楚在孩子成长过程中父亲陪伴的重要性，我也知道失去父亲对他们的将来会意味着什么。

还有他妻子的原因。她对我说:"我怎么舍得?我以后怎么对孩子说,我说你们的爸爸被妈妈送上了手术台,却不是为了救他,而是为了切下他的器官?"

面对这样普普通通、老实本分、真情实意的一家人,当医生的我,怎能不付出全部的心血照护他们的亲人?

当然,我舍不得他,还有一个重要原因。我听他妻子说过很多关于他的事,从而得以走进他的世界,甚至对他有了朋友一样的感觉。

她对我说:"我看 ICU 墙上挂着很多自驾西藏无人区的照片,那是你拍的吧?我爱人也喜欢自驾,他这人心大、朋友多,如果他没出事,你们肯定能玩到一起。

"我们俩是 2010 年认识的,后来约了几个朋友去稻城亚丁。景区的最后一段路要徒步上去,我们走了三个多小时才到最上面的一个高原海子。那天下雨,加上气压本来就低,我上去就高反了。往下撤的时候我冻得直哆嗦,他紧紧地拉着我,把我的手塞进他的袖子里。

"到了亚丁村的民宿里,由于那天电压太低了,电灯比蜡烛还暗,电褥子根本不热。因为缺氧再加上发烧,我觉得我坚持不住了,我想连夜撤,再好的风景我也不看了。可他说,人生所有的事别管多难,就分两种:坚持下来的,放弃了的。很多事扛扛就能坚持下来。他一间一间地去敲民宿的门,去给我借氧气。第二天一早,他拉着我的手,我们一起看到了日出。"

对他这样一个不轻言放弃的人,我同样不舍得放弃他。

把情感建立在理性的基础之上,是我们每个人都必须经历的一场修行,而我越来越相信救命这件事是修行中的修行。"修行"

这个词在中国文化中是一个非常重要的概念，通常指通过实践提高精神修养和道德素质。**在我看来，所谓医生的修行，则是在治疗患者的过程中治疗自己。**

人类真正救命的知识不在书本上，而是在救命现场，在命悬一线、波谲云诡、瞬息万变的临床实践中。这是关于人类的苦难、坚韧、不放手，是关于医学的悲悯、安慰和日趋坚定。医生不过是芸芸众生中的一员，但他要体恤人间最痛的苦，见证最深的爱、最复杂的人心、最无奈的放弃、最不舍的告别，感受世上最痛苦的无助；他要日渐坚强，更要良知未泯，要睿智，更要善良；他要清洗、缝合别人的伤口，同时也会在夜深人静的时候舔舐、包扎他自己的伤口；他会无时无刻不在科学的理性与人性的悲悯里纠缠，永远不可能像个旁观者一样置身事外。

所以，**既要付之情感，又要理性决策；既不违背客观规律，又永远秉承人性中最珍贵的善，这恐怕是一个医生一世的修行。**

有人说，医生度人不度己。要我说，这不对，如果我连自己都度不了，何谈度人？

当死亡化作生命

在收到人体器官志愿捐献卡后，我一直把它藏在车里。

但是经过这个病例后，我想找个时间和妻子好好聊聊，我很担心她也会像这个病例中的妻子一样舍不得。我终于找到了机会，那天是个周日。2022年我和她都很忙，她也是医生，在连续工作了两个月之后，我们终于凑到了同一天休息。

那天下午，我开车带她去郊区转转。她坐在车后座上，我先从这个病例讲起，她边听边落泪。果然，如我担心的那样，听完后她擦了擦眼泪，说："如果是我，我也不舍得，那么亲的人，谁忍心为了爱心在他离开后还要把他的皮肤划开，切下他的器官捐给素昧平生的陌生人？"

"没人舍得！"她说。

"但是，"我说，"我给你讲个故事。你知道一个人的器官进了另外一个人的身体里会发生什么吗？

"有个做了肝移植的女孩，术后能进食后的第一餐，她就让她的母亲去给她买汉堡。这太不可思议了，以前她从不吃汉堡。但这次她吃到了汉堡，而且她觉得很好吃。

"她想，会不会是捐献给她肝脏的那个人生前喜欢吃汉堡呢？这太神奇了。有些国家在移植手术完成一定时间后，获得器官的人是有机会得到供体信息的。后来，她终于知道供者是个男孩，她找到了男孩母亲的电子邮箱，给她一封一封地写信表达她的感恩，讲她移植后身体的变化，还有她的重生。

"但每次写的信都石沉大海。

"为什么？为什么这个男孩的母亲不愿意给她回信？

"这位母亲始终处在痛苦和愧疚中。她愧疚为什么没有把儿子带上正途，为什么没好好管教他，否则他就不会丧命在一场枪击案中。她自责、内疚，如跌落深渊般痛苦。

"但是有一天，她还是忍不住给这个女孩回了一封信。信不长，她在信中讲了儿子的成长经历、她对他的爱，还提到了儿子喜欢吃汉堡。

"女孩收到信后身体颤抖，眼泪夺眶而出，她高声地喊道：'他喜欢吃汉堡，我就知道！'

"后来男孩的母亲终于释然了。她知道她儿子的肝脏不仅活着，还改变了另外一个人的一生，同样的还有他的肺、心、肾脏、角膜……它们已经化作了另外的生命。"[5]

在医学的每个领域，我们毕生都在与死亡做斗争，而在器官移植领域，死亡是我们的另一个起点。我们一直想着，器官捐献只是让陌生人获益了。可我们换个角度审视："器官捐献不是放弃自己身体的一部分，让一个完全陌生的人活下来；它其实是一个完全陌生的人几乎放弃自己的所有，让你身体的一部分活下来。"[5]

我继续给妻子讲。

"有个十几岁的小姑娘在车祸中丧生，她的母亲痛不欲生，但还是忍痛把她的器官捐给了不同的人。过了几年，这个母亲去参加医院组织的聚会。有些国家为了鼓励自愿捐献，受者在手术一段时间后是有机会见到供者的亲人的。

"聚会的人们在绿地上亲密地交谈，他们感叹人间最无私的奉献，谈论着受者手术后健康状况发生的翻天覆地的改善。他们追忆器官捐献者的往事，表达对他们的感激。

"而这个母亲独自坐在角落里抽泣，因为对女儿无尽的思念。

"她在哭的时候，一位高高大大的男士向她走了过来。他蹲在她面前，掀开自己的衣服，并递给她一把听诊器。

"他说：'女士，你听听我（的心跳）。'

"咕咚咕咚咕咚……

"那是她女儿的心脏在跳动，它仿佛在说：'妈妈，你不要哭，你听到了吗，我并没有离去。'

"这个母亲哭着哭着就笑了。"[1]

---

1. 故事来源于《当死亡化作生命》，故事情节根据原文略微改编。

我把我的人体器官志愿捐献卡递给妻子，说："这是我的，我怕你不高兴，一直藏在车里。"

我说："万一有一天我出了意外，我说万一，你记着把我捐了。"

她已泣不成声。

"我可以考虑，"她说，"但前提是你得拼命地好好活着，这比什么都重要。"

参考文献

[1] 中国青年网 . 全国人大代表陈静瑜：我国每年 30 万适移者，仅 1 万多获移植 [EB/OL]. http://news.youth.cn/gn/202103/t20210307_12750795.htm

[2] 国家卫生健康委员会脑损伤质控评价中心，中华医学会神经病学分会神经重症协作组，中国医师协会神经内科医师分会神经重症专业委员会 . 脑死亡判定实施与管理：专家指导意见（2021）[J]. 中华医学杂志，2021，101(23)：1766-1771.

[3] 了不起的西西弗 . 《流浪地球 2》中的"数字生命"算不算生命？ [EB/OL]. https://baijiahao.baidu.com/s?id=1756323172438566926.

[4] 国家卫生健康委员会脑损伤质控评价中心，中华医学会神经病学分会神经重症协作组，中国医师协会神经内科医师分会神经重症专业委员会 . 脑死亡判定标准与操作规范：专家补充意见（2021）[J]. 中华医学杂志，2021，101(23)：1758-1765.

[5] 约书亚·梅兹里希 . 当死亡化作生命 [M]. 韩明月译 . 北京：中信出版社，2020.

什么才是更好的爱

"哪儿有便宜点的旅馆？"

一个五十多岁的中年男人边赶路边打听，他身后跟着个二十来岁的年轻人。走着走着，中年男人一个趔趄扑在雪里，脸重重地摔在地上，夹在指间的烟马上落在雪里灭了。

大雪纷飞，他背上很快落了一层雪，似乎马上要被雪掩埋。而同行的小伙子只是站在那儿看着，并没有伸手拉他一把。

过了一会儿，有路人发现不对劲，大喊了起来："你怎么啦？快来人啊！"

有人拨打了急救电话，有人报了警……

猝死的父亲

这个场景是我根据送这个患者来医院的救护车上的医生，还有警察的描述还原而来。

这是一个异地求医却客死他乡的病例。

十多年前一个冬天的傍晚，我在急诊值班。

根据医院培训要求，作为 ICU 医生的我那年恰好在急诊轮转。很多人把 ICU 和急诊混淆了，说我是急诊科医生。这不对，急诊和 ICU 区别很大。急诊是一家医院的门户科室，是医院对外的第一道门，需要到急诊就诊的疾病包括各种急性疾病和突发病症：外伤、胸痛、腹痛、药物中毒、各种心脑血管病、慢性肺病急性发作……这些患者中，有的生命体征还算平稳，有的病情看似平稳但可能突然恶化，有的则是刚进急诊的门就得立刻展开抢救。在我看来，急诊之所以忙乱，是因为我们永远不知道患者下一秒会发生什么。而我工作的 ICU，虽然患者的病情也很紧急，但通常是已经确诊的患者，他们或是在住院过程中病情出现了变化，或是经历了大手术，需要通过监护治疗度过危险期。所以，尽管 ICU 收的患者病情更重，但因为通常已确诊，医生、护士对患者的病情相对更熟悉，因而救治起来通常比急诊有序得多。可以说，急诊是医院最忙乱，但也是最锻炼人、最能快速提升年轻医生应变力的地方。

那次的雪很大，北京城很多年没下过那么大的雪了，鹅毛般的飞雪飘飘洒洒地下了整整两天。医院门前的交通瘫痪了，路边的树木、电话亭、报亭，还有几辆孤零零的自行车，都隐没在一片白茫茫中。

那两天急诊患者明显见少，但这不是好事，异常安静反而让我有种大战将来的预感。气温骤降，慢性肺病、心脑血管疾病等慢性病会加重，心脏骤停、中风这些紧急事件也会频发。而且按照既往的情况，大雪后的两三天内一定会涌来大量因为路滑跌倒而受外伤或骨折的患者，还有因为下雪没能赶来的急症患者。

那天天刚擦黑，一辆救护车呼啸而来。

没等车停稳，急救人员就从车上抬下担架冲了进来，边跑边大声地喊着："心脏骤停，心脏骤停！"

分诊台的护士快步迎上去，带着他们往抢救室跑。

当年的急诊抢救室的硬件条件还不像今天这么好，抢救室距离急诊门口有五六米，在急诊通道的西边，是个只有六张抢救床的房间。

几个人冲到抢救室，一把把患者抬到抢救床上。急救人员边做胸外按压，边上气不接下气地说："突然倒地，接到时心跳、呼吸都没有。在车上持续按压，做了气管插管，但心跳一直没恢复。"

在她按压的同时，我快速地检查患者的意识、瞳孔、呼吸和动脉搏动。患者穿了一件黑色羽绒服，胸前湿了一大片。我用力地拍了拍他的肩膀，发现他肩膀处的衣服已经湿透了。

"你睁睁眼，睁睁眼。"我冲他耳边大喊，他没有任何反应。

"停一下。"我对按压的急救人员说。她停止按压的瞬间，我立刻用右手探到了患者右侧颈动脉的位置，摸不到搏动，也看不到他胸廓起伏。我接过护士递来的手电筒，扒开他的眼睑，瞳孔已经完全散大了，光线照进去一点收缩反射都没有，像照进了一潭死水。

"抢救。"我在快速证实他仍没有恢复心跳和呼吸后，喊了一句。

我立刻接替急救人员，在患者胸前按压了起来。随着按压，一股股呛鼻的烟油味儿迎面扑来。

"（心跳）停了多久？"我问跟随救护车而来的医生。

"具体停了多久不知道，周围人和家属都说不清。我们接到后一路都在（按）压，路上不到二十分钟。"急救医生说。

有护士把抢救车推了过来，有人接替了急救人员去捏简易呼吸器的球囊，有人早已往注射器里抽好了肾上腺素，有人给患者胸前的电极片连上了监护导联线，有人把输液的液体连在了患者手背上的套管针上……

抢救心脏骤停患者，在全院各个科室中，急诊科的护士最有经验，日复一日、年复一年的紧张抢救，她们早已经对心脏骤停患者的救治流程烂熟于心，也已经和医生形成了高度默契。她们准确地知道我接下来会用到什么器械、什么抢救药物，需要什么时候给药，会选择什么时机电除颤，什么时候给患者穿刺中心静脉……流畅的医护配合是决定患者抢救成功的关键要素之一。

但这个患者无论大家怎么胸外按压、给药，他的自主心跳始终没有恢复。

按压间歇，我看到监护仪上的心电波形仍是一条直直的线，一个自主心跳的电信号都没有。

"不好，"我想，"这么久心跳还回不来，那回来的概率微乎其微了。"

更糟糕的是，患者送来时瞳孔就已经散大了。在正常情况下，瞳孔直径2~4毫米，照进光线时，会出现收缩、直径变小等现象，而移开光源时又会自动恢复成原来的大小，这是瞳孔正常的光反射。当患者瞳孔散大、无光反射时，最常见的情况是大脑重度缺氧。在这种情况下，做任何抢救几乎都是徒劳的。

监护仪不停闪烁着红色的报警信号，发出高调的警报音，这种刺耳、持续的蜂鸣音是医生最怕听到的声响，这种让人紧张绝望的声响听一次，一辈子都忘不掉。

"肾上腺素一支。"

"(按压)停一下，看看（心电监护仪）波形。"

"做个血气（分析）。"

我持续做胸外按压、给药，按压、给药……

患者在院外发生心脏骤停，最常见的病因通常是心脏出问题了，这包括急性心肌梗死、心律失常，及暴发性心肌炎等，还有一些心脏以外的其他因素，比如大面积脑梗死、脑出血，或者大块的肺栓塞、气胸等，以及其他相对少见的病因。

而这个患者，我高度怀疑他是心肌梗死引起的心脏骤停。

为什么？

首先，这个患者是中老年男性，这是最易发生冠心病、心肌梗死的人群。

其次，也是更重要的因素，他身上散发着浓烈的烟味，他是个重度烟民。吸烟对人体最大的损害是烟草中的有害物质持续损伤血管内皮，让血管壁始终处于损伤、炎症反应状态，时间久了导致动脉粥样硬化，最终全身血管受累。重度吸烟者发生冠心病、心肌梗死的风险明显高于不吸烟者。

在连续抢救了几十分钟后，患者仍无意识，瞳孔散大到边、没有光反射，动脉没有搏动，血压测不到，心电监护仪上依旧是一条直直的线。很显然，他对我们的心肺复苏没有任何反应，他已经死亡了。

"有家属吗？"我喊了一声，"家属在不在？"

有个警察进来了，电台挂在上衣兜上，还在呜啦呜啦地不停讲着话。

我一看，这人我认识，是附近派出所的民警。我值班时遇到过几次他往医院送意外受伤的人，接触多了就认识了。他这人热心也外向，有时候我们也会凑到一块聊聊天，互相发几句工作中的牢骚，他还会时不常地问我一些健康问题，慢慢就熟了。

我说："人没了，过不来。"

他说："真没了？你再救救。"

我说："真没了，送来的时候瞳孔就散了，真没用了，这么抢救几十分钟了，别再折腾病人了。"

他说："你等着，我给你叫家属。"

过了半分钟不到的样子，他拽进来一个个子不算高的男青年，二十来岁，瘦瘦的，穿了件黑色羽绒服。他拽着青年的袖子，青年看了我一眼把头低下了，不知为什么，我感觉他眼里有种说不清的躲闪。

"这是病人的儿子。"民警说。

我给这个小伙子讲我对患者心脏骤停原因的推断，我说患者大概率是心脏出问题了，大面积心肌梗死的可能性最大，送到医院时心跳停的时间太久了，大脑也已经重度缺氧，抢救没任何反应，人已经没了。

他低头不说话，我想他很可能早被突如其来的变故吓傻了。

第二天一早8点多，我快下夜班的时候，警察又来了。这次除了我认识的那个民警，一起来的还有另外两个警察。

我认识的那个民警对我说："这是咱们所的同事，得找你做个笔录，昨天有人报了警。"

笔录做得很快，我主要讲了我第一眼看到的患者的样子，讲了他的衣服湿漉漉的，讲了刚送来时他的生命体征和整个抢救过程。

最后，警察问我："你判断这人是怎么死的？"

"具体死因说不好。"我说，"但我推测大概率是心肌梗死引发的猝死，而且梗死的面积小不了。心肌梗死会引起恶性心律失常、休克，最终导致猝死。这种病例往往很难再追溯确切死因，只能靠有限的证据推测。"

患者在院外发生心脏骤停，能够被成功复苏的概率是非常低的，这通常是因为患者猝死当时，周围的人未能第一时间展开正确的心肺复苏，导致猝死者错过最佳的救治时机，等送到医院的时候，医生往往也无力回天。

根据文献，2015 年上海市某区在院外发生心脏骤停的患者中，入院存活率为 1.87%，出院存活率为 0.37%。换句话说，1000 个在院外发生了心跳停止的患者中，能够活着送到医院的不足 20 人，绝大多数患者在送来的时候已经死亡；能够救治成功从医院出院回家的不到 4 人。2021 年，北京地区院外发生心跳停止的患者出院存活率为 1.6%，其中仅 1% 的患者具有良好的神经功能预后。这组数字的意思是说，每 1000 个在医院外发生了心脏骤停的患者中，能够被送到医院并活着出院的只有 16 人，其中只有 10 人恢复了认知、运动等神经功能。[1,2]

正如这位在院外发生了猝死的中年男人，他被送到医院时心跳就已经停了很久，抢救前前后后进行了近一个小时，但我们还是没能创造奇迹。这种病例尽管遗憾，但在急诊科并不少见，我以为我很快就会忘记。没想到一个月后，那位民警又和我提起了这个病例。

那天，他送一个躺在大街上的醉汉来治疗。给这个醉汉处理完之后，正好我也交完班不忙了，就和他聊了起来。

"还记得一个月前送来就死了的那人吗？"他说。

我说："记得，咋了？"

"也不是什么案子，自然死亡。"他说，"你还记得和死者一起的那小伙儿吗？"

"记不太清了，"我说，"我只记得和他交代病情的时候多看了他几眼，总觉得他哪儿不对。"

"你说对了，那孩子精神不好。"他说，"他是死者的儿子，死者带着这孩子来精神病医院看病的，兜里有挂号条，俩人在找旅馆的时候父亲死了。"

他继续说："就剩这孩子了，当时还没吃饭。多可怜啊，这么冷的天，我就拉着那孩子到你们医院对面拉面馆给他买了碗拉面，得让他暖和暖和啊。

"他就站着，不敢吃，非要找他父亲，他父亲死了他都不知道哭。"

"唉！"他叹了一口气，"两人啥行李都没有，就一双肩包，这孩子背着，死活不放手。他说：'我爹说了，这是我的命。'他要是嫌疑人，我必须得认真查他的包，但这就是个病人，知道他身份就得了。我粗略地看了下包里，没什么违禁的东西。我就没非得把他的包给抢过来查。那孩子够可怜了，你抢他也急，那包是他的命根子。

"后来，我们把这孩子送到了北五环外的一家精神病医院，这是收治有精神问题的流浪人群的定点医院，吃、住、瞧病，国家全管了。

"办住院手续的时候医生不干了，非要仔细查孩子那包。人家医生做得也对，可别带进病房什么危险东西。

"一件件往外掏，有条破毛巾、几袋榨菜、几个干巴了的面

包、几件换洗的衣服，没一样值钱的。都掏出来了，医生还觉得不对，他说：'你这包怎么这么沉？'

"他伸手往包里摸，在包最下面摸到个夹层，你猜怎么着？"

"有危险品？"我问。

"不是。医生从里面掏出来一捆捆的钱，整整齐齐的，有六万。"他说。

"怎么会有这么多现金？这俩人怎么看都不像有这么多钱的人。"我说。

"有啥钱。"他继续说，"我给死者的村里打电话了，村干部说这六万块钱是他一辈子的积蓄。这孩子十来岁就犯病了，精神问题，治了很久都没治好。这个父亲一个人拉扯着孩子，他自己也有心脏病，常说心口疼，舍不得给自己花一分钱，都省给这孩子了。

"这次来北京是想让孩子住院彻底治治的。"

"后来呢？"我问。

"村里来人带着骨灰和孩子走了。"

"唉，真让人心疼。"他说。

理性的爱

很多人被这个病例中的父爱感动。

爱是人类最基本的情感之一，它赋予生命深刻的意义和价值。而长辈对子女的爱又是人类最伟大的爱，是天性之爱。长辈对后代的庇护是人类的一种强烈的本能，具有一定的进化论基础，很多物种宁可自我牺牲，也要把生存机会留给更有希望的幼者，这是为了整个物种的生存与繁衍。可以说，人类历史也是一部天性之爱的史诗。

父母的自我牺牲，在中国人身上体现得更加突出。正如鲁迅先生在1919年发表于《新青年》上的一篇文章中说的："将这天性的爱，更加扩张，更加醇化；用无我的爱，自己牺牲于后起新人。"电影《误杀2》里那个绝症男孩的父亲也说过这样一句话："如果可以一命抵一命，儿童医院的天台上全都是排队的父母。"他的意思是说，在孩子病情危重时，绝大多数父母愿意为了孩子牺牲自己，如果有可能，他们甚至愿意用自己的命去换回孩子的命。

但问题来了，牺牲自己一定能救孩子吗？

未必。

正如这个病例中的父亲，他离开了，孩子的病也没好，将来孩子会孤苦伶仃。父亲的牺牲不仅没有救孩子，反而让孩子未来的命运更悲惨。所以，单纯凭借天性、靠自我牺牲的爱未必是最好的爱。

当然了，一定会有人说，如果这个父亲能意识到重度吸烟给健康带来的影响，能戒烟或者至少能少吸点烟；如果他能用六万元中的哪怕是一小部分给他自己看看病、规范治疗；如果他能知道只有自己先活着，孩子才有希望，那他就可以先救自己，在未来也可以更好地照顾孩子。

这些说法都有道理，但在我看来，我们无法完全理解这位父亲的处境，无论是认知的局限也好，还是现实的困顿也罢，逝者已逝，我们不做"他的做法到底值不值"这样的价值评判。在中国，很多长辈都有"宁可苦自己，也不能苦孩子"这种普遍存在的观念，可以说，我们从这个父亲身上看到了很多人的影子。

对于这个父亲的情况，还有没有更好的选择？这才是通过这个病例我更想探讨的问题。

天性的爱并不总是理性的，父母愿意为了孩子做任何事情，甚至可以不顾自身的利益和安全，这种爱可能会导致一些不必要的牺牲和悲剧。所以，**爱要理性，没有爱的理性是冷漠，没有理性的爱是滥情。**这句话虽然有点冷，但很务实。

作为一名天天在临床救治生命的 ICU 医生，在经历过各种各样的病例，见证过各种各样的爱之后，我认为**理性的爱应该包括三点：先救自己、拥抱时间、不放弃希望。**

首先是先救自己。

先救自己不是说父母应该忽视孩子的需要和安全，而是在面对困难时保持冷静和理智；先救自己不是自私，而是更务实地爱。对自己好点，只有自己健康和安全了，自己有能力了，才能更长久地照顾孩子，给孩子提供更有价值的帮助。

正如民用航空业有个安全规则：一旦在高空发生失压或者其他意外，氧气面罩会自动脱落，父母要先给自己戴好后再帮助未成年的孩子。为什么？如果单纯地靠冲动、靠天性、靠本能，宁可牺牲自己也要救孩子，万一大人突然缺氧窒息，反而会失去救孩子的能力。父母只有自己先活着，才能救孩子。

又如，临床医学界也有规则，要求在优先保证施救者安全的前提下再开展救援。在进行心肺复苏的现场，施救者第一步要做的不是马上对心跳停止的人做胸外按压，而是评估环境是否安全。因为只有施救者安全，被救者才可能获救。

先救自己，然后才有能力帮到需要帮助的人，让爱更有价值。这看似是个常识，但做到并不容易，尤其是父母在遇到孩子生病甚至处于危难之时。先救自己是理性的爱中最难做到的一环。

其次是拥抱时间。

当我们遇到一时还无法解决的困难时，我们很容易被爱的名义裹挟，不理性、无原则、盲目牺牲。而事实上，先争取活下来，把困难交给时间，用时间去对抗困顿，可能会是更好的选择。

在临床医学上，很多疾病的治疗随着时间发展已经发生了颠覆性的变化，比如冠心病、结核病、肺炎、哮喘、类风湿性关节炎、银屑病，甚至某些类型的癌症……现在治不好的疾病，在不久的将来很可能会出现新的解决方案。尽管这个病例中的男青年所患的精神疾病，在今天只能用药来让病情得到控制，但随着对疾病发病原理理解得越来越透彻，尤其是新的医疗技术——基因编辑、脑机接口、mRNA 技术等的涌现，我相信在不久的将来，这些技术完全有可能运用于治疗精神疾病，给这些患者的治疗提供更多的选择。

有时间，我们才有希望。在帮助孩子用药控制病情的同时，把重点放在给孩子一个温暖的家，为孩子遮风避雨，等待时间带来新的治疗药物和技术，可能会是这个父亲更好的选择。

最后是不放弃希望。

每个人命运的灯塔都不会长明，在看不清前路的时候，我们就选择相信希望。因为希望能照亮我们前行的路，希望可以对抗我们内心的恐慌。当患者命悬一线、危机重重，家属对患者怀抱希望、不放弃治疗的结果可能是患者的康复。**有时候，不放弃才能等来奇迹。**

其实，只要一提到"希望"，我就会立刻回忆起一个发生于2005 年的溺水男孩的病例。

"医生，你告诉我，我儿子醒的希望有多大。"男孩的母亲个子不高，眼睛红肿，站在 ICU 门口盯着我问。

"现在看，能不能保住命还不一定。"我说，"孩子的生命体征太不平稳了，深昏迷、休克，要用大剂量升压药，心率每分钟145 次，需要通过呼吸机吸入纯氧才能维持氧合，而且心跳停了这么久，大脑缺氧太严重了。"我摇了摇头。

离她两三米远的电梯间的地上坐着一个中年男人，他头发一绺一绺的，只穿了一条泳裤，脚底满是黑色的泥巴。他耷拉着头一声不吭，听我这么说，突然发疯了似的"啪啪啪"左右开弓用力地抽打着自己的脸。

女人连头都没回，继续说："我儿子特别听话，医生你想想办法，他变成什么样我都要。"

…………

不放弃希望

很多人可能会质疑我，为什么不告诉这个 8 岁男孩的父母，他们的孩子醒来的希望有多大，这个孩子因为溺水发生了心脏骤停，陷入了深昏迷，这时候给他的父母一个确切的数字，对他们接下来的决策至关重要。他们至亲的人躺在 ICU，这是一条鲜活的生命，他们愿意花钱，哪怕是拿出一生的积蓄来维系希望。

医生不应该给一个确切数字吗？

这是个很好的问题，但是在很多时候，医生很难用数字准确地描述希望。

为什么？

首先是人体的复杂性，不同的人得了同一种病，可以表现迥异，即便治疗方案一模一样，患者对治疗的反应也不尽相同。其次，临床上某一数据的获得，必须基于人为控制的标准化的研究方法或规范的流行病学调查。关于溺水后心跳停止、经心肺复苏恢复心跳后陷入昏迷的少见病例，患者能够醒来的概率是多少，在世界范围内并无翔实可靠的数据。最后，多种因素会影响患者预后。比如，影响这个孩子能否醒来、将来大脑功能可以恢复到什么程度的因素太多了，除了医生的治疗，孩子对治疗的反应、有无基础病、治疗期间会不会出现严重并发症这些因素，还有个更关键的因素：他当时心跳到底停了多久。大脑皮层能够耐受完全缺血、缺氧的时间只有 4~6 分钟，超过这个时间，逆转的机会就会非常渺茫。

但是，没人能清楚地回答这个问题。

那天晚上，这对父子去游泳，父亲游得高兴，把孩子丢了。等他找到孩子的时候，有人已经把男孩从水里捞了出来，当时孩子的心跳、呼吸都没了，一群人在泳池边又是慌乱地控水又是按压。后来救护车来了，急救医生给孩子做胸外按压，气管插上管，给上抢救用药，终于出现了心电波形和微弱的血压，这时距离父亲发现孩子不见了已经过去二十多分钟了。这二十多分钟里，孩子大脑缺氧的时间到底是多久？刚发现孩子心脏骤停的时候，泳池边的那些并不算专业的人给他做的胸外按压是否有效？这些问题统统说不清，因而这个孩子能醒来的确切概率是多少便无从谈起。

在这个男孩转来 ICU 的那天晚上，我立刻给他组织了全院专家会诊。各个科的专家对他的情况做了详细评估。他处于深昏迷，瞳孔光反射虽然还存在但很微弱，这说明他的大脑功能严重受损。同时，这个男孩还合并了严重的 ARDS（急性呼吸窘迫综合征）。在正常情况下，肺泡表面存有一层薄薄的表面活性物质，这种物质可以防止肺泡塌陷，让肺泡保持正常的充盈状态，此时氧分子很容易透过肺泡壁进入到血液中，给身体提供充足的氧。但是因为溺水，这个男孩的肺内吸入了大量泳池里的水，破坏、稀释了他肺泡表面的活性物质，引起大量肺泡塌陷，影响了氧分子进入到血液中，导致他出现顽固的低氧血症，需要应用呼吸机。同时，他吸入的并不清洁的池水又引起呼吸道炎症反应、渗出增多，肺部发生了严重感染，需要应用广谱抗生素。他刚入 ICU 时血压很低，要用大量的升压药物维持血压……

所有这些问题，都让他苏醒的希望变得渺茫。

每天下午 3 点到 4 点，ICU 有一个小时的探视时间，为了防止家属频繁进出增加患者发生医院内感染[1]的风险，探视时间控制得很严。

这个孩子的母亲每天探视的时候帮着护士给孩子翻身、擦身子。

"儿啊，你睁开眼。

"儿啊，你睁眼看看我。"

她一边擦身子一边在孩子耳边喊。

有一天她找到我，说："薄医生，你能不能多给我点时间，我想多喊喊我儿子。我不会耽搁你们治疗，我也不会打扰到别的

---

1. 医院内感染，也称医院获得性感染，是指患者在接受医疗服务期间在医疗机构内发生的感染，ICU 最常见的医院内感染包括肺部感染、尿管相关的尿路感染和血管内的导管相关的血流感染等。

病人。"

说实话,这个要求并不过分,但我很难满足她。每个家属都眼巴巴地盼着能多点探视时间,谁都想多陪陪亲人,如果给她放开了口子,别的家属一定也会提要求,这对病房的管理和患者的安全都是不利的。

她不停地对我说:"你相信我,我不会打扰到别人的。"

我和同事刘大夫说:"我真想帮帮她。"

刘大夫点子多。"走后楼道吧,"他说,"晚上偷偷地来,只是没电梯,只能摸黑爬上来。"

这个病例发生的那年,ICU 病房还没有搬家,还在老内科楼的四楼,从后楼道可以直接走到这个孩子住的最西边的那张病床,这么走确实也不会影响到别的患者。

那天晚上,我和护士们都假装没看到她,任由她一遍遍地在孩子耳边喊:"儿啊,你睁开眼,你睁开眼。"

从那天后,每天晚上她都会偷偷地从后楼道上来,护士们给她留好门,其他医生值班的时候也会默许,她每天晚上都在孩子耳边小声地一遍一遍地喊。

十几年后的今天,我还能清晰地记得那个男孩,他长得白白净净,有着长长的睫毛、浓密的眉毛,但眼睛紧闭,没一丝反应。

每天晚上,他母亲几乎把嘴贴到他的耳朵边,一遍遍轻声地喊着:"儿啊,儿啊,你睁睁眼。"

转眼过去半年了,她的很多亲戚朋友开始劝她:"算了,别让孩子受罪了。"

她说:"我儿子能醒。"

她还是每天晚上从后楼道爬上来,摸着孩子的头一遍一遍地喊。

有人可能会认为，这个母亲坚持来 ICU 呼唤儿子，是一种对孩子的执念，也是一种不理性的"自我牺牲"。

可我并不这么认为。为什么？

首先，尽管这个孩子处于深昏迷，尽管依旧危机重重，但他的瞳孔反射还在，自主呼吸也有；尽管刚来 ICU 的时候他的很多生理反射消失了，但是随着治疗，他的生命体征变得越来越稳定，很多反射逐步恢复。这些客观指标说明，尽管渺茫，但孩子还有醒过来的希望。

其次，在我看来，母亲的呼唤不仅是爱的召唤，也是一种治疗。对陷入昏迷状态的患者而言，维持血压、血氧、颅内压、血糖的稳定，纠正水、电解质、酸碱平衡紊乱，预防血栓形成，给予充足的营养等，这些治疗固然重要，但更重要的治疗是亲人的呼唤。这位母亲每天对着孩子的耳朵轻声地喊着"儿啊，你睁睁眼，你睁睁眼"，这种呼唤就像每到炊烟袅袅，母亲扯着嗓子、拉长了声音，呼喊她因为顽皮忘了回家的孩子回家。

所以，所有的医生和护士都选择给这个母亲和孩子留了一条"后楼道"。有人说，教条之上有人心。医学不是纯粹的科学，充满着人性。面对这样一个让人无比心痛的病例，这样一个昏迷不醒的孩子，还有他每天喊着"儿啊，你睁睁眼"的母亲，再严苛的规则也应该在保证安全的基础上做出些许调整，给这对母子多一点机会，和他们一起不放弃希望。何况迄今为止，医学上还有很多不能完全清晰阐述的现象，谁敢说人类的爱中没有促人康复的能量存在？谁敢说爱不是一种治疗？

而我坚信，爱的治疗作用尽管暂时还不可言说，暂时还无法准确定量，但爱的能量一定存在。

有一天我上夜班，这个母亲又像往常一样，走进病房，走到孩子的病床边，小心翼翼地摸着孩子的脸，弯下身子在孩子耳边喊。

"儿啊，你醒醒。儿啊，你醒醒，我是你妈。"

突然，孩子的眼睛动了一下。她瞪大了眼，怀疑自己看错了。

"儿啊，你睁眼啊，你可怜可怜你妈。"

突然，这个昏迷半年多的孩子睁开了眼……

我推断，这个孩子之所以能够醒来，一定是他在心脏骤停时，好心的人们在泳池边的按压有效，使得他的大脑完全缺氧的时间并没有那么久，所以他才有了这微弱的醒来的希望。这个孩子具体缺氧多久已经没办法再去追溯了，但这个病例让我们看到了希望的力量。

在患者生死未卜、希望渺茫的救治现场，我们不放手地倾尽所能去努力，最后很可能还会以失败告终，那我们还要不要抓住这微弱的希望？

这个病例告诉我们：要！

很多人会把希望看作是一种感性的、理想化的、口号式的东西，可我不这么认为。在我看来，不放弃希望需要理性的思考。不放弃希望不是单纯依靠勇敢和不怕牺牲，更不是鼓励盲目地飞蛾扑火。不放弃希望是在充分考虑患者病情、家庭现实条件的基础上，运用医学发展到今天所总结出的最有益于患者的治疗方法，给患者的绝地重生提供机会。在我看来，**医学发展史上每一项重大技术和理论的突破，都不是顺理成章、水到渠成的胜利，**

而是在危机当头，在患者命悬一线时，医生、患者、家属不放手带来的奇迹。

有人说："希望就像太阳，如果你只在看见的时候才相信，你就无法度过漫漫长夜。"

而这个病例告诉我们：**希望有时遥不可及，但我们不放手，或许就近在咫尺。**

这个孩子出院了，智力没受到影响。我后来听说，他休学了一年后又去上学了。到现在十多年过去了，我想，他应该已经大学毕业参加工作了吧。

参考文献

[1] 戴臻，林全洪，徐耀伟. 院外心脏骤停复苏结果 5 年趋势观察研究 [J]. 中华急诊医学杂志，2022，31(4)：497-503.

[2] Shao F, Li H, Ma S,et al. Outcomes of out-of-hospital cardiac arrest in Beijing: a 5-year cross-sectional study[J]. BMJ Open, 2021, 11(4):e041917.

如果垂危的是我的家人，
我会怎么选

"产妇来 ICU 后又发生了四次室颤，我们现在怀疑她发生了脑水肿。

"你要抓紧时间决定做不做CRRT[1]，如果就这么等，产妇可能很快发生脑疝。

"但是做 CRRT 风险也极大，她凝血功能衰竭了，万一穿刺误伤到动脉血管，会大出血；或者机器一转，她的休克可能会进一步加重，还可能再次发生室颤。

"做还是不做？"

在 ICU 门口，我拿着知情同意书，等这个大出血产妇的丈夫拿主意。他头发乱得像一堆稻草，眼里布满了血丝，看向我的眼神茫然、无助，拿着签字笔的手在剧烈地抖。

他说："我已经蒙了。"

我知道，他一定是生平第一次遇到这种生死攸关的选择，一

---

1. CRRT，是连续性肾脏替代治疗（Continuous Renal Replacement Therapy）的英文缩写。CRRT 是在对危重患者尤其是急性肾损伤患者抢救中最常用的血液净化技术之一。

定是第一次听到"CRRT""脑疝""室颤"这些专业词，他一定是进入了"理性休克期"……

别说是他，假设我是这个产妇的家属，恐怕我也早蒙了。那一点医学专业知识都没有的他，能做出正确选择吗？如果他的决定错了呢？

大出血的产妇

"31 岁产妇，二胎，37 周，穿透性胎盘植入，子宫下段剖宫产，术中突发羊水栓塞，室颤了 5 次。

"现在最严重的问题是病人的凝血（功能）垮了，止不住血。"

手术台上，赵大夫一边快速操作一边汇报病例。我和她配合抢救过很多重症产妇，她果敢、睿智、镇定。但这次，我还是从她的语气里听出了强烈的不安。手术室里站满了穿着绿色无菌手术服、戴着无菌帽和口罩的各个科的专家。在手术室这种无菌环境下紧急召集全院专家会诊，在我的工作经历中并不多见。

赵大夫的双手快速而协调地操作着，她不停吩咐着：

"吸引（手术区域的积血）。"

"再调一下灯。"

"电刀。"

"线。"

"这儿烧一下。"

"止血纱布。"

"做血气（分析），看看酸（中毒）了没有。"

"凝血（功能）复查了吗？再要八百球（800 毫升悬浮红细

胞)、八百浆（800 毫升血浆）。"

这些话简单到极致，没有一点情感。"西方医学一直将'像机器一样完美作为目标'""没有接受过训练的医生对每个人都是伤害"[1]，因为人们普遍认为机器比人精确、高效和可靠。而在我看来，外科医生的培训目标是先要把人变成机器，再从机器变回人：他／她的手要训练得像机器一样稳健，用机器的精度和速度处理每个出血点；他／她在抢救时要像机器一样隔离悲惨，临危不乱、心无旁骛、不知疲惫，只有这样才能将人为的错误最小化；他／她必须拥有人的情感和思维，审慎地权衡利弊，这样才能在危机出现时给患者谋一个尽可能好的结局。

"病人还在出血，"赵大夫说，"这次紧急会诊的目的是想请大家保驾护航，我要切子宫。"

这句话刚说出来，房间里马上安静了下来，只听到监护仪嘀嘀嘀的心动过速的警报音，还有麻醉呼吸机呼哧呼哧打气的声响。

大家都知道，这个决定非常冒险，接下来的手术将危机重重，稍有不慎即可能前功尽弃。

这个患者因为大出血，血容量不足，所以血压低、心率快，尽管用了大量升压药，但收缩压只能维持在 90mmHg 左右，心率已经加快到了 150 次／分以上。房间地面上铺着的黄色医疗垃圾袋上，整整齐齐地摆满了一块块浸透了鲜血的纱布：每块纱布吸血量大约是 30 毫升，这么摆放，手术医生一眼看过去就能大概判断患者的总出血量了。

"再去取血，再配血，快快快！"

"把血压顶住，再加量，去甲肾上腺素的量加大！"

"碳酸氢钠拿一瓶，再做血气（分析），看看酸（中毒）了没有！"

"输血再快点儿！"麻醉科王主任扯着嗓子喊。

"（输血）已经直线了！"有医生回应他。输血成直线的意思是说输血速度已经不是我们平时见到的一滴一滴的，而是快到连成了线。巡回护士一趟一趟地跑着，把悬浮红细胞、血浆、血小板、碳酸氢钠、各种凝血物质、止血药物递给负责治疗的医生、护士。

这个患者是因为胎盘植入就诊的。胎盘，是母亲和胎儿之间的重要联系，它将来自母亲的氧气和营养物质传给胎儿，又将胎儿的代谢废物清除出去。一旦胎儿娩出，胎盘必须迅速从子宫剥离，之后子宫通过收缩可以压迫剥离面进行止血，这是人体的正常反应。但这位产妇的胎盘组织侵入了子宫壁，这种异常一方面会引起局部血管增粗，而增粗的血管难以依靠子宫收缩压迫止血；另一方面还会引起子宫收缩不良，进一步增加出血风险。这种情况被称为胎盘植入，严重胎盘植入的患者很容易在分娩过程中发生大出血甚至死亡。

"病人是最严重类型的胎盘植入：穿透性胎盘植入。她的胎盘绒毛穿透子宫前壁，和位于子宫前方的膀胱长在了一起。

"我们原计划先做剖宫产，等胎儿娩出后做子宫切除。"赵大夫继续介绍。

"术前准备非常充分，我们备了血，给她放了输尿管支架防止术中伤到输尿管，还在动脉内放置了球囊导管，在胎儿娩出后立即给球囊充气，扩张球囊，这样可以阻断子宫血流，减少出血。

"一切都按计划进行，剖宫产、胎儿正常娩出，但正打算切子宫的时候，出意外了。

"产妇突然浑身青紫，紧接着心跳停了。

"电除颤了五次，现在心跳恢复了。

"但病人的凝血（功能）垮了，她所有的伤口都在渗血。"

听了赵大夫对产妇情况的快速汇报，大家基本上能判断出这个产妇发生了什么。突然浑身青紫，说明她血氧骤然下降，继而心跳停止，之后迅速出现凝血功能衰竭，这几个关键证据高度提示她发生了羊水栓塞。

羊水栓塞是由于羊水进入母体血液循环，而引起的肺动脉高压、低氧血症、循环衰竭、弥散性血管内凝血（DIC）以及多器官功能衰竭等一系列病理生理变化的过程。以起病急骤、病情凶险、难以预测、病死率高为临床特点，是极其严重的分娩并发症。发病率（1.9~7.7）/10 万，死亡率 19%~86%。[2]

这是第 9 版《妇产科学》对羊水栓塞的专业定义。我解释一下，首先，为什么羊水栓塞这么凶险？当羊水大量进入产妇血液，羊水中的物质会引起产妇快速发生严重过敏、过敏性休克，肺部血管剧烈收缩导致肺动脉压力瞬间飙升，严重时可致右心室射血突然受阻，进而心跳停止。同时，羊水中的物质还可引起患者凝血功能严重紊乱，这一过程可能在数分钟到数小时内快速出现。其次，为什么不提前预防？羊水栓塞为分娩过程中的意外事件，迄今无法在产前预测。最后，羊水栓塞到底有多可怕？有人说，如果真的是羊水栓塞，患者大概率活不了，确诊通常靠尸检。当患者出现心脏骤停、多器官衰竭时，病死率可高达 86%，它是最严重的分娩并发症。羊水栓塞尽管凶险，但我们也不用过度恐慌，它发病率并不高，属小概率事件。

我们经常用"黑箱"来比喻人体的复杂，而医学要做的是根据黑箱外的发现来推演黑箱内正在发生什么。科学发展的局限、人体巨大的个体差异，所有这些都导致了医学的不确定性。

人们生了病，总是希望医生能第一时间给出确切答案，但不确定是医学的常态。我们在用手术刀切开皮肤、逐层分开皮下组织进入到人体内部之前，都希望不出一丝纰漏，但实际上总是事与愿违。我们即便术前准备得事无巨细，也永远猜不到术中、术后会发生什么。就像这个胎盘植入的病例，严重胎盘植入已是产科领域的疑难危重症，产科团队做足了各种预案、各种准备，没想到意外并没出在胎盘植入的处理上，而是发生了更可怕的羊水栓塞。

此时，虽然产妇的心跳恢复了，但接下来更棘手之处在于，羊水中的物质让她发生了凝血功能衰竭，她血流不止。

在这种情况下如何救命，答案已是非常清晰：切子宫。

如果不切，这个收缩乏力、正在快速出血的子宫将引起产妇失血过多而死亡。但切的过程风险太大：她凝血功能垮了，即便是很小的伤口也很难止血，就连手术用的细针穿过她的组织，也立刻有鲜血从针眼里渗出，更别说切子宫将带来的创面出血了，况且她心跳刚停过，身体内环境正处于紊乱的状态。

现代医学的一个巨大进步是分工协作，利用分工协作来尽量保证患者安全。现代医学根据发病部位、受影响的器官甚至发病机制等将复杂的医学体系分成多个学科，每个学科都在快速发展，这给很多疑难的专科疾病带来了治愈的契机，同时多学科的高效协作又可以保证复杂病例的救治。

赵大夫快速地手术，我和麻醉科医生负责稳定患者的生命体征；泌尿科医生帮忙修补膀胱——这个产妇穿透子宫的胎盘组织侵犯了膀胱，必须修补膀胱才能有效止血；血管介入科的医生控制主动脉里的球囊，阻断子宫的血供，减慢出血速度；妇科主任也上了台，帮着赵大夫一起切除子宫……

半小时后，产妇的子宫终于切下来了。

"输血不要停。"麻醉科王主任喊的声调明显降了下来，我甚至能听出监护仪上心率的嘀嘀嘀声响的频率明显在降低，这说明切除子宫后，产妇出血的速度在明显减缓。

"肯定没有血管出血了，所有的断端我都查了一遍。"赵大夫说，她说话的时候有护士在她身后用毛巾给她擦去脑门上的汗。

赵大夫说："凝血（功能）还不行，手术创面还在渗。渗血严重的地方我用纱布填塞了（压迫止血），后面等病人生命体征稳定一些再取出来。"

"先送去 ICU。"她说。

我整个人是蒙的

晚上 10 点多，一听我叫他，原本坐在地上的产妇的丈夫噌的一下站了起来，然后朝着我这边跑，边跑边用手不停地拍着屁股上的灰尘。

他三十多岁，个子不高，皮肤黑黑的，穿了一件浅色的条纹衬衫，衬衫下摆扎进裤腰。他上衣口袋里装着一盒红色包装盒的香烟，腰带右侧挂着一个黑色皮质手机袋。

这是 2015 年前后那些经历过风雨、走南闯北的生意人的典型装扮。

"好的情况是出血慢下来了，现在病人已经转到了 ICU。"我给他讲他爱人的病情，"不好的情况是她几乎所有的器官都衰竭了，有休克，要用大量的升压药维持血压；呼吸衰竭，要用呼吸机，而且吸的是纯氧，你知道咱们健康人呼吸的空气里的氧浓度是 21%，需要吸纯氧，这说明她的肺的氧合能力很低；还有肾衰竭，没尿，体内多余的水分排不出去，心脏负担会加重，这很容易引起心衰。

"这些都和羊水栓塞、心脏反复停跳相关。

"最不好的情况是病人的凝血（功能）垮了，所有的伤口和针眼都在渗血，这不能再靠上台手术（来解决）了，这个时候只能靠输血来提升她的血红蛋白浓度，给她补充凝血物质、新鲜血浆才能改善凝血功能止住血。

"从现在起你千万别走远，病人随时可能有危险，得找你。

"这就是现在的情况，你要是听清楚了，就在病危通知书上签个字，你有什么问题也可以问我。"

我把病危通知书递给他，他把通知书放在 ICU 门口的小桌上准备签字，他的右手接过我递给他的笔，剧烈地颤抖着。

我说："你看看我给你写的情况你再签。"

他说："不用看了，不用了，我签就行，我知道很重。"

他说："我现在整个人是蒙的。"

对他的表现，我很理解。

我当过患者家属，有一次夜间我母亲突然呕血，尽管后来被证实是并不严重的食管溃疡出血，但那次我在内镜室门口等待母亲的胃镜检查结果时，深刻地体验了一次患者家属的感受。

这种心情很复杂：有焦虑和恐惧，担心亲人的病情恶化或出现意外；有无助和无措，很多时候决定亲人命运的不是医生而是疾病，担心疾病会是恶性的，会朝着不好的方向进展；有自责和愧疚，愧疚平时对亲人关心不够；有悲痛和沮丧，当听到亲人的病情在恶化时，担心亲人无法痊愈。所有这些复杂的心理反应都是非常常见的，很多人可能都经历过类似的情绪波动。

但这个产妇的丈夫正在经受的，远远超过了上面提到的所有这些感受。

我们可以想象，在医院这个陌生的环境里，医生、护士一遍遍地喊着"谁谁谁的家属，来一下，和你交代一下病危"；医生不时地让他在各种治疗同意书上签字，有时还不停地催促他快速做决定；知情同意书上每一个专业词他可能都是生平第一次听到，能看懂的恐怕只有"风险""意外""死亡"这些恐怖的字眼。

从外表上看，这个产妇的丈夫有着相当丰富的人生阅历，很可能在他生活、工作的地方是会被称作"能人"的，可即便如此，他在签字时，手仍止不住地剧烈颤抖着。

他说："一定要全力治，没想到这么重。

"早知道这样，我就不让她生孩子了，我都有一个闺女了，我这是在干吗？"

你做还是不做？

快到 0 点了，多数人已经进入了深睡眠，但 ICU 里依旧灯火通明。

救命本是医生和患者家属在同一时空，为了同一个人、同一个目标做着同一件事，但一道门隔开的却是两个世界。门内夜如白昼，机器蜂鸣，医生、护士行色匆匆；门外家属情绪起伏波动、焦灼不安，站着、蹲着、躺着、蜷缩着，一有医生出来，大家就呼啦一下子围过来："医生，八号床怎么样？""医生你多给我说说，我父亲什么时候能转出来，他叫……"

很多医生一边承受着这个职业的辛劳和紧张的医患关系，一边又像打了鸡血一样没日没夜地努力，我想这背后的原因其实很简单：**我们愿意努力，归根到底在于这个职业独有的被需要感，被需要是比高调的咏叹和赞扬更珍贵的东西。**"我们迷恋可以妙手回春的那一刻——我们抓住每分每秒，用自己的知识、能力去改变一个人一生的命运，让这个人过得更好。"[1]

这个产妇虽然顺利做完了子宫切除，术后转入了 ICU，但接下来并不乐观，她的病情还在持续恶化：术中发生的大出血让她体内的凝血因子消耗殆尽，血液不凝固、所有创面都在渗血，鲜血不停地从引流管里流出来。

我搬了一把椅子，坐在患者床边观察她的出血情况。我要随时调整各种药物把她的生命体征稳住；我不停地向下级医生交代怎么做，他快速地记录着，不停向我请示，然后开医嘱、书写抢救记录。

"再联系一下血库，"我说，"多说说好话，告诉他们是个产妇，看看能不能再从其他地方调点血。

"血气分析复查一下，看看乳酸降多少了。中心静脉压多少？再测一下混合静脉血的氧饱和度。"

主管护士把所有的医嘱单打印出来，每执行一条她就在这条医嘱边上打个钩。在忙乱急迫的条件下，每个人都可能出错，在 ICU，即便细微的差错也可能酿成大祸。护士这么做，既能保证每条医嘱不遗漏，又避免重复执行，防止出错。

0 点左右，"吱——"，这个产妇的监护仪突然发出高频、持续鸣响的警报声，监护仪显示屏上亮起了红色的报警信号，这是 ICU 最高级别的警报：室颤！

室颤是一种最可怕的心律失常，它的出现意味着患者心脏肌肉出现无序收缩，心脏无法有效地将血液泵出，这等同于心跳停止，如果不能快速纠正，患者将很快死亡。

我冲上去做胸外按压，周围病床的护士们也全围了过来帮忙。抢救车就停放在患者病床旁，有的护士已经掰开了抢救药的安瓿；有的护士打开了除颤仪，选好了除颤能量，往电极板上涂抹着导电凝胶。

她问我："要不要除（颤）？"

我说："别慌，再看一下。"

我不停地按压，对下级医生说："你赶紧去门口通知她丈夫一下。"

很幸运，大约一分钟后，她的心跳恢复了。

我刚要松口气坐下来，却发现此时她的血压开始升高。患者刚进 ICU 的时候还用着升压药，现在升压药全停了，血压反而越来越高，收缩压甚至升高到 160mmHg 左右。随着血压升高，她的心率变得异常缓慢，慢到了 40 次 / 分左右。

我有种不祥的感觉。血压在这个时候升高，这很反常。

为什么？

漫长的人类演化，让人体早已形成了诸多有效的针对损害的应对机制。比如，在受到微生物感染时，人体会发热、白细胞数目增多、吞噬细胞吞噬能力增强，这些变化增强了机体对抗感染的能力；再比如，产妇在即将分娩时，血液会呈现高凝状态，这是为了防止产妇分娩时可能发生的产道损伤、大出血。同样，人在大出血时，一个合乎演化逻辑，而事实也确实如此的现象是血压会降低，这是为了减慢出血速度，增加活命机会。

那这个产妇的血压为什么不降反升？她正在出血，她的血压应该降低才对。

我苦苦思索。

"（心跳）又停了，又停了！"护士喊起来。

我又冲上去做胸外按压。

在接下来短短的十五分钟内，她又发生了三次室颤，幸运的是，每次都被我抢救回来了。

这个产妇从在手术室发生羊水栓塞那一刻起，至此已经发生了九次室颤。

但很显然，她在 ICU 发生的这四次室颤，和手术室里发生的那五次完全不同。她在手术室里发生室颤是因为突然发生的羊水栓塞，肺部血管剧烈收缩导致心室负荷骤然升高。

那在 ICU 里她到底发生了什么？

此时，我感觉我已经退到了悬崖边，我没有退路，必须前行。我必须在下一次室颤发生之前把引起她室颤的原因找出来。留给我的时间所剩无几，我的判断必须快、必须准，否则她的病情会快速恶化，或许在发生下一次室颤时就救不回来了。

我们承认医学存在不确定性，但人们可能想不到的是，被寄予最大期望、和生命最息息相关的科室——ICU，却有着最大的不确定性。我们希望 ICU 医生的每个判断都是对的或者至少可以接近真实情况，但事实是，ICU 医生也要不停地摸索，甚至要靠不停试错才可以不断地接近真相，有时候他的判断还会离真相越来越远。

就像这个产妇，如果我找不到关键的源发因素，就只能慌乱地对症处理：出血了用止血药，心率慢了用药加快心率，血压高了用降压药，没尿就用利尿药，心跳停了就按压……那这个产妇必死无疑。

反常点是医生诊断过程中最弥足珍贵的东西，它往往是破局的关键点。我冥思苦想：她的身体在大出血的情况下宁可加快出血速度也要把血压升高，那一定是发生了更紧迫的情况。

那会是什么？还有什么情况更紧迫？

大脑！

一定是大脑！

我快速推演她体内正在发生的情况：患者的血压快速升高，为什么？很可能是颅内压过高了。人的血压可以在一定程度上反映驱动血液流向大脑的动力，而颅内压则起到对抗血液过多流向大脑的作用，在正常情况下，二者的差值处于一个相对恒定的状态，这样可保证大脑血流的相对稳定。当颅内压增高时，人体不得不快速提升血压，这样才能对抗颅内压的升高，保证大脑供血，这是人体演化而来的一种自我调节机制。而最常见的、引起患者颅内压快速升高的情况是脑水肿，道理很容易理解：人的颅腔是一个由坚硬的颅骨构成的密闭的腔室，脑组织就在颅腔内，当脑组织水肿、体积增大，颅内压就会快速升高。

那这个患者为什么频繁发生室颤呢？

道理也不难理解：患者的血压快速升高，人体会反射性地降低心率，所以她的心率减慢到了 40 次 / 分，她的心率太慢了，引起了她频繁发生室颤。这是因为在正常情况下，人的心脏电活动是由窦房结发出起搏信号，频率为 60~100 次 / 分，它像一个规律的"发号施令"的"司令部"，当窦房结发出的信号太慢了，正如这位患者慢到了 40 次 / 分，心脏其他部位的一些起搏点就会"异位起搏"，尤其是当患者内环境紊乱时，很容易发生心律失常，所以患者频繁地发生室颤。这种机制好比是一个本来作战有序的部队，当"司令部"的指令被抑制了，其他部门则趁机"谋反"，"各自作战"，部队变得混乱无序……

这么一推演，我豁然开朗！

在临床上，这种由颅内压快速升高引起的血压升高、心率减慢，如果不能及时纠正，将会引起患者心脏骤停甚至死亡，这种反应在医学上被称为库欣反应（Cushing's Reflex）。

我必须迅速纠正她的脑水肿，这样才能降低她的颅内压。

"接下来，"我说，"立刻给 250 毫升甘露醇，脱水降颅压，否则病人马上将会发生脑疝。"

脑疝是由于急剧的颅内压增高，脑组织被过度挤压导致重要的神经、脑细胞功能受损。脑疝最严重时可引起患者短期内发生呼吸、心跳停止。

但问题又来了，产妇肾衰竭，一滴尿都没有，怎么脱水？

病魔可以杀死患者，而医生的犹豫和举棋不定会成为病魔最大的帮凶。我快速走到 ICU 门口，产妇的丈夫还在等消息。

我说："接下来，需要你做一个重要决定了。

"我现在高度怀疑她发生了严重的脑水肿，所以她不停地出现室颤，如果咱们什么都不做，只是对症处理，那接下来她肯定会死亡。

"我有个办法，我想给她做 CRRT。

"CRRT 的具体做法是这样的：首先穿刺她的股静脉，在股静脉里置入一根粗细长短像筷子一样的导管，通过这根导管把她的血引出来，然后经过体外的机器、滤器，快速清除她体内多余的水分、炎症因子和其他毒素物质，之后再把'清洁'的血通过导管输回她的血管里。这个治疗对她能否恢复至关重要。"

"但是，"我说，"做 CRRT 风险也极大，她凝血功能衰竭，万一穿刺误伤到动脉血管，会大出血；或者机器一转，她的休克可能会进一步加重，导致她再次发生室颤。"

"你考虑一下。"我说。

如果她是我的家人

我们经常说，患者是其健康和生命的首要负责人，对不对？

对。

我们应该尊重患者的知情权和选择权，对不对？

对。

医生应充分告知治疗可能带来的利益和风险，然后由患者或者其家属自主决定是否采纳治疗方案，对不对？

对。

这就是共同决策。共同决策的内涵是医生运用专业知识，根据疾病特点做出合理的诊断并提出治疗方案，与患者或者其家属充分讨论治疗选择、获益与风险等各种可能情况，同时患者或者其家属根据现实情况提出个人意愿，并做出最终选择。共同决策可以保护患者的知情权、选择权，激发他们的主观能动性，并最终提升治疗的满意度和配合度。

客观地说，共同决策对不对？

当然对。

但是我一直在思考：当患者命悬一线，患者或者其家属真能做出正确决策吗？

机会稍纵即逝，抉择生死攸关。当下的巨变和打击会让绝大多数人的理性在瞬间崩盘，他会发现自己所有的人生阅历、所有掌握的知识、所有的决策思路，在一瞬间统统不管用了，大脑一片空白。我把这种状态称为"理性休克"，把这个时期称为"理性休克期"。在我看来，"理性休克"这个词精确就精确在"休克"二字。"休克"是个医学名词，本意是在各种损害因素的突然打击下，器官缺血受损、功能异常。"休克"有两个特点：发生迅速但可逆，如果不能快速纠正会带来灾难性后果。

"理性休克"的人很难做出正确的决策。

首先，突如其来的打击会让人的大脑进入自我防御状态，思维麻木、迟钝甚至激越都是常态。其次是人性因素，在生死危机面前，人的理性往往不堪一击，很容易出现思维窄化、患得患失、盲目冒险、先入为主等决策偏见。最后是每个医生的沟通能力、每个家属的理解能力不同，在紧急情况下，一个没有医学专业背景的普通人，不可能真正理解晦涩的专业名词和救治原理，不可能真正领悟每项选择的确切意义以及可能带来的攸关生死的影响。

所以，在我看来，当患者或者其家属进入理性休克期，医生给出具有一定倾向性的建议，协助他们做出理性决策，对于医患共同决策和患者的预后至关重要。

正如这位产妇的丈夫，几个小时内他爱人病情发生的巨变早已让他手足无措，他手抖着、心神不宁、眼神慌乱，他不停说着"我整个人都是蒙的"，他的理性决策能力早已被摧毁。我必须配合他快速决策。

我继续说："我知道摆在你面前的选择很难，如果，我是说如果，她是我的家人，我会选择做 CRRT。

"为什么呢？

"首先，不做一点希望都没有，积极治才有出路。其次，风险虽然极大，但我会想方设法降低风险，我亲自给她操作。我在ICU 工作十四年了，一天都没离开过临床，我有经验。最后，我比你专业，而且我愿意和你们一起努力。

"当然了，最后决定权在你，我不能替你做决定，但我也是个丈夫，也是个父亲，我希望你能同意做这项操作。"

听到我的这些话后，这个正在被命运暴击、思绪完全空白了的西北汉子慢慢地抬起了头，说："我同意！"

我去给你买份早点吧

得到患者丈夫的同意后，我马上开始治疗。我先用超声明确了患者的股静脉和股动脉的解剖关系，在穿刺的时候，我从屏幕上盯着针尖的位置，一点点地进针，避开了动脉血管。我一针穿刺成功，顺利地给她完成了股静脉置管。

当护士把 CRRT 机器上的管路和患者股静脉内置入的导管连接在一起后，我按下了启动按键。机器刚转动时，我把血流速设置得很慢，50mL/min，因为如果设置得太快，短期内大量的血从她血管里引出来，血容量快速减少，很容易加重她的休克。我坐在她床旁，等她的血压越来越平稳，我慢慢转动旋钮提高血流速。最后，我终于把血流速提高到了 150mL/min，这个流速可以让滤过的效果更好，可以更快、更有效地清除她体内的炎症因子和各种毒素。

CRRT 对她的治疗效果很理想，她的血压、心率越来越稳定，这意味着随着脱水，她的脑水肿在减轻。她没有发生可怕的脑疝，也没有再发生室颤和其他类型的心律失常。

第二天早上，我停了她的镇静药，很快她就能自主睁眼并可以正确配合做指令性动作了。经过一晚上的抢救，虽然这个患者还没有完全脱离危险，但我知道她大概率能活下来了。

后来，我把这个病例的抢救过程记录了下来，发表在了《健康报》上。[3]

人文讲述　北京大学第三医院产科和危重医学科联手抢救发生羊水栓塞产妇的经历，可谓惊心动魄。好在经过 25 天一波三折的各种，患者被抢救过来了。其实，医生在抢救患者的时候，难免会有改变情况。尤其是外科医生，在手术过程中患者的情况时有发生。那么，如何才能继续地改变环境、改善应对制和能力？北京安贞医院心外科专家薄承继结合自身经历的一席经验之谈，或许能对医生朋友有所启发。

　　——编者

我们把她从死神手中抢回

薄世宁

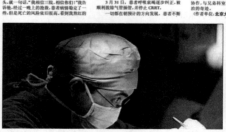

《健康报》刊载的该病例的救治经过，本文根据主题需要对救治细节略做调整

很多同行对我说，这个病例的抢救过程太精彩了，无论是我们的产科、麻醉科、ICU，还是我们的多学科会诊，都起到了决定性作用。尤其是在危机面前，在惊心动魄的意外面前，医生处变不惊、沉着应对，着实令人佩服。

这些都对。但通过这个病例，我更想谈一谈：作为医生，在患者遭遇致命性的打击时，我们应该怎么和他们共同决策。

首先，共同决策不是把问题"甩"给患者及其家属，而是由医生提出具有一定倾向性的建议供他们选择。

如果是糖尿病、高血脂这样的慢性病，患者及其家属往往有足够的时间思考，且在治疗过程中有机会对他们所选的治疗方案做出调整，不会因为选择错误而对结局带来巨大影响。但在攸关患者生死、患者及其家属进入"理性休克期"的紧急情况下，过度强调患方的自主选择权，把关乎生死的决策完全交给他们并不明智，他们可能做出的盲目或者不理性的选择会让治疗功亏一篑，让患者陷入更危险的境地。此时，医生提出具有一定倾向性的建议，将有助于帮助他们做出尽可能正确的决策，并让患者的结局尽可能好。

实际上，早在 1997 年就有医生提出："共同决策的关键特征包括：至少有医生与患者双方参与、双方共同分享信息、双方均表达了治疗的倾向性、双方最终就即将开展的治疗达成了一致。"[4]

这个观点中提到了"倾向性"，患方根据自己的经济、身体条件，根据个人偏好、风俗习惯及其他因素提出对治疗的倾向，而医生也会根据疾病的轻重缓急、根据权威指南的结论、根据医生的个人经验提出有一定倾向性的治疗建议，双方最终达成一致。

我认可这种观点。

其次，提供倾向性的建议不是要剥夺患者的自主决策权，而是共同决策中尤为关键的一环。

患者永远是决策主体。优秀的医生会清楚一个关键性问题——医生不是治疗的主体，一切应该以患者的需要为重。[5]

经常有朋友给我打电话、发信息，让我为他们的治疗选择提供建议，在他们眼里，我能帮助决策比他们自己摸黑走路更踏实。而我在审慎地分析病情、权衡利弊并根据我的专业理解提出建议后，也一定会强调，最终选择还在于患者及其家属。

最后，提供倾向性的建议不会增加发生医患纠纷的风险，反而可以提升患者满意度。

有人可能会担心：在现在的医疗环境下，遇到医患互不信任的情况，医生给出倾向性的建议会不会增加发生医患纠纷的风险？虽然这个病例的结局是好的，但我们不要忘了医学充满着各种不确定性。

对，风险确实存在。

但在我看来，和把所有决策问题都"甩"给他们相比，大多数患者和家属更希望医生协助拿主意。"有一项调查研究表明，64%的人表示，如果自己得了癌症，他们希望可以自己选择治疗方式；但是真正得了癌症的人中只有12%希望由自己做决定。"[1]这个数据说的还是癌症这种慢性病，在面对急、危重病时，可能会有更多的人希望医生给出倾向性的建议。而且很多时候，治疗决策并无绝对的对与错，权利的另一面是责任，医生给出倾向性的建议也就意味着为患者及其家属分担一部分决策责任。我相信，绝大多数患者及其家属能够感受到医生的努力、真诚和善意，这会提升他们的满意度，从而降低纠纷发生的风险。

就这个病例而言，是什么坚定了她丈夫的选择呢？我想可能是我说的那句话打动了他。

我说："我知道摆在你面前的选择很难，如果，我是说如果，她是我的家人，我会选择做 CRRT。"

首先，"如果她是我的家人"，虽只有几个字，却表达了我愿意和他们在一起，告诉他：你并不孤单，我并非旁观者。在我的工作经历中，很多患者相信医生的专业性，但担心医生拿他当"外人"，"不尽心"。这一表述，表达了我与他们协同作战的信心和勇气，我希望能够从情感上打动他。

其次，"我会选择做 CRRT"，我有很强的专业性，一位医生站在家属的立场上面临同样的危机时会做的选择，很值得患者、患者家属借鉴和参考。这一表述是我希望从专业性上说服他。

所以，他最终听了我的建议，而他的爱人也因此得以活了下来。

八年过去了，这个病例的很多抢救细节在我的记忆中逐渐模糊了，但我忘不了那天早上，当我告诉他，他爱人奇迹般地好转时，他从地上弹了起来。

我原以为他一定会激动得痛哭流涕。

但是没有。

他甚至连感谢的话都没说，只是沉默着，大概过了半分钟，他对我说："你还没吃饭，我去给你买份早点吧。"

参考文献

[1] 阿图·葛文德.医生的修炼：在不完美中探索行医的真相 [M].欧冶译.杭州：浙江人民出版社，2015.

[2] 谢幸、孔北华、段涛.妇产科学.第 9 版 [M].北京：人民卫生出版社，2018 年.

[3] 薄世宁.我们把她从死神手中抢回 [J].健康报.2015-9-11.

[4] Charles C, Gafni A, Whelan T. Shared decision-making in the medical encounter: What does it mean? (or it takes at least two to tango)[J].Social science & medicine, 1997, 44(5):681-692.

[5] 阿图·葛文德.医生的精进：从仁心仁术到追求卓越 [M].李璐译.杭州：浙江人民出版社，2015.

我太想救他了

"别怕，就疼一下，我给你打个麻药。"我对躺在病床上的这个发生了急性肾衰竭的患者说。

我快速穿上隔离衣、戴上无菌手套，在护士协助下打开静脉切开包，在患者即将穿刺的腹股沟区域用碘伏一遍遍地消毒，而后铺上了无菌洞巾。

"利多卡因，你看一下。"护士一边报着麻醉药物名称，一边拿给我确认，随后掰开了药物的安瓿让我从中抽吸药液。所有准备工作紧张而有序地进行着。

接下来，我将穿刺他的股静脉，并置入一根导管，通过这根导管给他做 CRRT。

这本是一次再常规不过的操作，但没想到，接下来我的操作却引起患者发生反常的出血，而这次出血也让我想起二十年前那个被我误诊了的病例……

反常的出血

这个病例发生于 2017 年 8 月。

患者男性，31 岁，中关村一家 IT 公司的程序员。他的病程很短，不到三天。三天前，他无明显诱因出现高热 40℃，伴倦怠、乏力，之后迅速发生了多器官损害：休克、肝损害、肾损害。受损最严重的器官是肾脏，一滴尿都没了，血液中反映肾功能的指标——尿素氮和肌酐的浓度像火箭一样飙升。

更可怕的是，他还发生了高钾血症、代谢性酸中毒。这是急性肾衰患者最可怕的并发症，严重时会干扰患者心肌细胞的电活动，引发心律失常甚至心脏骤停。

我必须紧急处理这两种并发症，把他血液中钾离子的浓度快速降下来，并纠正他的代谢性酸中毒。

我为什么不等明确病因后先去治疗原发病，而是直接处理并发症呢？这不是本末倒置了吗？

并不是。

当患者命悬一线时，应该先救命，在保住命的同时积极寻找病因、治病，这是 ICU 救治生命的一项重要原则。就像这个男青年，不论是什么病因引起了急性肾衰竭，此时，必须优先处理危及他生命的高钾血症、代谢性酸中毒，而最好的措施是立刻给他上 CRRT，用 CRRT 替代他受损的肾脏。

对这个男青年，CRRT 治疗主要可以起到三方面作用：首先，他的肾衰竭了，肾脏不排尿，体内多余的水分无法正常排出去，需要借助 CRRT 去清除水分，防止他发生急性心衰；其次，CRRT 还可以迅速纠正血钾异常、酸碱平衡紊乱，避免他发生严重的心律失常、猝死；最后，CRRT 还可以清除患者体内的其他毒素物质、炎症因子，这对于他的恢复都是有益的。

开始 CRRT 前，我要穿刺他大腿根部的股静脉并放置导管。我快速而娴熟地操作着。

截至 2017 年，我已经在 ICU 工作十六年了。我日复一日地做着各种有创操作——深静脉穿刺置管、胸腔穿刺、腹腔穿刺、腰椎穿刺、动脉穿刺，我对每项操作的每个细节都了如指掌。

在确定穿刺点后，我手持装着麻醉药物的 5 毫升注射器准备穿刺。

在针头刺入皮肤的一瞬间，意外发生了。

出血，反常的出血！

一颗颗绿豆般大小的血滴从针眼里冒了出来，像汩汩的泉水，很快浸湿了穿刺点周边的无菌洞巾。

太奇怪了，他这么年轻，血管弹性好，检验结果显示他体内负责止血的血小板数目是正常的，凝血功能也是正常的，止血应该很快，何况我打麻药用的是很细的针，刺破的也仅仅是皮内的小血管。

为什么？为什么出血这么凶猛？我快速思索着。

这种异常的感觉我很难确切表达出来，但它真真切切地存在着。在我看来，**时间带给一个医生的，不仅有日益丰富的理论储备，还有操作时唯有操作者自己可以感受到，但旁人永远不易察觉的细节，这就是医生的直觉，或者我们也可以把它称为"第六感"**。

直觉告诉我，这个年轻人发生肾衰的病因一定不是 ICU 最常见到的休克、脓毒症、急性心衰……那他的体内正在发生着什么？是什么病进展如此之快？

几分钟后，我把导管顺利地置入了患者的股静脉，并用缝针和缝线把导管与周围皮肤组织牢固地固定在一起。一气呵成，我完成了整个操作。

护士已经准备好了机器，当机器上的管路和患者股静脉里的导管连接后，我按下启动按键。

CRRT 机器上的滚轮缓慢转动，发出"吱吱吱，吱吱吱"微弱有节奏的声响，滚轮转动产生的负压让暗红色的血液从他的股静脉里流出，顺着管路到了滤器里。患者体内多余的水分，潴留的钾离子、肌酐、尿素氮，还有引起病情加重的各种炎症因子都将通过滤器被快速地滤出体外。我知道，随着治疗时间不断延长，患者的病情会愈加平稳，几个小时后，他的高血钾和酸中毒将会被纠正，不出意外的话，一两天后他升高的肌酐值也会恢复至正常水平。我松了一口气。

下午 5 点多，我开始组织多学科会诊。

多学科会诊是现代医疗体系下，针对危重、疑难病例的一项重要制度，由主管医生根据患者的疾病特点，邀请相关领域的医生参加会诊。具体到这个病例，我请了肾内科、感染内科、风湿科、血液科的专家，一方面我想请他们帮我完善一下诊断，是什么病导致了这个青年快速发生了肾衰竭；另一方面，请他们查漏补缺，看看在诊断、治疗上我还有什么需要补充的地方。

在诊断时，一个医生可能会出错，而一群医生，尤其是不同领域的医生一起讨论，发生疏漏和误诊的概率则会大大降低。多学科会诊的目的正在于此。

有专家说，如果患者恢复得慢或者肾功能持续恶化，可以考虑做肾脏穿刺明确病理改变；有的说，患者这么年轻，不排除自身免疫问题，其免疫系统错误地攻击自身的器官，包括肾脏，引起肾脏功能异常；也有人说，可以查一查相关指标，可别是溶血尿毒综合征或者血栓性血小板减少性紫癜……

毫无疑问，在已有证据非常有限的条件下，多学科会诊给我提供了非常中肯的建议。

而我也在不停地思考：能够引起急性肾衰的病因太多了，包括休克、脓毒症、心功能不全、肾动脉栓塞、自身免疫性肾损害、胰腺炎，还有药物因素、急性肾炎、输尿管狭窄、肾积水、急性尿潴留……各种可能的病因加起来不下几十种。

那对这个患者，引起他肾衰竭的病因会是哪一种呢？

医生的诊断思路通常是根据病例特点首先提出假设，然后搜集证据、验证假设，这是一个循环。如果已有证据否定了第一假设，则迅速进入第二假设、第三假设……但是，根据这个患者已有的指标，我排除了以上提到的所有的常见病因。

我隐约感觉到，一定还有我没想到的其他病因。

会是什么呢？

我一遍遍快速复盘着这个患者的情况：青年男性、突发急性肾衰、既往体健……

正当我绞尽脑汁思索的时候，猛然间，我给他注射麻药时鲜血如泉水般汩汩涌出的场面又一次在我眼前浮现，一种似曾相识的感觉向我袭来。

我知道了！我知道他是什么病了。

轮到我发言的时候，我说："我认为这个患者是流行性出血热，用上抗病毒药，再坚持给他做 CRRT，过几天他就能痊愈。"

我刚说完，房间里静了下来。沉默持续了大约半分钟，然后有人说："薄大夫，你的诊断依据是什么？"

我知道，他是在委婉地质疑我，然而他的质疑不无道理。

为什么大家都认为目前我们还不能得出流行性出血热的诊断呢？

首先，病史不支持。流行性出血热是一种由病毒感染引起的急性传染病，主要通过鼠类传播。虽然年轻患者出现急性肾衰竭，要想到流行性出血热的可能，但随着我国公共卫生条件改善，这种病在大城市越来越少了。比如，根据 2020 年陕西省疾控中心上报的数据，流行性出血热的发病率为 0.5785/10 万，患者中 70% 左右为农村地区人口。这种病有明显的地域特点。

其次，表现不符合。流行性出血热患者最典型的表现是三红三痛：三红指颜面红、颈部红、胸前红，三痛指头痛、眼眶痛和腰痛。而这个患者除了有轻微的腰痛外，其他表现都没有。

最后，证据不充分。流行性出血热的诊断需要病毒抗原检测或者血液中出现动态升高的抗体来辅助诊断，但这个检查结果最快要等到第二天才能拿到。

这个患者既没有去过疫区，临床表现又不典型，也没有化验证据支撑，所有参加会诊的专家都把流行性出血热的可能性放在了最后，而我凭什么斩钉截铁地说是这个病？我这么说误诊风险是极大的。

可我依旧坚持我的判断，我说："我给他抽血查出血热抗体，今天晚上持续给他做 CRRT。"

我给他做了一整晚的 CRRT 治疗。第二天一早，他的血钾值正常了，代谢性酸中毒也纠正了，体温也恢复正常了。早上起来，他还喝了半碗米粥，一切都在向着好的方向发展。但这些改善只是 CRRT 的功劳，对症处理而已，并不能说明我诊断对了。想要明确诊断，还要等他的抗体检测结果。

早上 9 点多，我下夜班，回家后胡乱扒拉了几口饭就躺下了。

下午 1 点多，我正昏天黑地地补觉的时候，被电话吵醒了。一看，是科里同事打来的。

这个同事大大咧咧的，脾气直、嗓门大，我一接通电话，就听出她非常高兴。她说："薄大夫，你说对了，患者的化验结果出来了，果然是流行性出血热。你可真神！"

听她说完，我一下子从床上坐了起来，睡意全无。

太好了！

一方面，在这么多同行面前，我能第一时间做出正确诊断，我很自豪。

医生可以从众多混杂因素中把关键的线索捋顺，既不盲目发散也不局限拘谨，既保持开放思维又能坚持独立判断，最终给患者做出正确的诊断和治疗，这是一个医生工作中的"高光时刻"。

另一方面，确诊流行性出血热就意味着这个患者有很大可能快速好转，我只需要继续给他做 CRRT，他的肾衰竭将很快康复，而且大概率不会遗留下严重的后遗症，这一点更令人兴奋。

但问题来了：我真的像我同事说的那样很神吗？

并不是。

我并不是一个天赋异禀、拥有渊博知识、可以力压群雄的青年才俊。我之所以能在第一时间从几十种可能的诊断中找到正确答案，是因为患者异常的出血场面，它让我的记忆瞬间回到了二十年前——那时，我治疗过一个出血特点几乎跟他一模一样的患者。我就是凭借这间隔二十年的相似点，快速做出了正确诊断。

不同的是，二十年前，我误诊了。

我误诊了

二十年前，也就是 1997 年，我正在另外一家医院做实习医生。

实习医生是医院里级别最低的医生，吃住都在医院，二十四小时随叫随到。实习医生的工作相对简单但烦琐，不仅要写病历、协助上级医生管理患者，还要做一些简单的医疗操作；不仅要学习书本上的知识，更要从临床实践中不断汲取经验。不过，这个时候恰恰也是年轻医生成长最快的时候，这时的每一个"第一次"都会让他记忆终生。我至今都能回忆起：我看过的第一张骨折患者的 X 光片；第一次穿刺患者手腕部的桡动脉，取动脉血做血气分析，我穿刺了三四次都没扎到血管，紧张得汗都滴下来了，而那个心衰的老奶奶却不停地说"不疼不疼"；第一次值夜班时因为担心医院环境里的细菌，一晚上没往值班室的床上躺；第一次哆嗦着在急诊室给头上淌着血的患者缝伤口；第一次听到产妇撕心裂肺的喊声，看着产道里胎儿黑色的头皮一点点往外冒，最开始黑点很小，慢慢地，看到的范围越来越大，伴随着产妇一阵阵哭喊，孩子的头突然就完整地钻了出来⋯⋯

我对每个病例都充满了好奇，对每个知识点的攫取都像干涸到裂缝的土地突然遇到了涓涓细流。而实习期间，我接触到的第一个让我一生都刻骨铭心的危重病例，是一个发生了急性肾衰竭、病危的男大学生。

他 20 岁，高烧几天后出现浮肿、血尿。到医院一检查，他的肌酐水平已经超过了 1000 μmol/L，这个数值是正常高限的十几倍。前面我讲过了，肌酐是反映肾功能的重要指标，肌酐值在几天内快速增长到如此高的水平，说明他发生了严重的急性肾衰竭。

他奄奄一息，被几个同学用担架抬着，一路抬到住院部三楼的病房。

我去看他，这个学工科的大学生，大个子，有一米八那么高，长得清秀，皮肤很白，戴着黑框眼镜。他躺在病床上，眼睑因为浮肿已经张不开了；他满脸胡子，这让他更显得疲惫不堪、病入膏肓。

听到我进门，他努力地睁开眼，用虚弱的眼神看着我，眼里都是渴望。

我的心猛然间紧了一下，然后是窒息的痛。他太年轻了，我知道如果治不好或者遗留下严重的后遗症对他将意味着什么。我想，我一定要不遗余力，想尽一切办法去救他。

我对他说："你别怕，我去找老师。"

我转身对他的家人说："去买个剃须刀给他刮刮胡子吧，别这么胡子拉碴的。"

从病房出来后，一种不祥的感觉向我袭来。

单从临床表现上看，这个孩子的病很像急进性肾炎。首先，他的病情进展迅速，发热几天后就迅速出现了严重的肾衰竭；其次，他的尿液化验提示血尿。这两点都是急进性肾炎常见的临床表现。但这种病的确诊需要进行肾脏穿刺，做病理检查。在显微镜下观察穿刺取出的肾组织，如果看到肾小球里出现免疫细胞或者其他增生的组织、免疫物质堆积形成的如弯月般的"新月体"，即可确诊 [1,2]。但很可惜，在二十年前，进行肾脏穿刺来对原发病进行确诊的患者比例远不像今天这么高。

尽管没有病理检查的证据，从临床表现上看，我还是高度怀疑他得的是急进性肾炎。我心如刀割，因为我知道这种病的预后太差了。急进性肾炎和我们熟悉的急性肾炎不同，急性肾炎多数可以痊愈，但急进性肾炎，别看跟急性肾炎只差一个字，结局却截然不同。急进性肾炎会持续进展，如果不治疗，80%~90% 的患者的病情会在六个月内进展到肾功能衰竭终末期并死亡 [3]。即便患者能活下来，肾脏也会逐步失去功能，终生靠透析活着。

想到这些，我泪如雨下。我想，这个孩子太可惜了，在最好的年龄得了根本无法治愈的病。

急进性肾炎越早开始治疗结果越好，在当年，治疗主要是应用大剂量糖皮质激素，而且要早用，一旦用晚了，当肾小球已经受到不可逆的损害时，再用糖皮质激素就没效果了。

我担心耽误他的治疗，就缠着上级医生，说："赶紧给药吧，不能再等了，他太年轻了。"

上级医生一直让我再等等、再观察一下，但最后还是经不住我的软磨硬泡，勉强同意了。

在给他注射糖皮质激素后的第二天，他的肌酐值从 1000μmol/L 以上快速下降到 600μmol/L。那天他状态很好，吃了两个饺子，虽然后来全吐了，但全家人还是围着他兴奋不已。肌酐值快速下降让大家看到了曙光。

我也很兴奋，果断决策后能够力挽狂澜的感觉很奇妙，尤其对象是他。

但好景不长，第二天，他的肌酐值又快速反弹，再一次升高到了 1000μmol/L 以上。

我坚持要继续给他用糖皮质激素，我不能错失这早治疗的唯一机会，否则这个孩子以后可能就没有机会了。

当天下午，科里请了著名的肾脏内科教授教学查房，这个病例被选上了。我负责汇报，在几十人面前，我详详细细地把这个病例的现病史、既往病史、全部化验结果、检查数据，尿素氮、肌酐的动态变化，给过的治疗和患者对治疗的反应等细节全部汇报了。我还向教授明确地表达了我对这个孩子的无比关心，我说："我太想救他了。"

教授看完病历，又去看患者，还和患者及其家人聊了半个多小时。他一点一点检查患者的皮肤，还把患者的尿液端起来仔细端详。

回来后，他沉思了一会儿，说："这个患者的诊断和治疗都是错的！"

我一下子蒙了。怎么可能？我几乎时刻守在这个孩子的床边观察他的病情，我查资料、查文献，不敢有一丝怠惰，我倾注了我所有的心血，怎么可能会出错？我很难相信。

他继续说："你们只盯着急进性肾炎这唯一的诊断，而忽略了两个重要细节。

"第一，患者的尿液里漂浮着一条长长的像水草一样的东西，这是隔夜放置后尿液中的红细胞聚集在了一起。

"第二，他家里人说给他刮胡子的时候用电动剃须刀，只蹭破了一点皮，他就血流不止。

"这两个细节都说明这个患者有很明显的出血倾向。

"发热、急性肾衰竭，加上更关键的出血倾向——

"我高度怀疑他是流行性出血热。"

这时，我猛然想起来，教授描述的这两个细节我都见到了。

那天我去看患者的时候，他的父亲正在用电动剃须刀给他刮胡子，刮着刮着，我就看到有鲜血淌了出来，从他的下颌角一滴滴地滴在了他胸前的病号服上，像断了线的珠子。这很反常。电动剃须刀并不会像刀片一样割伤皮肤，只会因摩擦引起皮肤轻微擦伤，怎么可能出血这么凶猛？

但我当时只剩慌乱了，拿了块纱布给他用力地按着，根本没去思考这反常的细节。

而他留置尿液中那条暗红色的带状漂浮物我也见到了，不过当时我如乱麻一般的大脑中充斥的只有肌酐、激素、"新月体"、尿毒症、透析、肾萎缩、死亡……

因此，这两条关键证据都被我忽略了。

教授继续说："停用糖皮质激素，糖皮质激素不仅无效，继续用下去还有发生消化道大出血的风险。抓紧时间透析。

"马上抽血送检流行性出血热抗体。如果抗体阳性，那就更有诊断价值了，用上抗病毒药，病人很快可以痊愈。"

那年，我实习的那家医院还不能检测流行性出血热抗体，要把血液标本送到三公里以外的省防疫站。

第二天，大雨，我骑自行车去取结果。当报告窗口的工作人员递给我单子，我还没有接到手里，就已经看到了上面的几个大字：流行性出血热抗体阳性！这个结果意味着这个孩子基本可以诊断流行性出血热了，而这种病很快会痊愈，并且在多数情况下不会遗留下后遗症。

我一把抓过单子，都忘了骑自行车，冒着大雨跑回了医院。

我告诉他："你有救了！"

果然，他很快痊愈出院了，一点后遗症都没有。再后来，他研究生毕业后考取了公务员，虽然工作很累，加班加点是常态，但他的身体依然很健康。

2023 年 1 月，在这个男大学生痊愈出院二十六年后，我陪着他去当年我实习，也是给他治疗的那家医院寻找这份病历。管理员踩着梯子、腰里拴着安全绳、用了一整天的时间才从堆积如山的病历库中把这份 1997 年的陈年病历找到、复印出来。他接过复印的病历，手居然颤抖了，而我也落了泪。

为什么这个病例让我这么激动？

因为这位患者，是我的亲弟弟。

1997 年，我弟弟的病历首页（诊断部分）

我的三个错误

对二十年前的这个病例，几乎每个懂医的人都会立刻指出当年的我犯的三个明显的错误。

首先，思维窄化。思维窄化指的是当一个人对于某件事情过于关注、注意力高度集中、患得患失时，他的视野反而越来越收缩，思维越来越局限。思维窄化是医生诊治中的大忌。当年，我只盯着"急进性肾炎"这唯一的诊断，视而不见所有不符合这个诊断的证据，比如他刮胡子后出现的反常出血、尿液中漂浮的红细胞，这两个反映出血倾向的证据高度支持"流行性出血热"的诊断。我之所以紧紧抓住"急进性肾炎"这个错误诊断不放手，是因为这种病病情重、预后差、患者很可能会死亡或者需要终生透析。就是因为他是我至亲的人，所以我关心则乱，导致思维窄化，错误诊断。

其次，违背流程。我没有听从上级医生让我多观察一下的意见，缠着他："赶紧给激素，赶紧给激素，否则他就没救了。"我严重干扰了上级医生的思路，让他也乱了阵脚，这不符合医疗常规。

最后，激进冒险。我在糖皮质激素应用无效的情况下仍然坚持继续应用，不撞南墙不回头，加大筹码下重注，差点引起严重后果。

而这三个错误背后的原因其实很简单，就是因为"他是我弟弟"。

普鲁斯特在他的《追忆似水年华》中写道："凡属严重错误都有一个共同的性质：那就是没有克制感情的冲动。"[4]笛卡尔的二元论认为，过度强烈的情绪是理性的杂音。事实上，亲情除了让当年的我多给了弟弟一些情感上的关心，并没有给他的救治提供更多的加分项，反而因情绪剧烈波动而干扰了对他的诊断和治疗。

遇到危机时，每个人都会产生恐惧、逃避、茫然的情绪，在生死攸关时会激进冒险或者无所适从，会不知所措或者固执己见，会举棋不定或者盲目自信，会过多地关注事情最坏的结局而忽视了客观的发展规律。医生也不例外，而医生的不理性会让命悬一线的患者变得风险重重。

除了患者是医生的亲人，临床上可能会引起医生产生剧烈的情绪波动，甚至可能会影响医生正确决策的场景还有很多，比如：

医生过度同情患者的遭遇，想节省某些步骤"帮助"患者；

正在治疗一个令人憎恨的患者，比如给社会和其他人带来伤害的罪犯；

曾经的治疗给患者带来了伤害，之后拼命地想"弥补"；

想在同行面前获胜，或者想在晋升关键期做出更多成绩；

…………

而医生要想少犯错，必须克服不理性的冲动。

我太想救他了

保持理性固然重要，但问题来了：我们在决策时是不是应该摒弃所有的个人情感、情绪，或者说摒弃感性？

我并不这么认为，尤其在医学这个领域，医生保持感性对患者的救治同等重要。为什么？

一方面，理性只是看待生命的一种角度，人类的各种情绪在我们决策中都扮演着重要的角色。医生极致追求理性很容易把人看作机械。**人不是机械，人类生命之所以神奇，是因为人类可以通过理性的计算、归纳、演绎，越来越清晰地了解人体内部无数精密协作、协调运转的细胞组织，却永远无法用理性完全覆盖和解决人类生命的全部问题。**比如，人的心灵可以完全用理性解析吗？显然不能。法国思想家帕斯卡尔在他的《思想录》里说，人心自有其逻辑，而理性对此一无所知。**人有情感、有温情、有情绪，才让人类生命更有意义；医生有情感、有温情、有情绪，才让医生更像医生，不仅看病，更关爱人。**

另一方面，医生的情感对临床决策也并非毫无裨益，情感和爱反而可以推动理性决策，让决策更加明智和合理。"我们很多决定和言行看似是理性深思熟虑的结果，与感性无关，但其实趋利避害的感性好恶在我们看不到的深处决定了理性逻辑的运行方向。"[5]

医生的情感有时候甚至可以在诊治陷入僵局时帮他拨云见雾、力挽狂澜。

正如二十年前，对我弟弟，我太想救他了，我太专注、太投入，因此在医治他的过程中，那些有用的信息永久地留在了我的记忆里，经年累月地潜伏下来。

二十年后，对这个程序员青年，我太想救他了，以至于二十年前我弟弟那个病例中最有价值的细节突然从浩瀚的记忆海洋里浮出，让两个病例关联在了一起，提供了重要的提示，让我快速正确诊治。

这是直觉也好，是经验也罢，很难将二者完全区分开来，但有一点是毫无疑问的：二十年前那些我倾注了心血和强烈情感留下来的信息，对二十年后我对这个程序员青年的诊断起到了决定性的作用。这种信息对 ICU 医生尤为重要，在信息高度不充分、不确定，患者命悬一线时，它可以帮助我们快速而精准地决策，抓住转瞬即逝的机会。

为什么我们有时遇到某件事或到某个地方，会感觉似曾相识？

为什么一首歌会突然让我们想起一个人？

为什么有时候闻到一种味道，我们会突然想起童年时一件刻骨铭心的往事？

那些曾经最感性、最用心、倾注过无限情愫的点，可以突然在不同的时空、不同的场所适时出现，然后把看似不相干的两件事情关联到一起，并对当前的决策产生影响。

人类的情感就是这么奇妙，克服不理性的冲动可以让我们思维客观、公正决断，但适度的感性也可以让理性更理性。就像在《笛卡尔的错误》一书中，神经外科医生达马西奥通过鲜活的临床案例证明了情绪不仅有用，而且在人类理性决策中起着重要作用。他认为，理性决策必须有情绪的参与、支持，只依靠理性来理解世界，很容易陷入逻辑漏洞和错误判断。情绪对理性决策具有积极正面的作用。[6]

而我的这个病例恰恰为这一观点增加了新的坚实论据。

哭泣的医生

2022 年 7 月份，我访谈过一位患者家属。他的父亲在 ICU 救治了两个月，最后还是回天乏术。尽管结局是大家都不想看到的，但他还是接受了我的访谈。

他的父亲是一位 82 岁的老人，先后发生了肠破裂、腹膜炎、多器官衰竭，在 ICU 治疗一个月后几乎每个器官都好起来了。遗憾的是，在即将转出 ICU 的前一天晚上，老人又发生了致命性的消化道大出血，这次出血让他的病情一落千丈。医护们前前后后忙碌了两个月，最后还是没有救回这个老人。

在访谈时，我问了患者的儿子一个问题。我说："你父亲在 ICU 抢救了两个月，你风里雪里的在北京最冷的时候，在 ICU 门外守了两个月，记忆最深刻的是什么？"

我原以为他会讲 ICU 门外艰苦的守候，讲每天因为老人病情变化而起伏的情绪，讲 ICU 门外那些生离死别的故事，讲求医的不易，或者讲他们一家人团结不放手，想方设法终于请到一位 ICU 领域知名的专家过来会诊、救命……

都不是。

他说："我父亲病危那天，小李大夫出来交代病情。她的电话不停地响，她每天忙叨叨地从手术室接病人，带着呼吸机、监护仪，推着床带病人下楼做 CT，做各种检查，ICU 就数她最忙。可能年轻医生都是这么练出来的。

"那天她和我、我姐说我父亲的病情，她一边说一边呜呜呜地哭。她说：'真对不起，咱们这么努力，老人还是出血了，对不起，真对不起。'

"我第一次见医生哭，我都心疼，真的。

"了不得啊，年轻医生这么天天练，这么高的工作强度，这么好的技术和老师，进步几乎是必然的，但有情义、对病人有情感的医生更了不得。

"你说咱们老百姓看病要吃多大苦、受多少罪，但遇到有情义的医生，心里那个暖啊。看到小李大夫哭的那一刻，我一下子感到我们所有受过的苦都值了。"

我和很多同事讨论过医生对患者的情感问题，大家的观点出奇地一致：**理性让医生思维更缜密、操作更稳健，既不患得患失又不盲目冒险，既不头绪混乱又不思维窄化；理性能让医生客观公正地审视患者的每一个检查结果、化验数据，并最终给出正确的诊断和治疗；但医生的感性、对患者有情感却能给患者和患者家属带来抚慰，让治病这个痛苦的过程有了人情味，让医学更有温度，而温度是我们永远不能失去的东西。**"有时候医生的情感对患者来说甚至可能有很强的治疗作用，患者会感受到他们得到理解和关注……这种情感的表露最重要的意义即在于那一刻对患者真实而诚恳的陪伴。"[7]

但在我看来，医生对患者有情感，起到的作用绝不是仅仅让患者感受到温暖这么简单。医生有情感，也能提升医生的理性思维能力，让他的临床决策更精准。对患者有情感，会让医生不知不觉地在记忆深处抛下无数个漂流瓶，瓶里装着他倾注过感情、最触及他内心的人和事，而这些漂流瓶能穿越时空，未来的他每捡到一个，都会让他变得更丰富、更强大、更理性。

所以，什么才是好医生？

很多人说，好医生要有技术，态度好。

对。但我还想补充一点：好医生的第三个标准，是在历尽千帆日趋理性后，还能在内心深处保留一份感性。

参考文献

[1] Anguiano L, Kain R, Anders H J. The glomerular crescent: triggers, evolution, resolution, and implications for therapy[J]. Current opinion in nephrology and hypertension, 2020, 29 (3):302-309.

[2] Brien F O. Rapidly Progressive Glomerulonephritis(RPGN). https://www. msdmanuals.com/professional/genitourinary-disorders/glomerular-disorders/ rapidly-progressive-glomerulonephritis-rpgn.

[3] "rapidly progressive glomerulonephritis" at Dorland's Medical Dictionary.

[4] 马塞尔·普鲁斯特. 追忆似水年华 [M]. 徐和瑾译. 南京：译林出版社，2010.

[5] 了不起的西西弗. 幸好我们还可以浪漫——浪漫主义的特征. https:// baijiahao.baidu.com/s?id=1645545082703600229&wfr=spider&for=pc.

[6] 安东尼奥·达马西奥. 笛卡尔的错误 [M]. 毛彩凤译. 北京：教育科学出版社，2007.

[7] Robinson F. Should doctors cry at work? [J]. British medical journal, 2019, 364(8189):1690.

当医生犯了错

"快去19床，病人把气管插管拔了。"

听护士这么说，我赶紧跟着她往19床跑。跑到19床门口，我看到这个刚做完手术几个小时、本应躺在病床上、吹着呼吸机的男患者正光着身子站在洗手池边上，水龙头哗哗地流着水，病床边的呼吸机不停地响着警报，屏幕上"管路断开"四个大字快速闪烁着，这种报警的意思是指患者呼吸机管路被意外断开了，要紧急处理。

这个患者右手拿着一根气管插管，插管末端是鼓鼓的气囊，气囊上还带着少许血丝。通常，在给患者拔出气管插管的时候，医生会先把气囊里的气抽空，而这个患者就带着鼓鼓的气囊直接把插管拽了出来。更可怕的是，他身体右侧的引流管，因为他离开病床，已经被拽得紧绷绷的，他再往远处迈一步，引流管立刻就会从他的腹腔里脱出来……

看我进来了，他马上认出了我。他嘿嘿笑了一下，很有礼貌地对我说："大夫，我就下来喝口水。"

看到这个情景，我恨不得抽自己一个大耳光……

我犯错了

犯错是人之常情，但 ICU 里的错误往往被大家视为"很难容忍"。ICU 医生、护士在救治生命之外还有个重要工作，就是要千方百计地避免犯错，因为在 ICU 病房发生的错误让患者付出的代价远远超过其他任何一个病房。可即便如此，错误还是不时会发生。正如十几年前发生的这次意外拔管事件，对 ICU 医生来说，是个很大的错误。

当年，我还是个年轻医生，那天晚上我值夜班。

夜晚的 ICU 病房，医生、护士依旧忙碌。

有护士在吸痰，她按下呼吸机的消警键，断开呼吸机管路和患者的气管插管连接，然后把一根长长的吸痰管快速地插入了患者的气道，"吱——"，随着负压抽吸的声响和患者一阵阵的咳嗽，痰液被吸了出来；有护士在调整 CRRT 机器上的参数，"嘀嘀嘀嘀"，患者挪动腿部的幅度太大引起了动脉压监测报警，护士弯下身对着老人的耳边喊着"奶奶，您忍忍，千万别再动这条腿了，对，就这样外展，咱们能多做一段时间就能好得快一点"；有医生在给患者做心脏超声，他盯着屏幕上心脏的形态、结构、舒缩、瓣膜启闭情况，右手拿着探头在患者胸前不停地移动……

人们常说，在忙碌时人容易犯错，但在 ICU，最容易出错的，反而是夜深人静的时候。人在忙碌、应激状态下大脑始终处于警觉状态，而在安静的时候，尤其是凌晨，人体负责警觉和反应灵敏性的激素——肾上腺素水平处于一天中的最低谷，人最容易倦怠，因而也最容易出现疏忽。而在 ICU，患者的病情又恰恰最容易在凌晨出现变化。因此，每到深夜，值班医生通常会再查一次房，希望减少纰漏，避免犯错。

那天晚上 10 点多，我带着住院总医师和两个住院医师查房。多数患者已经给了镇静药睡着了，这些气管插了管、依靠呼吸机机械通气或者刚做完手术的患者，如果不给予镇静、镇痛药，很容易因为疼痛或者各种不适而剧烈挣扎，导致心率加快、氧耗增多，发生心肌缺血、梗死或其他意外的风险增大。同时，给 ICU 患者充分镇静镇痛，让他们不记得 ICU 抢救时的痛苦、恐惧，也能减少患者精神和心理上的应激，对患者是一种保护。

查房时，我一边就每位患者的问题给住院医师讲解，一边说着患者的诊疗计划，住院医师快速记录下来将要调整的医嘱。

当我查到 19 床的时候，这位 48 岁的男性患者刚从麻醉中苏醒。他患有原发性肝癌，刚做完半肝切除术。患者大个子，头发很长很密，浓眉大眼，文质彬彬，一眼就能看出是从事教学或者科研工作的学者。他的手术做得非常成功，他之所以来 ICU，是因为半年前他出现过不稳定性心绞痛，需要在 ICU 监护治疗，防止他发生围手术期急性心肌梗死。

在 ICU 收治的患者中，有很多是大手术术后的患者，这类患者来 ICU，要么是因为年龄太大、基础病多，要么是因为手术创伤大，要么是因为具有发生心脑血管意外的风险。这类患者和其他发生了器官衰竭的患者相比，病情相对轻，治疗方案也更简单，治疗目标通常是经过 1~2 天的精细化管理，度过术后危险期后再返回普通病房。

就像这位患者，他手术过程顺利，病情稳定，生命体征平稳。我查体的时候，他非常配合，可以按照指令做正确的动作，腹腔引流管通畅且出血不多[1]，腹部触诊除了伤口疼痛外没有其他异常体征，血气分析显示患者氧合良好，没有电解质、酸碱平衡紊乱。这样病情稳定的患者，我预计经过一晚上的镇静镇痛、监护治疗，明天他就可以停了呼吸机，拔了气管插管，顺利地转回普通病房了。

我对护士说："病人很稳定，现在把咪唑安定和芬太尼给上，明天早上你早点停药、停呼吸机，我一早给他拔了气管插管让他转回外科。"咪唑安定是一种镇静药，芬太尼是一种镇痛药，这两种药物常用于 ICU 患者的镇静镇痛管理。

查完了 19 床，我转身要离开的时候，患者突然挣扎起来。他手上戴着约束手套，手腕上绑着约束带，约束带固定在病床上。在 ICU，为了防止患者在无意识的情况下拔了重要的导管，通常会对患者采取保护性约束。这位患者力量很大，两个胳膊使劲向中间拽，拽得床挡直晃，他啪啪啪地敲着床挡，上身用力向前弓，恨不得马上坐起来。

我问他："你是疼吗？"他摇了摇头，两只手用力地拽约束带。

我又问他："太紧了？"

他赶紧点了点头。我说："松开可不行，万一拔了管子可就麻烦了。"

患者使劲地摇头，意思是告诉我他会很配合。

我说："那我给你松一点，千万可别乱拔。"听我这么说，患

---

1. 手术后，医生通常会在某些手术部位留置引流管，通过观测引流液的颜色和量判断有无出血，引流管还可以排出手术部位的血液和其他分泌物，减少伤口感染的风险，促进伤口愈合。通常引流管会在术后几天后拔出。

者拼命点头，眼里满是感激。

这时，站在旁边的护士提醒我说："这样不行，太松了很容易出意外。"

听她这么说，我有点儿不高兴了，我蹲下身放松了患者手腕上的约束带，说："把病人捆得这么紧，这要是你家亲人，你乐意吗？再说马上就要给他镇静药了，你怕什么？咱们什么事都要具体情况具体对待，不能总是那么迂腐、教条。"

我一下说了这么多，护士不再吭声了。

说实话，在给患者松开约束带的时候，我心里充满了温情。有时候，医生、护士在细节处为患者着想，会给患者留下温暖的印象。

我给他手腕部的约束带放松后，他的手腕终于可以抬高一点，能做曲肘的动作了。

"放松一点是舒服，可千万不能乱动拔了管啊。"我又嘱咐了一句患者。他感激地点了点头，还对我示意感谢。

我查完了所有的患者，回到办公室的时候已经夜里11点多了。我沏了杯茶，打开电脑看资料。

凌晨1点多，护士慌慌张张地敲我的门："不好了，19床从床上跑下来了。"

"不可能啊？！"我心想，"患者这么配合，约束带虽然是放松了点，但还是完全能把他约束在床上的，我又给他用了镇静药，怎么可能跑下床？"

我跑到19床，看到患者光着身子站在地上，三四个护士正扶着他，隔壁病床的主管护士也进来帮忙了。护士们你一句我一句地劝：

"赶紧躺回去吧，您这样拔了插管很危险。"

"咱们那么大手术都做了，最后忍这几个小时都不行吗？"

很显然，我之前给他放松了手腕上的约束带，他的手活动空间大了，他才能偷偷解开手腕上的约束带，然后趁护士不注意自己拔了气管插管，跳下了床去水池边找水喝。

说实话，直到今天我都后怕。多亏这位患者拔了气管插管影响不大，不用再给他插回去。如果他是个呼吸衰竭的患者，拔了插管可能会呼吸困难、窒息；如果他再往远处多走一步，那外科医生留置在他腹腔里的引流管就会被拔出来，很可能会影响观察病情，或许还会发生术后感染；如果他做的是其他类型的手术，拔了重要的导管，那可能又要被推上手术台；如果他是个放置了心脏起搏器的患者，他一把拽出了心脏里的起搏电极……

好在这次意外拔管并没有给患者带来太大影响。第二天他病情稳定，生命体征平稳，也没有发生我们最担心的心肌缺血。经过一晚上监护治疗，他已经度过术后最危险的十二小时，可以转回普通病房了。

走之前，患者已经完全清醒了。他不停地给护士作揖，满脸愧疚地带着歉意的笑，像个小学生一样。

"对不起、对不起，我不是故意的。"

尊重规则

他确实不是故意的，这不是他的错。患者刚从镇静中醒来，看上去清醒了，但实际上在短期内他的很多行为可能不完全受大脑支配。而且，即便是一个没有给予镇静药物、意识完全清醒的患者，也会因为 ICU 中的各种不良刺激随时可能发生精神障碍。

这些不良刺激包括病痛，保护性约束，灯光长明、昼夜不分，各种机器声、报警声、呼喊声，睡眠被剥夺，目睹其他患者的抢救或去世，对病情的担忧和无力感，对死亡的恐惧，对家人的思念……所有这些刺激因素都可能让一个精神正常的患者突然做出异常的、荒谬的举动。在 ICU，约三分之一的患者会突然出现一过性、可逆性的精神、思维混乱，我们把这种现象称为"ICU 谵妄"[1]。

那次意外拔管也不完全是主管护士的错。那天晚上，她本来就不同意我放松患者的约束带，而且她从下午 5 点接班到凌晨 2 点下班，一刻都没闲着。凌晨 1 点多，患者发生意外拔管的时候，她没在床边。当时隔壁床收了新患者，她过去帮忙搬患者，前后不过五六分钟，再回来，意外就发生了。她最大的错是太听我的话了，没有对我的行为做出监督。

那次错误完全是我的问题。我因为所谓的"对患者好""要共情"，放松了患者的约束带，再加上没有镇静充分，患者才有机会挣脱了约束带、意外拔管。

人要想永不犯错必须满足三个条件：不做任何事，不说任何话，不接触任何人。医学同样如此，永不犯错的医生一定不是个好医生，他要么隐瞒了错误，要么躺平了不再为了患者的利益而努力。当然了，这不是说我们应该理所应当地犯错，而是说我们要意识到错误就在身边，要善于发现错误，并不断地追求不犯错。

在那位患者意外拔管后的第二天，科里对这次事件进行了讨论。主管护士、带班护士长、病房护士长、科室主任，还有全体医生都参加了。最后的结论没一点悬疑，我负主要责任，主管护士负次要责任。处理意见是我和主管护士每人扣当月二百元奖金，除此之外，我们还要在科室医疗质量持续改进会上再检讨一次，以警示每个人。

为什么科室会对一次并没有给患者造成重要伤害的意外事件如此重视？是小题大做吗？

不是。

海因里希法则认为：一件重大灾害的背后，平均有 29 次轻度灾害和 300 次有惊无险的惊吓 [2]。对不同的岗位、不同类型的事故，上述比例关系不一定完全相同，但这个法则强调了要想防止重大事故发生，必须减少和消除无伤害事故和微小差错，否则终会酿成大错。正如在患者命悬一线的 ICU，大事故不会突然发生，它一定是由成百上千的微小错误积累来的。这次患者意外拔管虽然没有给他造成大的伤害，但如果我们对此视而不见，那未来必然会遭遇更大的灾难。

很多人说，当年对我和主管护士的惩罚够重了，那时候一个月奖金才多少啊，还要大会小会地做检讨。但我认为，经历了那次意外我也有收获，这个病例让我意识到了"尊重规则"的重要性。

凡事预则立，不预则废。

规则对于保证患者安全是至关重要的。

举例来说，为了避免输错血，医院有"三查八对"的规则。这个规则要求两个护士一起检查血制品的质量、有效期、输血装置，要核对患者床号、姓名、住院号、血袋号、血型、交叉配血结果、血液的剂量和种类，而且必须大声地念出来。只要操作者严格执行这个规则，那么输错血的概率就微乎其微了。

而 ICU 中的指南、规则是所有科室中最多的。比如，我们有对危重患者的约束规定，这是为了保护患者安全；有镇静镇痛指南，对患者的意识状态、疼痛程度都有明确的评估标准，镇静镇痛要达到什么程度都有明确规定；在今天甚至还有了脑电双频指数（Bispectral Index，BIS）监测，在患者额头部贴上传感器，在监护仪上用具体的数值反映患者大脑的活跃程度，我们会根据 BIS 监测到的数值，去调整患者的镇静药用量，控制镇静深度……

事无巨细，均有规定。

为什么？

人不是机器，都会疲惫怠惰、精力涣散，每个人都有思维误区、认知局限，工作久了会盲目自信，会有职业危机、精神困境。所有这些，普通人有，ICU 医生也会有。**人性有弱点，但规则很清晰，只要按规则办，大概率就不会犯错。**任何行业都有规则和标准，何谓规则和标准？就是代表（目前）最正确、最安全、最快捷的作业方法。而任何规则的制定都是建立在前人无数次的失败和总结的基础上的。只有清晰可执行、铁面无私的规则才可以把人性的弱点关在笼子里。

那问题来了：为什么年轻医生会有意无意地无视规则？

一是盲目自信。所谓"初生牛犊不怕虎"，年轻医生还没有吃过无视规则的亏，所以才敢无视规则。为什么医生年纪越大、经验越丰富，反而越小心谨慎、越如履薄冰？就是这么回事。

另一个更重要的原因，就是医生这个职业特有的倾向，我给它起了个名字：非理性关怀。我把患者的约束带放松，看似是关心是爱，实则是非理性关怀，对患者并没有益处，反而将他置于更大的隐患之下。

但非理性关怀却比盲目自信还难克服，为什么？现实的历练可以让盲目自信回归理性，但对弱者的关怀、关爱、悲悯，却是人性。这不是说为了安全可以抛弃善良，而是说我们要认识到，从一个点上看，规则的一部分可能是与善良和关怀相冲突的，会"不近人情""冷漠"，但是从动态看、从全局看，规则最终是为了保护患者，其终极目标是实现善良和关怀。

为了减少犯错，"尊重规则"远比只追求深奥的专业知识更重要。

错误又发生了

那是不是只要我们坚守规则，就一定能避免犯错？

未必。即便我们严格按照规则办，错误还是会在不经意间出现。

几年前，ICU 又发生了一起因为医生犯错给患者带来伤害的事件。不同的是，这次的直接当事人不是我，而是我的下级医生刘大夫。

刘大夫刚分到 ICU 的时候，就是我手把手带他。他一米八几的大个子，对待工作热情、积极。他思维活跃，对 ICU 的各种器械和操作有着天生的好奇心和几乎沉醉的痴迷。我带他半年后，他就已经快速地掌握了 ICU 几乎全部的常规操作：调整呼吸机参数、给患者做气管镜检查、做肺脏超声、CRRT 上机、中心静脉穿刺、动脉穿刺置管、经鼻空肠管放置……他像每一个刚开始执业的年轻医生一样，对工作充满了激情，对患者心怀关爱，对医学事业充满了憧憬和期盼。

没想到，这样一个有为青年居然犯了个"大错"。

那天，刘大夫带着一个急性脑梗死、成功进行了支架取栓手术[1]的老年女性患者去 CT 室做头部 CT，复查患者脑组织恢复情况。

ICU 医生的工作之所以忙碌，部分原因是要经常推着病床上的患者，带着转运呼吸机、监护仪、注射泵、输液泵这些器械，从病房楼去门诊楼的放射科做 CT 或者核磁共振。这个转运过程是有风险的：既要观察患者的血压、心率波动，还要警惕转运呼吸机、监护仪出故障；到了 CT 室要把患者从病床上平移到 CT 检查床上，其间要避免各种机器故障、管路脱落，还不能把管路压在患者身下损害患者皮肤。这种转运检查的工作量是非常大的。在 ICU，我们通常平均每天要完成 3~5 次的转运检查。

好在这种工作对刘大夫而言，早已经是轻车熟路了。当患者做完了 CT 检查，刘大夫和护士把患者搬回病床上，然后他又把转运呼吸机、监护仪、注射泵放在患者床头，再把氧气筒搬到病床上紧贴着床挡。在完成这些操作后，刘大夫又一次检查了患者的心率、呼吸、血压、血氧饱和度，这些指标都正常；转运呼吸机、监护仪、注射泵也都运行完好。然后他、护士，还有患者的两个女儿一起推着患者回 ICU。在路上，刘大夫一边走一边耐心地向家属讲解病情。

通常，CT 室距离 ICU 也就不到十分钟的路程。很快，他们

---

1. 医生在体外把取栓器械放置到患者的血管内，一直深入到发生了血栓的部位，将血栓牢固"抓"住、取到体外的手术。

推着患者进了病房楼，五楼就是 ICU 了，到这时，这次转运工作可以说已经完成了 99%。刘大夫提前打了电话通知电梯操作员，电梯已经在一楼等候了，等上了电梯回 ICU，这次转运工作就大功告成了。

但没想到，意外还是发生了……

在进电梯的时候，不知道为什么电梯和地面之间有个坎儿，病床的轱辘卡了一下，顿时就推不动了。刘大夫说："来用力，听我指挥，一、二、三……"大家一起用力推病床，"咣当"一声，病床快速冲过了电梯和地面之间的坎儿，进了电梯。

但是剧烈的震动让原本立在患者头部附近的转运呼吸机猛一下子倒了，重重地撞到了患者的额头，患者额头立刻起了一个像鸽子蛋大小、青紫的包。

护士赶紧给我打电话，我从 ICU 跑出来，在电梯口和刘大夫一起向患者和她的家属们道歉。刘大夫脸憋得通红，话都说不利索了，只会对患者说："阿姨，对不起，对不起，要不我赔您一个脑部 CT 检查吧。"好在只是皮外伤，患者意识清晰，不停地对我们示意"没事，没事"。患者的两个女儿也一再地对刘大夫说："没事，没事，以后注意就行了。"

虽然这位患者选择了原谅，但科里还是对刘大夫进行了严厉批评，批评他粗心、不注意细节。

少即是多

可我认为，刘大夫并没有做错。

在那次差错之前，我们转运患者外出做检查的规则是：必须医生、护士同时参与，必须携带监护仪，机械通气的患者必须携带转运呼吸机，血压不稳定的患者必须携带注射泵，为了避免途中呼吸机故障导致患者低氧、呼吸困难，必须携带简易呼吸器……但规则中并没有具体规定如何携带转运器械，所以我们都是习惯性地把器械放在病床上。

这次的差错让我们意识到，规则有漏洞：直接把转运呼吸机、监护仪还有各种器械放在病床上推着转运是有隐患的。这次是呼吸机磕到了患者的头，下次可能会伤了患者的脚，同时还可能会增加仪器突发故障的风险，让转运呼吸机、监护仪使用寿命缩短。

"当管理者责备员工犯错时，他们头脑中隐藏着一个不切实际的假设，即只要员工多加小心就能避免出错。但是不良医疗事件的出现并不总是个人疏忽造成的，甚至94%的失误是'源自体系'"[3]。1999年，美国医学研究所发表了一份报告，题为《人皆犯错》(To err is human)，这份报告也讲到：有问题的体系、流程，以及导致人们犯错或未能预防错误发生的条件的存在，导致了错误的发生。

换句话说，如果规则有瑕疵，人必犯错。正如墨菲定律所认为的，如果事情有变坏的可能，不管这种可能性有多小，它总会发生。

所以，改进规则，建立一个做对事容易、做错事很难的规则才是根本的解决之策。在医疗领域，通过改进规则减少犯错的案例比比皆是。比如，在以前，我国有些医院发生过医生手写处方写错小数点位置，或者因为字迹"龙飞凤舞"导致药师看错药名、配错药，给患者带来伤害的案例。后来，我国所有医院都应用了医院管理信息系统（Hospital Information System，HIS）管理，医生不再手写处方和医嘱，全部改成打印，这么做，医生的错误立刻大大减少。

为什么？

由操作系统审核医生的处方，严格把握适应证、剂量，一旦医生写错了患者姓名、用错了剂量、写错了小数点，系统根本通过不了。医生怎么可能犯错？

但是，改进医院里或者一个科室内的规则绝非易事。为什么？有些规则沿袭已久；有些规则有错而未被察觉；有些规则虽明知需要修改，但因程序繁杂而不了了之。此外还有个重要原因：傲慢。在大医院里，越来越多的患者来源让管理者更关心新突破、新技术的推广，更关心效益、效率，很容易忽视对原有规则的改进。

在那次转运事件后，我和刘大夫决定设计一辆转运车，把转运呼吸机、监护仪、注射泵、输液泵这些必要的设备全部放在车上，让设备和病床分离，这样既可以保障患者安全，同时也能更好地保护这些设备。

具体怎么做呢？我提了几点想法：这辆转运车在不用的时候，车和床是分开的，但在转运患者的时候，转运车可以和病床拼接在一起，跟着病床移动。刘大夫也补充了很多意见，比如这辆转运车不能太大，和病床连接在一起后，能够进入电梯；车和床的连接必须牢固，同时可以随时、随地、很容易地分离；转运车要配备气管插管器械，带着抢救用药、注射器、除颤仪，这样就可以百分之百地保障患者安全了。我们认为只有面面俱到，才可以让患者更安全。

刘大夫思维活跃而且手巧，根据我们的构想，他着手设计这辆转运车。他自己画图纸，一周后，一辆功能齐全、外观精美的转运车的图纸就出来了。在讨论会上，科里的很多同事都对这件作品赞不绝口，大家都说这辆车功能齐全，可以实实在在地解决转运患者的安全问题。

但是，在轮到专家发言的时候，有个专家提出了尖锐的批评意见。

她说："我认为这辆车的设计有问题，我们做事总是喜欢追求大而全，这是不对的。转运车就只满足'转运'这一项功能就对了，这是矛盾的集中点。想要无所不能，既能转运、抢救，又能输液、插管，还能穿刺、除颤，这很容易让我们陷入矛盾的海洋。"

她继续说："你们想，咱们十年内转运患者过程中出过几次需要给患者紧急除颤的？"

大家说："一次都没有。"

"对，十年都用不到一次，但有了转运车，以后每次转运都把除颤仪带上，不仅增加了器械损耗，而且每次检查、保养器械又会增加日常工作量。"

"而且，"她说，"有巨大生命危险的患者也是不建议转运去CT室的，太不安全。再退一万步，万一真在转运途中出现意外，各个科室都有除颤仪，真的需要完全可以迅速找到。

"我再问你们，咱们十年的转运操作中，有过几次在转运的路途中需要给患者穿刺中心静脉的？"

大家又回答："一次都没有。"

"所以，要简化这个设计，要记得简单至上。"她说。

听她这么一说，大家恍然大悟。

刘大夫果断地去掉了原有设计中的满足除颤、穿刺、气管插管等功能的设计环节，这辆转运车的功能更简单了。图纸修改好以后，我们俩去了一趟北五环外的一个加工厂。几天后，两辆精美的转运车就打造成功了。

医院每年都有医疗安全奖的评选，这个奖项的设置意在鼓励医生、护士们为了保障患者安全，减少错误隐患而做出新发明、新改进。

那年，我们把转运车的发明还有因此带来的流程优化等改进措施申报了医疗安全奖。那年参赛的项目非常多，有利用大数据分析设计的 App，有应用 3D 打印制造的保障患者手术安全的"导板"，还有各种安全预警系统的研发项目……

竞争非常激烈，但最终我们这个项目拿了一等奖。

很多人可能会质疑：和参赛的其他利用新技术、大数据进行精益化管理，保障患者安全的项目比起来，这辆转运车似乎没什么技术含量，怎么可以获奖？

我记得当年评委会给出的获奖理由是：简洁、清晰地解决了患者转运过程中的安全问题。

在我看来，转运车这个发明背后其实反映了一个很深刻的道理，这就是"少即是多"。尊重规则能减少医生犯错，但是简洁的规则更重要。**规则的简洁不是简化，而是聚焦关键、高频、核心矛盾，规则的简洁旨在避免致命错误，而不是要耗尽精力覆盖所有可能性。**

根据《清单革命》作者葛文德医生的说法，患者的身体会以13000 多种方式出问题，在 ICU 每天每个患者平均接受的操作是194 项，每项都有风险 [4]。任何盲目增加医生、护士工作量的行为，都会间接地增加患者的安全风险。所以，我们的任何规则都应该以不盲目增加医生、护士的工作量，让医生、护士更容易操作为目标。

我们都希望患者更安全，但年复一年、日复一日箭在弦上的救治工作，让每个医生、护士都可能出现倦怠、疏忽，也可能会固执、偷懒，或是盲目自信，或是注意力分散。高调地赞扬医生、护士道德高尚，歌颂他们的奉献，给予他们荣耀，并不能减少错误，制定事无巨细、面面俱到的规则也不可能堵住所有死角，简洁、务实的规则和流程至关重要。

我们总以为越多越安全，但很多时候，少即是多。

参考文献

[1] Salluh J I, Wang H, Schneider E B,et al. Outcome of delirium in critically ill patients: systematic review and meta-analysis [J]. British medical journal, 2015, 350 (8011):12.

[2] Martin A, Denkl M. "The heinrich accident triangle — too simplistic a model for HSE management in the 21st century?". Paper presented at the SPE International Conference on Health, Safety and Environment in Oil and Gas Exploration and Production, Rio de Janeiro, Brazil, April 2010.

[3] 马克·格雷班.精益医院：世界最佳医院管理实践（原书第 3 版）[M]. 张国萍等译.北京：机械工业出版社，2018.

[4] 阿图·葛文德.清单革命 [M].王佳艺译.杭州：浙江人民出版社，2012.

癌症幸存者：
我的抗癌"秘方"是什么

"从片子上看是四期了，不适合手术了。"胸外科主任摇了摇头说，"去内科吧，看看能不能找到靶向药。"说完这句话，他快速地把患者的胸部 CT 片子从阅片灯上拔了下来，塞回了袋子里，递给了站在他对面的患者。

是的，她来得确实太晚了。尽管我不搞肿瘤专业，但也可以从她的 CT 片上粗略地看出她右肺中叶的肿瘤已经侵犯到了上叶，肺门淋巴结肿大，胸膜上有结节，这些结节大概率是转移来的。

2014 年 4 月份的那一天，这位 43 岁的女性患者来找我，她是我同学的亲戚，想让我带她找找熟识的胸外科医生，看看还有没有手术机会。

见完了胸外科主任，我带她离开，因为楼层不高，我们没有乘坐电梯，一起走步梯下楼。她远远地跟着我没说话，我也不知道该对她说些什么，楼道里没其他人，很安静，只有我们两个人走路发出的声响。快走到一楼的时候，我听到"嗒嗒嗒嗒"加快的脚步声。她快步跑到我面前，说："我儿子高二了，你再替我想想办法，我能看到他高考完就行。"

这个要求过分吗？

2014 年，她 43 岁，她只求再活上个一年半左右就行。但真的太晚了，我基本不抱希望。从她的 CT 片子上看，她的癌症已经进展到了 IV 期[1]，而研究数据表明，这一期肺癌患者五年生存率不足 10%，平均中位生存期是七个月。换句话说，每一百个像她这样的晚期肺癌患者中，能活过五年的不到十个人，有一半活不过七个月。

然而，八年后的 2022 年，她不仅活着，而且已经"临床治愈"——癌症患者生存五年以上，且没有复发或转移，则称为"临床治愈"。

2022 年 2 月份，我专门找了一天，特意赶到她生活的地方——河北省唐山市，对她做了一次访谈。在我看来，尽管这个病例并非经典的 ICU 危重患者的救治病例，但她八年的抗癌经历中一定有值得我们每个人学习的"秘方"，了解她的"秘方"，可能有助于我们在绝望时做出正确选择。

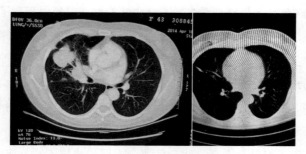

患者提供的 2014 年刚发现肺癌时的胸部 CT（左）及
经过治疗后的胸部 CT（右），刊登已获患者授权

---

1. 医生通常根据患者肿瘤的大小和邻近组织受累范围、淋巴结受累情况、远处转移情况对肿瘤进行分期，这种分期方式称为 TNM 分期，TNM 分期有 I、II、III、IV 四期，分期越高意味着肿瘤进展程度越高，病程越晚，IV 期为最晚期。

太想活了

那天，天很冷。在唐山市路北区的一家咖啡馆里，我见到了她。八年没见，她还是一眼就认出了我。她快步向我走来，脸上洋溢着自信的笑容。那天她穿了一件长款的黑色羽绒服。她大高个，白白净净的，皮肤润泽。从外表上看，可能没人会相信她曾是一位晚期癌症患者。

她对我说："永生难忘，如果当年不是你带着我跑前跑后，又去放射科找医生给我做穿刺，又带我买药，我早就没今天了。我很乐意接受你的访谈。"

我说："我最想听你讲讲，你是怎么治好的。我希望能通过你的故事告诉其他人，万一得了大病，比如癌症，怎么让战胜它的概率大一些。我准备了一些问题，你方便的就说，你要不方便说的就不说。"

"有啥不方便的？都方便。"她讲话带着浓浓的唐山口音，"啥"字说出来是降调。唐山市虽然在行政区划上属于河北省，但口音和河北省的其他地区差异都很大，唐山口音语音绵延，句尾语调上扬，很有乐感，讲话者的喜怒哀乐等各种情感能通过一句话更加极致地表现出来。

"好。"我说，"第一个问题，也是2014年你来找我的时候我就想问的。当时我一看你的CT，我就想：完了完了，为什么那么晚才来。你从来不体检吗？"

这位患者无论从穿衣打扮还是言谈举止来看，都是一个生活精致、对健康很在意的人，所以当年我一直很好奇为什么她会拖到那么晚才来就诊。

"咋能不体检呢？"她说，"每年单位都组织体检，每年都拍

X 光片，都没发现问题。2014 年春节前，我感冒了一直咳嗽，咳俩月都不好，我再去医院做 CT，晚了，满肺都是瘤子了。现在看是项目没做对。"

在我的《薄世宁医学通识讲义》中，我讲过，所有的慢性疾病都不是突然发生的，而是突然发现的。从她 2014 年的 CT 片上推测，她肺内的肿瘤在肺里生长至少得有几年的时间了，但早期的时候，肺内肿瘤通过做 X 光片检查很难被发现。所以，国内外权威指南都推荐应用低剂量肺部 CT 扫描来筛查早期肺癌。在今天，已经有越来越多的人认识到了这一点，而在当年，很多人的筛查理念和方法不正确。根据统计，中国每年新发肺癌病例中，三分之二的病例发现时已是中晚期 [1]，这很可惜。

"我也知道太晚了，我去找你之前，我也在唐山的医院看了，都说做不了（手术）了，只能用药。"她继续说，"可不甘心啊，我想再最后试试。那天你带我去找胸外科主任，他摇了摇头，我的心扑通一下子掉地上了。那种感觉别提了，特别害怕，叫天天不应的那种感觉。"

"我当时寻思着，谁要答应给我做手术，就是不打麻药我都能忍，"她说，"可都说太晚了。"

当肺癌患者进展到晚期、失去手术机会时，生存时间也会大大缩短。在世界范围内，肺癌是死亡人数最多的癌症。我国的情况也不乐观，2020 年，我国癌症死亡人数达到 300 万，其中肺癌死亡人数达到 71 万，占全部癌症死亡人数的近 1/4[2,3]。肺癌患者之所以预后这么差，一个关键的原因就是发现太晚。研究表明，如果肺癌患者能在 I 期诊断，其五年生存率为 68%~92%[4]，但如果在 IV 期的时候才发现，这个数字将降低为不足 10%。

"太想活了，我才 43（岁）。"她说。

靶向药

"第二个问题，"我继续问她，"不能手术了，当年你是怎么看待用药的？"

"挺绝望的吧。瘤子这么大，吃药能行吗？"她说，"我当时想，那么大的瘤子，用药啥时候能给消掉？"

我说："确实，当时我对你抱的希望也不大。你当年走的时候，虽然买了药，可我想很可能这是见你的最后一面了，没想到三年后的一个晚上，你在微信里和我说话，把我吓了一跳。"

"哈哈哈，"她笑了起来，"我当时就是怕吓着你，所以我第一句话先说，薄医生你别怕，我还活着。

"现在看，多亏你那时候让我做穿刺，你还带着我去找柳大夫，你说他穿刺技术好。做穿刺起了特别大的作用，那些年，我还不知道能穿刺做基因检测。"

她说的穿刺，指的是医生用一根长针从体外直接刺入肺部肿瘤，目的是取出肿瘤组织，进一步检测病理类型，检测癌细胞中有没有适合靶向药的基因变异。

幸运的是，医生从她的癌细胞中找到了一种 EGFR 基因变异。EGFR 中文全称为表皮生长因子受体，EGFR 基因变异会引起癌细胞快速生长、分裂。但这种基因变异恰好有针对性的靶向药，目前肺癌的多数靶向药是针对 EGFR 这个靶点设计的。靶向药的出现是癌症治疗史上的一项突破性的进步。靶向药的作用原理是药物精准地打击含有"靶点"的癌细胞，"靶点"即癌细胞特有的，而正常细胞完全没有或者含量很少的某些结构或信号通路，比如这位患者癌细胞中含有的某种 EGFR 基因变异。因为靶向药针对"靶点"打击癌细胞，对正常细胞影响相对小，打得"准"，所以和传统的化疗药物相比，靶向药的副作用相对小，对某些类型的癌症而言，治疗效果更好。

她说："后来你让我买了靶向药，我就买了，没办法了，我只能回去吃药试试了。"

"没想到，靶向药对我的效果特别好，"她说，"我吃了三个月以后，肿瘤明显缩小，治疗前胸膜有转移，吃药后转移也没了，而且也没太大副作用。"

"能找到靶向药，这是不幸中的万幸。"我说，"但并不是每个癌症患者都有适合的靶向药，也不是每个患者对靶向药都反应好，所以你真幸运。"

"我还真的是反应特别好的，有的人吃了效果不理想，根本控制不住，还有的人有明显的副作用。我有个病友，已经确诊十年了，一直吃靶向药，因为靶向药的副作用已经耳聋了，她还在继续吃。病人只要能活命，再苦都不怕。"

"我们最怕耐药。"她接着说。

她说的话里有很多医学专业名词，以至于我感觉和她做访谈更像是和一个同行在讨论病例。癌症患者患病后自学疾病和药物知识，再加上病友间的讨论，他们对于治疗通常已经掌握了一定的规律。

确实，靶向治疗最担心的问题是耐药。当患者对正在应用的靶向药发生耐药时，不仅药物不能再有效地控制癌细胞，而且癌细胞会变本加厉地疯狂生长，从而导致患者治疗陷入僵局，这时有的患者病情会急转直下，有的患者则不得不换药或者只能做普通化疗。

她说："我吃靶向药刚开始很好，肿瘤缩小特别快。但到了九个月的时候，我再去复查，肿瘤又变大了，肺上也长出了新病灶。

"医生说耐药了。

"最害怕的还是发生了，我感觉像坐过山车一样。我知道像我这种情况，耐药就没救了。2014年，如果对第一代靶向药耐药，基本没有别的靶向药了。"她说，"我连后事都想好了，我当时想，这就是命，人再努力，有时候还是逃不过命。"

"你一直说我幸运，我觉得我得感谢我老公和儿子。"她继续说，"癌症病人最怕家里人不理解、不支持，生病让患者挺痛苦的，如果家里人再给脸子，那就太难受了，而且人得了病，自己也会变，变得敏感多疑。

"我老公和儿子都劝我别放弃，都让我再去一次北京。"

我能理解她说的癌症患者面临的窘境，这通常包括疾病和治疗带来的痛苦、治疗给家庭带来的经济负担、疾病对患者心理带来的冲击、治病期间的社交隔离和孤独感，而且癌症治疗也会给癌症患者的家庭成员带去压力和负担，从而引起家庭关系的紧张、矛盾，等等。

"我又去了一次北京，"她说，"在肿瘤医院，肿瘤科李大夫对我说，再做一次穿刺吧，再做一次基因检测，看看能不能入组。"

"入组"是指医生通过评估患者的身体条件和疾病状态，判断是否符合某种新的治疗方案的临床试验的纳入标准。一旦符合标准，患者不仅可能有机会用上还没有上市的新药，而且在临床试验期间的某些治疗和检测费用由临床试验的研究经费来负担。

"我又做了一次穿刺和基因检测。我想，撞大运吧。

"结果这次穿刺，在我的癌细胞里找到了新的基因变异——T790M。医生告诉我，这种新的基因变异是引起我前面吃的靶向药发生耐药的罪魁祸首。

"更关键的是，有这个 T790M，我就可以入组了。

"我后来知道，我参加临床试验用的新药是三代靶向药，2014 年，这个药还没进中国市场，这个药是 2017 年才在中国上市的，如果我没赶上那次临床试验，我可能等不到 2017 年了。

"拿到结果后，我坐在医院门口的马路牙子上哭，使劲哭。为啥啊？害怕、委屈，还有就是激动。

"我隐约觉得我又有希望了。"

"那你用上三代靶向药效果怎么样？"我问她。

"用上新药一个月后肿瘤明显就缩小了，再继续用，肿瘤基本没有了，我肺上完全看不到肿瘤了。

"新药特别适合我。直到今天也没复发。"她笑着对我说，眼里是熠熠的光。

"你确实每一步都走对了。"我继续说，"你觉得你能有今天，最重要的原因是什么？这也是我这次重点想和你请教的问题。"

对这个问题，她思考了得有快一分钟。"有挺多原因吧，"她说，"先是找对人、找对医院，这很重要。我找过你，找过你们胸外科主任，还有给我穿刺的柳大夫，还有肿瘤医院的李大夫，我遇到的人都对了。

"然后是我没走偏。知道我得病后，隔三岔五的有亲戚朋友给我推荐，哪儿哪儿有个'神医'有'秘方'，吃几服药，好多人治好了。我知道他们是好意，可我不信。治病没走偏这挺重要的。

"还有就是，靶向药适合我。不是每个人都行。我也加了很多病友群。最开始我还发言，后来我发言越来越少了。

"太凄凉了，过不了多久就有去世的人，慢慢我就不爱看群里的发言了，看多了受不了。有的人发现就是晚期，有的病人不适合吃靶向药，有的人吃药也复发了，还有的用不起药放弃了。"她说。

"你们当年进入临床试验的人当中现在还剩下几个人？"我问她。

"具体人数我不知道，我了解的我们那组只剩下我和另外一个了。并不是每个人效果都像我这么好。我这样的属于少数，八年没复发，我听肿瘤医院的医生说，我在全世界都算幸运儿了。"

经济毒性

"我能好，还有就是我加入了临床试验，钱这块儿没有太多的担忧，否则当年三代靶向药刚上市的时候，五万多一个月，我想都不敢想。

"一个月几万块钱的药能有几个人吃得起？很多人去买仿制药，仿制药也分很多种，黑盒版、白盒版和粉盒版，价格也不一样。你还别以为吃仿制药的都是穷人，癌症病人只要活着就得吃药，时间长了，几个家庭受得了？能吃得起仿制药的，那是有点钱的。再没钱的吃原料药，原料药按塑料小包卖，买回家自己用掏耳朵的那种小勺一点一点吃。"

她说的原料药指的是药物还没有成为正规商品前的原料和有效成分，原料药只有加工成药物制剂才能成为可供临床应用的医药，原则上是不允许流通到患者手中的。

"有的病友私下卖药赚点钱，也不多赚，每个月赚的够自己吃药就行。没办法，都知道不合规，可也得活命啊。"

癌症治疗给患者家庭带来巨大的经济毒性，这个问题已经被列为恶性肿瘤治疗的潜在不良反应之一。患者收入减少，得病后不再有经济来源，昂贵花费带来的经济负担和患者更高的死亡率息息相关。经济毒性会让患者主观幸福感下降，生活质量下降，甚至影响治疗的质量。[5,6] 如何在鼓励制药企业投入新药研发和降低价格门槛之间找到更好的平衡点，让更多的患者支付得起，这个问题要交给相关学者、专家。好消息是在今天，随着相关领域的专家、主管部门的努力，这个问题正在逐步得到解决。

我说："这几年国家谈判、集采，很多好药纳入医保了，药品价格也下降了，虽然还没完全达到病人的预期，但是医保报销后，药的价格已经远远低于刚上市时候了。你说的那种三代药现在已经降价到医保报销后一千五百元每个月了。药好很关键，但更关键的是得让老百姓吃得起。"

幸运"秘方"

在对她的这次访谈中，出现次数最多的词恐怕就是"幸运"了。所以，通过这个病例，我最想谈谈什么是患者的幸运。

我给很多人讲过这个患者的治疗过程，很多人说她睿智，几乎在每个十字路口都走对了，无论是最开始做穿刺、选择靶向药，还是耐药后再次穿刺选择新的靶向药，还有就是果断地参加临床试验，几年来坚持治疗不受外界的干扰；也有人说，她的这些选择也是无奈之举，癌症晚期留给患者的选项本来就少，她只是被幸运之神选中了，她的成功中有着太多的偶然因素。

这些说法都有一定的道理。可在我看来，**在医学上，幸运可能会涉及偶然因素，但幸运背后一定隐藏着必然的基础。**

那么，什么是患者的幸运？

首先，是患者有更多的可选项。

以前，癌症的传统治疗方法包括手术、放疗、化疗等，但随着人类对癌症发病机制的认识越来越深入，再加上基因检测技术、新药研发技术的快速发展，很多新的治疗方法出现了。除了靶向药，近年来新出现的癌症免疫治疗也为某些癌症的治疗带来了新的契机，这给患者带来了新的选择。

正如这个病例中的患者，她几乎见证了肺癌靶向药发展的关键时期。2005 年，针对 EGRR 这个靶点的第一代靶向药进入中国，中国非小细胞肺癌治疗正式进入靶向治疗时代。非小细胞肺癌是肺癌中最常见的病理类型，占所有肺癌患者的 85% 左右，这个患者得的肺腺癌即属于非小细胞肺癌。到 2010 年时，治疗非小细胞肺癌只有三种靶向药，但是靶向治疗快速发展，到今天，针对非小细胞肺癌的靶向药已经达到三十余种了，翻了约十倍。

患病的时候能有药、有方法，这是患者能够幸运的基础。

其次，是能让更多的患者抓住幸运。

这个病例中的患者讲，她选对了医生、用对了药，并且一直没走偏。她说她没有去选择相信所谓的"神医"，去吃各种"秘方"，她一直坚持最科学的治疗。很多人可能会说：这怎么能算是幸运呢？难道我们不应该坚定地相信科学吗？

还真的未必，正如《你当我好骗吗：我们相信谁和我们相信什么的科学》的作者梅西尔认为，人们如此信任科学和科学家，这其实是个奇迹。[7]

人在绝望时，容易倒向各种伪科学，我想有三个原因。

第一，当一切顺利的时候，人们愿意相信科学，但当遭遇病痛、生死这样的终极困局时，人们很容易倒向伪科学的阵营。在绝望时，人们往往需要心理安慰，但是科学理论可能还暂时无法完全满足这种心理需要。比如，正规医院的医生不会告诉患者癌症可以"治愈"。科学是很严谨的，癌症在目前是不可治愈的，只可以延长生存期。但是，"偏方、秘方"鼓吹的"治愈""除根""没副作用"对于深处病痛磨难中的患者却有着巨大的吸引力，平时看来荒诞不经的理论和观点此时他们都会盲目相信，这种盲目越是在恐惧、无助、病痛、灾难、迈不过去的坎儿的时候，就越明显。

第二，在治病时，患者或者患者家属很容易陷入"幸存者偏差"的思维误区。所谓幸存者偏差，可以理解为"以偏概全"或者是"死了的人不会说话"。当人们看到某种疗法、某种经验或者某种"秘方"偶尔对个别病例效果好的时候，就会盲目地相信、夸大其疗效，而忽略了背后更多的治疗无效的案例甚至有害的真相。

第三，相信科学是有门槛的。医学上的各种术语、技术、指标、原理都具有相当高的认知门槛，再加上有些医生缺乏对患者真实状况和心理的了解和共情，在治病过程中缺少人文关怀，语言生硬，态度傲慢、刻板。这些"高门槛"会把患者推向伪科学的阵营。这些都是值得我们从医者反思的问题。

所以，我们要给患者拿出更多的证据，让他们有能力从充斥了各种"大师"经验、各种"秘方"、各种治疗方法的复杂世界中，拨云见日，判断哪个是值得他们信赖的方法。

现代医学有一套方法论，就是循证医学。循证医学按字面理解就是"遵循证据的医学"。要评价一种经验、一种治疗方法到底是不是可靠，不看"神医"的名头有多大、地位有多显赫，也不看有多少人认可，而是要看证据，用严谨设计的大样本、随机、双盲、安慰剂对照的研究方法得出的结论来说话。

正如这个病例中的患者，在她的求医过程中，其实方方面面都有着循证医学证据和指南的支撑。

比如，患者癌细胞中的基因变异是什么？是 EGFR 基因变异，还是其他类型的变异？对于不同的基因变异，选择哪种治疗方法和药物？患者发生耐药后应该怎么做？是否替换新的靶向药，还是选择化疗？这些都不是哪个"专家"说了算的，也不是哪个城市的医生说了算的，具体指导意见的确立是根据全世界、大样本、严谨设计的试验得到的证据得出的。循证医学也杜绝了医生的个人经验偏差，西方国家的医生这么治，北京的医生这么治，上海的、唐山的医生也都是这么治，循证医学让更多的患者可以抓住幸运。

通过循证医学的实践，医生能够更好地预测和计划治疗，降

低偶然因素的影响，使幸运更多地成为有迹可循的结果。

当然了，我们还应该意识到，科学还有各种不足，尽管靶向治疗带来了癌症治疗技术的突飞猛进，但是仍有局限性。这个病例中的患者在"全世界都算幸运儿了"，如果我们对这个病例的治疗过程进行过度解读，那也会陷入"幸存者偏差"。

但毫无疑问，相信科学可以把我们选择错误的风险降到最小。

好患者是绝望时依旧相信科学，好科学是有能力让越来越多身处绝望中的患者拥抱科学。

在访谈的最后，我说："我看你现在在做微商，还经常出去旅游，有一次我看到你朋友圈发了若尔盖大草原的照片，我也去过那里。"

"我想多给家里添点收入，每年假期我都出去旅游，我还参加了我们单位的旗袍模特队。很多人一得病正常生活没了。我觉得尽量回归生活，这点挺重要的。"她说。

参考文献

[1] 赫捷，李霓，陈万青等. 中国肺癌筛查与早诊早治指南（2021，北京）[J]. 中华肿瘤杂志，2021，43(3)：26.

[2] CAO W, CHEN H D, YU Y W,et al. Changing profiles of cancer burden worldwide and in China: a secondary analysis of the global cancer statistics 2020 [J]. Chinese medical journal, 2021, 134(7):783-791.

[3] Sung H, Ferlay J, Siegel R L,et al. Global cancer statistics 2020: GLOBOCAN estimates of incidence and mortality worldwide for 36 cancers in 185 countries [J]. CA: a cancer journal for clinicians, 2021, 71(3):209-249.

[4] Goldstraw P, Chansky K, Crowley J,et al. The IASLC lung cancer staging project: proposals for the revision of the TNM stage groupings in the forthcoming (eighth) edition of the TNM classification for lung cancer[J]. Journal of thoracic oncology, 2016, 11:39-51.

[5] Zafar S Y, Abernethy A P. Financial toxicity, part I: a new name for a growing problem[J]. Oncology, 2013, 27(2):80-86.

[6] Zafar S Y. Financial toxicity of cancer care: it's time to intervene[J].The journal of the national cancer institute. 2016,108(5):370.

[7] Mercier H. Not born yesterday: the Science of who we trust and what we believe[M]. Princeton: Princeton University Press, 2020.

［第二章］

医生救命，更要学会救心。

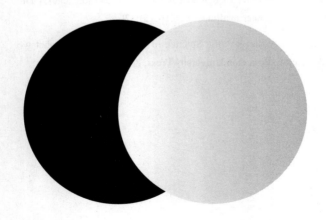

一

人心的明暗

你能活着来，
我一定让你活着走

2019年1月份的一天，早上7点，距离北京一千多公里外的中国东北部某城市的机场跑道上，一架带着呼吸机、监护仪、除颤仪、静脉注射泵、急救药品，配备了医生和护士的救护飞机即将起飞。

一群人推着担架车朝着飞机奔跑，担架车上躺着一个中年男人，他被包得严严实实，只露着脸。他已经昏迷了，面色苍白，嘴里插着气管插管，嘴角固定插管的胶布上残留着一片片血渍。转运呼吸机挂在担架车的侧面，随着担架车的晃动，呼吸机管路内压力不停地发生着变化，触发着呼吸机上的压力警报。一个长约一米的氧气罐被紧紧地固定在担架车的护栏上。护士把输血的血袋高高举过头顶。患者的妻子怀里抱着一袋子的化验单、CT片子、病历本，她紧跟在旁快跑着，呼出的气在面前形成一团团的雾……

飞机开始滑行，目的地：北京。

包机的患者

07：50　ICU 示教室，全体医生正在早交班。

我的手机响了，是血管介入科王大夫打来的。我小声问他："干吗？正交班呢。"

其实不用问我也猜到了，他这么早打电话多半是想要床位。ICU 床位紧，各个科想排张床位不容易，ICU 医生就这时候说话最有底气。果然，电话那头他和风细雨地说："哥们儿，给我张床呗，我做个大出血的（病人），（病人）乙肝再加上喝酒，肝硬化，上消化道大出血，昏迷了，43 岁，不做太可惜，病人已经在飞机上了。"

我的专业是重症医学，我经历过很多次危重患者的长途转运，对转运途中巨大的风险和艰难一清二楚，以至于我看到这个患者的病历，闭上眼就可以完整地想象出他在当地医院的抢救场景和在飞机上的转运细节……

这个 43 岁的患者因为肝硬化、上消化道大出血继发了失血性休克、昏迷。三天来他呕血几次了，量小的时候不到一茶杯，量大的时候几口喷出来就是小半盆。

当地的医生试了几次胃镜下止血，但都失败了。胃镜刚到胃里，视野瞬间就被满屏的红色淹没了，根本找不到出血的血管，因此局部注射硬化剂、使用止血夹、血管套扎这些方法都用不上。静脉输注止血药、往胃里灌注促进血管收缩的肾上腺素冰盐水、用三腔二囊管压迫出血点这些传统的止血方法也全部没起作用。

昏迷前，这个男人惊恐地瞪着眼，他的收缩压已经不到90mmHg了，尿量越来越少，肾功能到了衰竭边缘，意识也越来越模糊……

大出血前，他四处打零工，妻子在老家的一个小造纸厂里做临时工，他们和绝大多数的中国老百姓一样踏踏实实地过着最平实的日子。他们刚在镇上买了套小房，孩子马上要上小学了，得有个像样的住的地方。他们如此珍惜眼前的生活，但疾病瞬间就要摧毁这个家。

当地的医生说："赶紧转吧，去北京，咱弄不了这个了。"

他死死地抓着妻子的袖子，他太想活了。

可去北京谈何容易？

两个城市直线距离一千多公里，救护车要跑十几个小时，根本来不及。患者吐过几次血了，已经发生了休克、昏迷。要是在平时，残存的肝功能还能让他凑合着活着，但大出血后他的肝功能濒临衰竭，再加上肾脏随时可能出现衰竭，如果再来一次大出血，他就一点机会都没有了。要想第一时间赶到北京，他们只剩下一种选择：医疗救护飞机。

08：30　血管介入科手术室，医生、护士们开始做术前准备。

助理冯大夫开始检查手术需要的器械和设备，他把导丝、导管、穿刺针都摆了出来，又检查了一遍C臂机，确认所有设备运行完好。C臂机是介入科医生最常应用的设备，这台机器的造型很像英文字母C，因而得名C臂机。它可以发出X射线，医生往患者血管里注射X射线无法透过的液体物质——造影剂，这样就可以在屏幕上实时观测血管形态和走形了，还可以看到进入血管内的各种器械，展开各种治疗。

1895 年，德国物理学家伦琴发现了 X 射线，之后 X 射线被快速应用到临床上。X 射线不仅可以用于拍摄 X 光片透视人体内的病灶，还可以用于照射肿瘤组织，破坏癌细胞的染色体，让癌细胞停止生长、死亡。之后 X 射线又被介入科医生巧妙利用，成为医生实时的"眼"。

科技让人类的想象力成为现实。

距离患者赶来、开始手术还有段时间，王大夫磨了一杯浓浓的咖啡，办公室里瞬间飘满了香气。

王大夫比我大一岁，早在 2001 年我刚入职时我们就认识了。他是个地道的山东大汉，一米八几的大个子，为人热情、仗义。他手巧，擅长在 X 射线的透视下鼓捣各种导管、导丝，哪个地方的血管被血栓堵住了需要把血栓"拽"出来，哪个地方血管窄了需要扩张一下再放个支架支撑起来，哪根血管破了需要紧急止血……这些急茬儿，他处理起来都得心应手。

在血管内做介入手术是个精细活儿，医生从人体外面穿刺血管，把导丝、导管、各种金属圈、支架、扩张球囊这些器械送到血管里，这相当于医生把医疗器械搬到血管这个狭窄的空间里做手术。介入手术能解决大问题，在以前必须开胸、开腹、开颅才能手术的病症，比如血管瘤、大出血、血管内的血栓等，现在有可能通过介入手术解决问题了。在我的工作中，每遇到患者发生了止不住的大出血，我都会赶紧找王大夫，一方面他活儿好，另一方面和好兄弟搭伙抢救也让我心里踏实。

此刻他坐在电脑前，端着杯子仔细地盯着患者的 CT 片子看。虽然他早已经看过当地医生传输过来的这个患者的图像资料了，但术前他还是又看了一遍，并在脑中快速地过一遍手术方案。

这个上消化道大出血患者的出血原因很明确——肝硬化。在我国，引起肝硬化最常见的原因是乙肝病毒感染，大概十个肝硬化患者中有近八个和乙肝病毒持续感染相关[1]。如果按医嘱服药、监测病毒复制和肝脏功能、戒酒戒烟，大部分乙肝患者能避免进展为肝硬化。但不幸的是，很多患者不检查、不治疗，使得乙肝病毒不停复制，攻击肝细胞，让肝细胞持续处在一种慢性炎症反应状态里，肝细胞不停地重复着损伤、修复，再损伤、再修复的过程，时间久了，正常的肝脏组织逐步被纤维组织替代，肝脏越来越硬，最终进展为肝硬化。我国乙肝病毒感染人数较多，占了全球总数的33%[2]，所以在临床上，肝硬化患者很常见。

而导致肝硬化患者死亡的最常见原因之一是发生上消化道大出血。为什么？

在正常情况下，人体的静脉回流像小河的水逐级汇入大河道。我们吃到胃里的食物会经过消化、分解、吸收后进入胃肠的静脉，这是"小河流"，而这些"小河流"最终会汇入"大河道"门静脉，门静脉再将这些含有营养物质的静脉血送到肝脏进行加工处理。肝脏像个加工厂，营养物质在肝脏内进一步转化、合成为人体可以直接利用的物质，比如白蛋白、凝血因子、血脂等等，然后再供全身应用。

肝硬化患者的肝脏变硬了，门静脉里的血要想打到肝脏里，压力势必要代偿性增加。当门静脉内压力越来越高，汇入门静脉的上游血管也会跟着遭殃，血管壁要承受越来越大的压力。食管和胃底的静脉血管变得扩张、迂曲，变成曲张静脉，血管壁越来越脆弱，当有一天血管内的压力超过了血管壁的承受极限，砰的一下血管爆了，出血速度可想而知。

而给肝硬化、上消化道大出血患者做介入手术止血很像人类的治水：当一条河道决堤引起洪涝时，不仅要堵，更要疏。换句话说，王大夫不仅要把出血的血管栓塞住，这是"堵"，更关键的是，他要在高压的门静脉和低压的肝静脉之间打出一条新通道，这是"疏"，让门静脉里的一部分血流向肝静脉，这叫"分流"。

这种手术的医学名称叫经颈静脉肝内门体分流术（Transjugular Intrahepatic Portosystemic Shunt），简称 TIPS。世界各地权威指南都指出，对于经内科药物治疗和内镜治疗失败的急性出血，TIPS 可以作为挽救治疗措施。[3]TIPS 治疗对肝硬化、门静脉高压引起的上消化道出血的控制率高达 90%~100%。

08：55　首都机场，医疗救护飞机顺利着陆。

飞机停稳后，患者立刻被推下飞机，救护人员迅速地把他抬上了在一旁等候的救护车，救护车响起鸣笛声，向着医院疾驰而去。

09：47　医院急诊科，患者开始做术前检查。

在急诊接到患者后，助手冯大夫立刻为他开好了所有的术前检查单子。冯大夫和几个住院医师推着患者快速地在医院各个相关科室逐项检查：抽血化验、心电图、腹部超声、增强CT……充分的术前检查对于评估患者病情、保障术中安全至关重要。

10：51　血管介入科手术室，麻醉医生准备注射麻醉药物。

"王哥，我给药了？"麻醉医生问王大夫。

"好啊，开始。"王大夫回应。

躺在手术台上的患者还处于深昏迷。三个小时前，他还在另外一个城市的机场跑道上，命悬一线；三个小时后，他已经躺在一千多公里之外的北京某家医院的手术台上。除了面部，他全身都被盖上了无菌手术单，监护仪上显示他的心率更快了，已经超过了 140 次 / 分，他的血压是 95/52mmHg。接下来，他马上要接受一台决定他生死的手术了。

注射泵中乳白色的麻醉药物经过长长的注射管路，进入患者锁骨下早已经留置好的锁骨下静脉导管中，然后是上腔静脉、右心房、右心室……随着药物进入体内，患者的血压更低了，麻醉医生加快液体输注速度来提升血压……

行为的天才

TIPS 手术被医生们称为介入手术中的"天花板"，只有高手级的医生才敢涉足。王大夫做过十年的肝脏外科医生，2011 年转行干介入，到这个病例发生的 2019 年，他主刀 TIPS 手术也有七年多了。在我看来，任何以操作为主的职业要想达到卓越都需要时间，不可能有横空出世的高手。而医学这个行业更特殊的地方在于，时间可以打磨出高手，但高手永远不是天才，二者之间会差那么一点东西。

差什么呢？

想象力。

就比如喜欢篮球的人都知道，迈克尔·乔丹和他的老对手卡尔·马龙两人在运动能力和训练强度上并没有太大差异，但多年来乔丹几乎一直在压着马龙打球。为什么？原因就在于乔丹拥有完美的空间想象力，这种能力让乔丹在球场上不像是在打球，更像是在出神入化地创作。"如果把行为天才想象成一个金字塔，底部基石就是协调性，其上是为了使特定动作趋于完美而不断重复的练习，而想象力则居于金字塔的顶端。这就是行为天才与平庸之辈的区别所在。"[4]

同样，如果外科医生只有娴熟的技巧，那只能被称为"手术匠"或者"高手"，只有当他拥有了超强的想象力的时候，操作起来才能得心应手，向"天才"精进。

我听王大夫讲过这种空间想象能力，他说："我切开过很多肝脏，我还做过很多年的肝移植手术，我闭上眼立刻能在大脑中构建出病人肝脏的三维空间结构。

"导丝在血管里走，而我闭上眼能想象出各个血管的立体构象：颈静脉、上腔静脉、下腔静脉、肝静脉、门静脉……"

空间想象力让他在患者的血管里游刃有余地操作着纤细的导丝、微小的支架和金属圈……

11：06 王大夫开始穿刺颈内静脉。

王大夫穿好铅衣，又戴上了防护围领、防护面罩。这些设备都是防 X 射线的，很重，单铅衣就有二十多斤，每次手术下来他全身的衣服都会湿透。

快速消毒穿刺区域后，王大夫开始在患者颈部穿刺血管。毫无意外，他一针刺入颈内静脉，见到注射器中的回血后，他左手固定穿刺针外的鞘管，右手拔出穿刺针，只留鞘管在血管里，通过鞘管，他把金属导丝推入血管，快速地往前推进导丝，接下来他会更换更长的鞘管和导丝，这根长长的导丝将引导他把手术需要的工具沿着血管管路一路向下推进，先进入上腔静脉，再到下腔静脉，再到肝静脉……

11：20　导丝顺利进入肝静脉。

接下来，就到了整台手术最核心也最困难的步骤了。王大夫要在高压的、引起患者大出血的门静脉和另外一条压力相对低的静脉——肝静脉之间，凭空打出来一条新通道，让门静脉里的血通过这条新通道流向肝静脉，这么做就像"泄洪"。"泄洪"后，门静脉内压力降低，就可以防止上游的胃部、食管的静脉再出血了。

这一步关乎手术成败，关乎患者未来的生存质量、生存年限。任何一名介入科医生，无论他的学术演讲多么精彩、论文写了多少、多么会表达，在这个步骤上一出手，高低立现。为什么这一步能看出医生的水平？因为这一步的操作难度极大。

首先，这一步要实现"从无到有"。

在门静脉和肝静脉这两条血管之间本来是没有自然通路的，医生要先刺破肝静脉的血管壁，然后让穿刺针一路穿过肝脏组织，再穿透门静脉的血管壁，建立一条新通路。这其实就像把开拓运河、打通隧道这两种地球上最伟大的建筑技术运用到人体内，医生完全在 X 射线的辅助下，用穿刺针穿透肝脏（打隧道）打出一条新的血流通道（挖运河），让这条新通道把两条已有的血管连接起来。

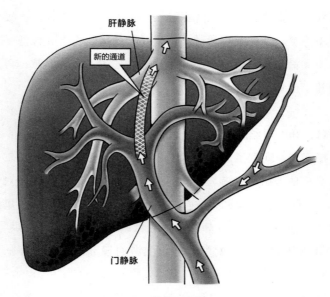

肝静脉

新的通道

门静脉

TIPS 手术示意图

其次是盲穿。"盲"这个字意味着术者看不见这个打通道的过程，如何操作全凭个人经验。在临床上，任何手术只要术者能通过肉眼或者通过设备看见手术部位，再难都有办法克服，但 TIPS 手术之难在于医生完全是在看不见的情况下，根据两条血管的空间关系，凭借个人经验，定好穿刺位置、角度后进针穿刺。穿刺要经过肝脏组织，不同肝硬化患者的病因不同，其肝脏组织密度和肝脏体积也不相同，所以穿刺过程中还要不停地调整穿刺角度。

除了从无到有和盲穿，TIPS 手术之难还在于非标准化。如果是标准化的手术，医生根据指南操作，通过标准化的器械、路径来做，大概率可以保障手术效果和手术的安全性。但 TIPS 手术全凭医生个人经验和患者独特的个体情况来打一条新通路。

这个通路应该打多粗？如果内径太粗，血流流速快，门静脉压力瞬间降低，止血效果肯定好，但代价是门静脉压力大幅度下降，门静脉流向肝脏的血流快速减少，接下来患者的肝脏可能会因为血供不足而发生肝功能衰竭，严重肝衰竭会加速患者死亡；但反过来，如果这条新通路打得过细，门静脉压力下降不理想，术后患者还会再次发生大出血。所以，医生必须找到一个完美的折中点。

这三个难点决定了一千个患者接受 TIPS 手术，有一千种治疗效果。根据文献统计，肝硬化大出血患者即便做了 TIPS 手术，病死率仍高达 30%~50%[5]。治疗效果除了受其病情影响，还高度依赖术者个人经验。

11：30　王大夫开始在门静脉、肝静脉之间建立新通道。

王大夫用手把穿刺针塑出一定的弯度，以适应这个患者的个体情况。这个患者是乙肝引起的肝硬化，肝脏组织很硬，王大夫调了两次角度，按照脑海中规划的方向，坚定地刺出穿刺针。

当感觉到穿刺已经到位后，王大夫慢慢地回撤鞘管，看到有血液流出时，他长出了一口气，他知道他已经成功地在门静脉和肝静脉之间打出了一条新通道。

造影显示穿刺位置理想。

"完美！"他心想。

"穿刺针在肝脏组织里穿行的时候，这种手感没有任何老师能告诉你，太美妙了。"王大夫时常对我炫耀这种感觉，我知道他是真心地热爱这个职业。

接下来的操作就简单了，王大夫有条不紊地进行着。

患者躺在手术台上，监护仪嘀嘀嘀地响着，新通道建立后护士开始给患者快速补液、输血，再也不用担心血压升高引起消化道出血了。

补足了血容量后，患者的血压开始回升，收缩压从刚来时候的 95mmHg 快速上升到 110mmHg 上下，伴随着的是患者的心率开始稳定下降，从 140 次／分到 120 次／分，然后是 110 次／分、105 次／分，这些数字代表他的生命体征越来越稳定。

12：55　患者手术结束。

此时距离手术开始已经约两个小时了。马上要结束手术了，王大夫又确认了一次引起患者大出血的食管和胃部的静脉血管已经完全止血，门静脉和肝静脉之间的分流道通畅，门静脉降压满意。

"收工。"他说，"通知 ICU，可以来接病人了。"

13：20　患者转入 ICU。

TIPS 手术成功，患者门静脉压力下降，再次发生大出血的风险大大降低了。这样一来，患者在 ICU 的后续治疗也相对容易了。我给他应用镇静、镇痛药，让他更安静地度过恢复期；给他应用呼吸机辅助呼吸；继续应用药物维持他的血压；持续监测他的血红蛋白浓度、凝血功能和电解质情况；给他静脉注射肝素避免刚建立的新通道内形成血栓；给他补充白蛋白、应用保肝药……

术后第二天，我停了患者的镇静、镇痛药，当天，他从昏迷中醒来了。

术后第四天，患者所有的生命体征平稳，我给他停了呼吸机，拔了气管插管。

术后第七天，患者的生命体征进一步稳定：没有再出血，血红蛋白稳定在 10g/dL 左右；心率降到了 80 次 / 分，血压 108/67mmHg；尿出来了，肾功能开始逐步恢复。他转出了 ICU。

术后第十天，患者从血管介入科出院，坐火车回去了。

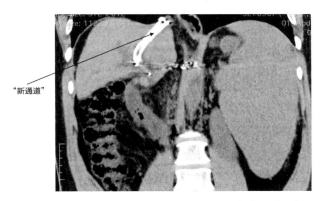

患者 CT 显示的门静脉和肝静脉之间的"新通道"（图示部分）

钻石般的信任

很多人被这个病例中医生高超的技艺所折服。在患者命悬一线之际，医生的技艺确实可以成为患者起死回生的关键，但通过这个病例，我最想讲的却不是技艺。

一方面，今天中国的医疗界不缺高手和天才，很多地区的大医院里都有可以熟练操作 TIPS 的医生，患者、家属经过搜索、网络问诊，尤其是通过当地医生的推荐，都可以找到这些医生，所以我并不鼓励患者出现危及生命的疾病时就要转诊到北京。要知道，不经过合理评估的盲目转诊反而会置患者于更大的危险之中。另一方面，如果我们通过单一病例高调地宣扬技艺，很容易让我们陷入盲目乐观的境地：在临床上，没有任何一项技术是百分之百安全的，没有任何副作用的治疗也一定没有（正）作用，越是命悬一线的救治，越能带来最大利益的治疗，它的潜在风险也一定越大。尽管这个病例的结局堪称完美，但我们必须清醒地认识到，在患者的个体差异和医学的不确定性面前，任何一项技术给患者带来的益处也一定是不确定的。

所以，关于这个病例，我更想讲的是决策中呈现出的医患信任。

我问过王大夫："一个打零工的家庭拿出几十万包机费，再加上手术费，如果人死在路上、死在（手术）台上或者术后恢复不好，不仅人没了，还给这个家庭留下一辈子的窟窿，病人的妻子为什么敢冒这么大的风险？"

"这个病例一方面是病人病情确实太重，不做手术恐怕活不过几天，做手术是他唯一的选择。"王大夫说，"另一方面，可能我有句话坚定了病人妻子的选择。

"我说：'**如果他能活着来，我一定让他活着走。**'"

听王大夫这么说，我很意外。在如今的医疗环境下，医患矛盾、医患纠纷，还有医闹的存在，让很多医生畏手畏脚，说话尽量保守和模棱两可。

"为什么你敢这么说？"我问他，"你不怕万一有点意外家属跟你闹，或者人家想着你这么说是为了挣钱？"

"为什么我敢这么说？"王大夫回答，"首先我对我的技术有信心。2011 年我转行干介入的时候，李主任就说我是绝佳的好苗子。我做过肝脏外科大夫，已经把肝脏的一厘一毫的结构都摸透了，有了这些解剖基础，再转行做介入肯定得心应手，很少有介入科的医生有我这样的经历。

"再加上病人来之前，当地医生已经把他的化验单、CT片子都发给我了，我评判过，只要病人能来，做手术结局会很好。从我的角度来说，抢救这个病例最大的不确定性不在于做手术的技术，而是他能不能活着来医院。

"事实也证实了我的判断。病人出院三个月后复查，肝功能已经接近正常了，他也开始四处找活干了。他以后管住嘴，别再喝酒了，再把抗病毒药吃上，在将来完全可以长期存活。

"他活着来了，又活着走了，而且活得很好。"

他继续说："我敢这么说，更大的原因是这个病人的老婆，我在他们来之前和她打电话沟通过，我能听出来她是个老实本分的人，没什么文化但明事理。

"你问我不怕纠纷吗？能不怕吗？咱们当医生的都知道，哪有百分之百安全的手术，做阑尾死于麻醉意外的有没有？病人到了手术室，还没开始手术呢心跳停了的有没有？对造影剂严重过敏的有没有？做完了手术病人心肌梗死了有没有？术后发生了肺栓塞的有没有？

"这些情况我们很难在术前完全预测，只能尽量评估风险做好防范，尽量让病人安全。可即便如此，咱们也永远做不到每台手术都百分之百安全，病人个体差异太大了。

"但就这个病例而言，如果我换种说法，我在电话里这么给他老婆说：'咱们可提前说好了，没有绝对安全的手术，死了我可不负责，包飞机是你们自愿的，跟我没关系，这种手术我即便做得再好，也难免会有死亡。'

"这么说对不对？没毛病吧。那你想，路上死亡风险那么大，他家里又没钱，家属就等医生一句话，好决定要不要花几十万元冒个险，如果我那么说，那他们肯定就不来了。

"43 岁，太可惜了，一条命啊。

"手术但凡不成功就闹的家属有没有？有，但我更相信咱们中国老百姓绝大多数人心是善的，生了大病，他们愿意把命交给医生，也相信医生。咱们不能为了怕个别医闹而不敢为了大多数病人冒险。

"真赶上个别的医闹和不讲理的人，那只能走法律程序了，你不能保证这世界上的人都一样。

"我那么说，让她下定了决心。如果再多拖一天，病人本来就休克、肝损害了，如果他再大出血个一两次，肾功能再衰竭了，那就不用来了。"

我说："你说的太好了，医生是不是真关心病人，病人还有家属能感觉出来，他们不是靠专业分析，而是靠直觉。"

患者及其家属相信医生，对他们在紧急情况下的决策至关重要，尤其是他们并未见过医生或者仅在门诊短期接触的情况下。中国社会对熟人关系依赖程度很高，尤其在看病这件事上，生了病，很多人拐弯抹角都想在医院找个熟人。其实找不找熟人治疗效果是一样的，没有哪个医生会因为跟患者不熟故意把手术做坏或者开错药。那找熟人到底为的什么？想图个便利？想让医生态度好点，多给患者说说病情，多解释解释治疗方法？或者想确保患者的手术由专家亲自操刀，而不是由实习医生们操作？

让我说，这些通通不是最重要的，"找熟人"本质上是找寻信任。

《现代汉语词典》给"信任"的释义是：相信而敢于托付。在医学上，**信任并不能削减医学的不确定性，但可以大大减少不确定性带来的猜忌和焦虑。**

患者生了大病，渴望找到熟悉的、信任的医生来给他诊治，这样他心里会更踏实。但现实情况是，在今天的中国，信任的建立不能总依托于熟人关系。随着信息越来越透明，交通越来越便利，今天中国人求医的物理边界被大大拓宽了，就医摆脱了自古以来距离带来的地域限制，在多数情况下，医患关系是陌生人之间在短期内快速建立的一种特殊人际关系。医学又是一个信息高度不对称的行业，而这个行业服务的恰恰是人最珍贵的东西：生命。这些都容易让医患双方对彼此产生防御心理：患者不信任医生，处处提防医生，甚至不积极配合治疗；医生则因为害怕卷入纠纷而采取保守的防御性治疗。针对这种情况，医生如果主动往前迈一步表达善意，快速建立信任关系，这对于医疗的整个过程都是非常重要的。就像这个病例，王大夫之所以敢鼓励患者来救命，除了有职业"道义"、有技术自信，还有他对人性善良的信任。

王大夫说："回头再看，病人的老婆真果断。你别看她没什么文化，这人不一般。"

其实不光他这么想，我也很佩服患者的妻子。在我和她访谈过程中，她略显一丝紧张，不停地说："我不太会说话，我怕我说不好。"

我问她："包机费加上各种治疗费几十万，一次性拿出来这么多钱，即便是对一个一线城市的小康家庭而言也不是一件容易的事儿，你是怎么做到的？"

她说："我妹夫给了帮助，他做点小买卖。以后俺老公只要不喝酒了，好好吃药，这钱早晚能挣回来，我再还给我妹夫，他也不容易。

"一条命啊，咋能不救，如果不救，怎么给我们的孩子交代，怎么给他父母交代。"

可以说，这个患者是幸运的，因为并不是每个家庭都有能力或者敢于拿出这么多钱来买一个并不确定的结果，除了经济因素，这个病例的不确定因素太多了。如果在飞机上、救护车上患者再发生一次大出血怎么办？他很可能立刻因为失血性休克而死亡。如果术中他循环垮了、出现恶性心律失常了，那可能连手术台都下不来。如果他侥幸下了手术台，但手术效果达不到预期，术后他还继续出血怎么办？那可能所有的努力都前功尽弃。如果他术后发生了严重感染、肺栓塞、肾功能不全这些严重的并发症怎么办？他们还有经济能力继续撑下去吗？正因为这些不确定性，让我对这个患者的妻子愈加佩服，我佩服她与丈夫患难与共、对丈夫不离不弃，更佩服她果断的决策。

我问她："你不怕吗？仅凭一个电话你就来了，万一王大夫是为了创收或者为了拿你老公练手呢？"

"嘿嘿。"听我这么说，她笑出了声。

她说："我听电话就知道他不是那样的人，而且我们当地的医生也不停地给我讲这个病是怎么回事，讲王大夫的好。

"医生好不好不是谁说的，我听他说话我能感觉到。

"如果这么好的医生也救不了我老公，那这就是命。"

我说："你真了不起，真的。"

在今天，信任是比钻石还贵重的东西。

山岸俊男说，信任和不信带给我们的回报是不对称的。

德国社会学家尼克拉斯·卢曼在他的《信任：一个社会复杂性的简化机制》一书中说："信任可以对抗人类社会的复杂性，信任是一种简化机制，让人类的决策更高效。"[6]

罗振宇在 2023 年他的跨年演讲"时间的朋友"中也说道："所有做成的事都建立在良好的关系上，所有的良好关系都建立在人和人之间的信任上。"

这个病例也让我想起《庄子·徐无鬼》里的一个故事，说的是楚国有个绝世高手，一斧子劈下去可以把同伴鼻子上薄薄的一层灰削掉，而同伴的鼻子毫发不损。

宋国国君听说后，想请他来当面展示一次，他拒绝了。

为什么要拒绝呢？

他说："我的技术没问题，我依然可以毫厘不差，但同伴已死，普天下再难寻觅一个面对我如风的利斧而纹丝不动的人了！"

所以，**很多时候想要创造奇迹，单一方有绝世的技艺是不够的，还需要双方精诚合作、生死相托的信任，技艺与信任缺一不可。**

而治病、救命同样如此。

参考文献

[1] 单姗，赵连晖，马红等．肝硬化的定义、病因及流行病学 [J]. 临床肝胆病杂志，2021，37(1)：14-16.

[2] Singal A G, Lampertico P, Nahon P. Epidemiology and surveillance for hepatocellular carcinoma: new trends [J]. Journal of hepatology, 2020, 72(2): 250-261.

[3] 中国医师协会介入医师分会．中国门静脉高压经颈静脉肝内门体分流术临床实践指南 (2019 年版)[J]. 临床肝胆病杂志，2019，35(12)：2694-2699.

[4] 约书亚·梅兹里希．当死亡化作生命 [M]. 韩明月译．北京：中信出版社，2020.

[5] 吕勇，樊代明，韩国宏．经颈静脉肝内门体分流术在肝硬化食管胃底静脉曲张破裂出血中的应用现状与未来展望 [J]. 临床肝胆病杂志，2022，38(6)：1229-1233.

[6] 尼克拉斯·卢曼．信任：一个社会复杂性的简化机制 [M]. 瞿铁鹏，李强译．上海：上海人民出版社，2005.

当医生成为患者

"让开！让开！快让让！抢救！"

我和同事们推着转运平车在楼道里跑，这条连接着外科住院大楼和 CT 室的路，是我人生中最熟悉的一段路，我曾无数次地推着我的患者们去做检查：做脑部 CT，检查患者有没有脑梗塞或颅内出血，观察开颅术后患者的手术部位有没有渗血，脑组织是否肿胀，需不需要脱水降颅压；做肺部 CT，评估患者肺炎的吸收情况，判断低氧的患者有无肺栓塞；做腹部 CT，寻找腹腔内的脓肿，判断肠梗阻的病因……

然而，这次不同，躺在平车上意识越来越模糊、心率降到了40 次 / 分、呼吸越来越微弱的患者，是我共事了十几年的同事。

我用走了调的沙哑声音对他喊着："老梁，你挺住，马上到CT 室了，你挺住啊！"

脑出血的同事

2022 年的某一天早上 8 点多，ICU 示教室，我们正在早交班。

刚进行到一半，老梁抱着头说："今天疼得这么厉害。"他刚说完这句话，左手拿着的不锈钢水杯"咣当"掉地上了。大家围上去："老梁你怎么了？"

"头疼，疼。"他只会说这么一句话，意识变得越来越模糊。

我们立刻把他抱上转运平车，推着他往 CT 室跑。在路上，他的意识完全丧失了，前前后后不到十分钟。他陷入了深昏迷，一侧瞳孔散大。

老梁的病情进展太快了，在 CT 室，赶过来的麻醉科的同事给他紧急做气管插管。

他的心率已经降到了约 40 次 / 分，再不插管，很快心跳、呼吸就会停止。

大家都是医生，都能猜到他可能发生了什么。剧烈头痛、肢体活动障碍、昏迷，大概率是脑出血引起的，而且出血量肯定小不了。大量出血引起颅内压快速升高，他心率突然减慢即是高颅压的典型表现。一侧瞳孔散大说明他很可能已经发生了脑出血患者最可怕的并发症：脑疝。

老梁有烟雾病，而烟雾病最常见、最可怕的后果即是脑出血。

确诊烟雾病后，老梁一直担心脑出血的问题，八年了，终究还是没躲过。

什么是烟雾病？

烟雾病是一种罕见病，根据文献，我国某地区的患病率是 3.92/10 万 [1]。烟雾病是一种病因不明的慢性脑血管病。患者颈内动脉末端及它的分支血管起始部不明原因狭窄，导致下游血流减少，为了改善供血，脑内不断新生出代偿的血管，久而久之便出现很多如乱麻一般的新生血管。这些血管在造影图像上看起来很像袅袅炊烟，烟雾病正是因此得名。这就像一棵小树被齐根斩断，随着时间推移，断端长出纤细的树枝，但这些树枝不管怎么长，都不可能像原来的树干那样强壮，很容易被吹倒刮断。新生的代偿血管由于缺乏正常小动脉的肌肉层，很脆弱，易破裂。烟雾病患者脑内的新生血管像颗不定时炸弹，一旦破裂出血，患者就会突发脑出血，轻则残疾，重则死亡。

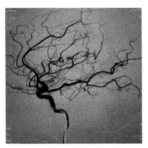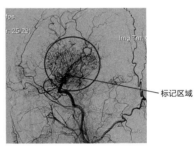

标记区域

健康人与烟雾病患者的脑血管造影图像，左侧为健康人的，
右侧为烟雾病患者的，标记区域可见大量的如烟雾般的新生血管
（由首都医科大学附属北京天坛医院缪中荣教授供图）

几分钟后，老梁的 CT 结果出来了。果然是额顶叶出血，而且出血量很大，破入了侧脑室。当患者颅内出血量太大时，颅内压会急剧升高，进而引发脑疝。脑疝的出现意味着剧烈升高的颅内压把患者的脑组织挤压到其他部位，接下来可能会损伤脑组织、神经及血管。因此，一旦患者发生脑疝，必须紧急手术，否则患者有可能在极短的时间内死亡。

老梁颅内的出血量太大了，他危在旦夕。CT 检查完之后，我们推着他往手术室跑。第一次推着这么亲的人奔跑在医院里，我甚至有慌乱、无助的感觉，我感觉心脏快要从胸腔里跳出来了，说话的声音最初是发抖，后来变得近乎歇斯底里，耳边也充满了嘈杂、慌乱的呼喊声。

"让让，让让，有抢救，快让路。"

"老梁，别怕，我们都在。"

"快看看血压多少。注意心跳，抽一支肾上腺素备着。"

"快去，按住电梯。"

…………

三个小时后，老梁终于做完了开颅血肿清除术，被推回了 ICU。

脑外科主刀的同事摇着头说："特别不好，出血量太大。老梁平时一直口服阿司匹林，这种抗血小板的药让他的出血量非常大，满视野的血，很难止，用了很多的止血纱、止血海绵、止血胶。"

"看看吧，"他说，"预后可能会非常差。"

老梁 52 岁，正处在一个医生最好的年纪。他是正高职称、主任医师，他技术过硬，人缘好，谁有什么事找他换班、替班，他从不拒绝，也很少和周围的人红脸。老梁像所有渴望成功并付诸努力的医生一样，少年时以优秀的成绩考上医科大学，然后毕业、工作、结婚生子、按部就班地晋升。他除了临床工作外，还做科研、带研究生。他拿着一份足以解决温饱的薪水，平时喜欢喝喝茶，爱好徒步、骑车，没有任何不良嗜好。他爱人是一所重点高中的语文老师，人贤惠、疼人，对老梁好。他们的女儿大学毕业后在国外攻读生物制药专业。

生病前，老梁的生活和工作都算得上一帆风顺，但疾病斩断了他人生的坦途，将他推进深渊。

受伤的医者

古希腊神话里有个悲情英雄：喀戎。

喀戎是个半人马，他和善、睿智，跟随阿波罗学习医学、草药、音乐、射箭、狩猎、体操和预言，创立了植物学和药学。喀戎擅长治疗、主持公道，这让他成为古希腊诸多英雄的老师。

有一次，喀戎不幸被浸泡了九头蛇毒血的、剧毒的箭刺穿，这个治愈过无数人的医者却无法治愈自己，最后化作了宇宙中的半人马星座，这也是电影《流浪地球》里地球要去的地方。

这就是"受伤的治愈者"这个名词的由来，英文是"the wounded healer"，最初指受过创伤的心理治疗师，现在这个词也被用来隐喻生了大病的医生 [2]。尽管很多中文文献中将这个词语翻译成"受伤的治愈者"，但我认为翻译成"受伤的医者"可能会更利于人们的理解。

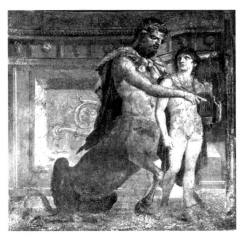

喀戎正在教阿喀琉斯演奏，赫库兰尼姆壁画，
公元 1 世纪（那不勒斯国家考古博物馆）

每个人都会生病，只是有些人病得无比悲凉。这不是因为他身份特殊，而是因为巨大的角色翻转——他曾是医者，满腔热血拯救无数性命，而今却躺在病床上气若游丝。

在很多人的观念里，医生拥有专业知识和技术，比普通人更懂健康和疾病，他们很少得病，或者即便得了病，他们对疾病原理了解得更清晰，更明了疾病最前沿、最权威的治疗方法，拥有更好的医疗资源，给他治病的医生同行也会额外照护。所以，"医生患者"比普通患者更容易从大病中痊愈。

真是如此吗？

直言不讳地说，在小病上，医生得了病在寻求诊疗上有优势，毕竟他们掌握的知识多、医疗资源多，但如果是生了大病，还真未必。就像《当呼吸化为空气》的作者、罹患晚期肺癌的美国医生卡拉尼什说的，虽然他作为医生和科学家的身份对他生病后读取各种检查的数据有所帮助，但除此之外，医生身份对他作为病人并无其他助益。[3] 他的意思是说，得了好治的小病，患者懂不懂医都能治好；当碰到真正无解的大病，病魔并不会因为这个患者曾是医生就网开一面。在今天，信息是如此透明，得了哪种病去哪儿看，找哪个专家，这个专家技术如何、态度好不好、用什么前沿方法，用心的患者或者家属总能通过各种渠道找到答案。

咱们再回到老梁这个病例上来。对烟雾病的治疗，目前世界范围内较为一致的观点是，一旦确诊就应该尽早进行血运重建手术。这类手术本质上是做"搭桥"：把一根血流正常的血管，与狭窄部位远端的血管连接在一起，给远端供上血，这样就不会继续代偿长出脆弱的新生血管，进而可以大大降低未来发生脑出血的风险。这种手术的目的在于预防出血，和老梁脑出血后被迫做的血肿清除术是完全不同的。

研究表明，做血运重建手术可以让烟雾病患者五年内发生出血的风险降低到不做手术的三分之一左右[4]。如果老梁能早做手术，他大概率不会发生脑出血，更不会像今天这样岌岌可危、昏迷不醒，陷入"植物"状态。在今天，治疗烟雾病，不仅有成熟的术式，而且国内有很多医院和专家可以熟练地进行血运重建手术。那么多没有任何专业背景的烟雾病患者都成功地做了手术，为什么老梁会拖到出了血？难道他不知道这种病根本无法彻底治愈，只能靠手术？难道他不知道烟雾病拖延到出血会有致命风险？难道他找不到精通这种手术的术者？

都不是。

很显然，老梁掌握的疾病知识和信息优势在大病面前并没有给他带来比普通患者更多的痊愈优势，反而可能成为他理性决策最大的阻碍，让他的结局还不如普通患者。

这就是很多人说的"医不自治"。

医不自治

作为医生，我认为"医不自治"可能主要会有两方面的原因。

一方面的原因是抱有侥幸心理。

在生活中，有些人很容易把某种疾病出现的症状，一厢情愿地想成是其他不严重的病引起的。他们可能会侥幸地想：万一不是呢？即便已经明确诊断，他可能还会想：万一还能再拖一拖呢？侥幸心理在医生成为患者时表现得更加突出。

就像老梁，早在八年前他就已经确诊了烟雾病。那年，老梁的姐姐发生了脑出血，被诊断为烟雾病。老梁专门休年假回老家照顾姐姐半个月，他了解到烟雾病有家族聚集性和遗传因素，于是回北京后立刻做了脑血管造影。果然，他也是烟雾病患者。

我记得那天我在走廊里遇到他，我问他："检查结果怎么样？"

"没啥，烟雾病，这没啥大不了的。"

"小毛病，以后注意点呗。"他故作轻松，但语气里有掩饰不住的慌张。

他经常头痛。现在看来，这是烟雾病不停地给他释放出的预警信号。但他每次都说："没事没事，这是我的高血压没控制好。"

有一次，老梁开着车，突然觉得车一侧的轮胎瘪了，方向盘不稳了。他立刻停下车检查，发现车胎好好的。他回来后把这个事儿告诉我们，我们都说："这很可能是烟雾病带来的大脑缺血问题，老梁，别等了，赶紧把手术做了吧。"

他摇着头说："不会，不会，我这是高血压带来的症状。我颈动脉上有斑块，我继续加大锻炼量，我把阿司匹林和他汀[1]都加量。你们别劝我，我自己最清楚自己的病。"

老梁虽明知自己有烟雾病，但宁愿用并不严重的高血压、颈动脉斑块去解释烟雾病释放出来的强烈信号。

很多疾病具有相似，甚至相同的症状，医生出于对各种疾病的了解，在自己罹患大病后反而比普通人更容易找到"借口"避重就轻，"进行容易出错的自我疗治"[5]。

---

1. 他汀类药物的简称，临床上主要用于降低胆固醇，尤其是低密度脂蛋白胆固醇(LDL-C)，治疗动脉粥样硬化。

"医不自治"另一方面的原因则是放大疾病治疗的风险。

有一次下班在更衣室换衣服的时候，老梁又使劲掐着头说头痛。

我说："别犹豫了，下决心把手术做了吧！"

那次听我这么说，他怒了，我和他共事那么久，从来没见他发那么大的火。他很激动，声音里带着颤抖地对我喊："你想啥呢？你知道风险吗？你打的什么主意啊？"

我没吭声，心想："至于嘛！这么激动。"

其实，绝大多数常规的、成熟的手术，必然是利明确大于弊才会得到开展。但是，所有的手术都有风险，有失败的可能，那烟雾病的血运重建手术失败的概率大吗？根据文献，烟雾病患者术后，严重并发症即出血的发生率约是 1.7%[6,7]。换句话说，一百个做手术的烟雾病患者中有不到两个会发生出血。而且即便是出血，还可以再做手术补救。1.7% 这个风险大不大？单纯看数字没意义，要结合具体疾病。如果是减肥手术，那这个风险不可承受。但烟雾病患者做手术可以明确降低死亡风险，而一旦自发大出血则后果严重，非死即残。这样看来，这项手术可以说获益远远大于风险，值得做，值得冒险。

老梁为什么这么怕风险？

我认为，这和他做 ICU 医生的经历有关。他虽然没有见过烟雾病手术失败的病例，但他见过心脏冠脉搭桥术后大出血死亡的病例。两种手术原理类似，出血后引起的严重结果类似。在 ICU 医生见过的病例中，有一部分是手术失败病例。原因很容易理解：手术顺利的、身体条件好的患者术后都直接回普通病房了，根本不会来 ICU。只有高龄的、有器官功能不全的、风险很大的患者会来 ICU，或者干脆就是手术中、手术后发生了严重并发症、生命垂危的患者才送到 ICU 抢救。这种病例见多了，他在心理上更怕了。

老梁一直在逃避。后来我听麻醉科的一个同事说，几年前她和老梁一起参加一个老乡聚会，他俩都是重庆铜梁的，那次聚会她偷偷对老梁说："你听大家的赶紧把手术做了吧，以后年龄越来越大，风险也越来越大。"

那次老梁喝了点酒，他长叹一口气，说："你不晓得我有多怕，姑娘还在读书，等她大点了、结婚了，我一定做。"

老梁一拖再拖，他锻炼得更频繁了，也加大了运动强度，他打乒乓球、打羽毛球、游泳、爬山、跑步。我办公室的窗户就对着操场，有时候我上夜班，很晚了还能看到老梁在操场上拼命地跑……

找个更专业的医生

老梁出事后，每次大家去探望他，或者凑在一块儿提起他，都表示非常后悔。如果当时我们不是一味地由着他，如果大家再努力地多劝劝他，或许他就下定了决心，那样的话，他的结局一定不会像今天这样。可惜时光无法倒流，在遗憾和心痛之外，我更希望通过这个病例，可以给更多的人一些切实的建议。

首先，我们得承认，每个人在面临疾病时都有可能出现影响决策的情绪或者反应。

"我们只有亲眼目睹过至亲的人生病，才能理解病人的逃避、不情愿和恐惧。"[8] 通过老梁，我们看到了人在疾病面前的侥幸心理和逃避。除此之外，有的患者还会出现愤怒、恐惧、无助、脆弱、患得患失、敏感多疑、自暴自弃、冒险激进等各种情绪或反应。人类有趋利避害的天性，这是人类这个物种在数百万年的演化过程中形成的。在我看来，这些情绪或反应或许是把"双刃剑"，对个体既能带来一定的生存优势，同时过度了也会影响决策、带来劣势。

所以，老梁这个病例不是个案。在以前，我们可能会不理解患者生病后出现的心理、性格变化，甚至会对这些变化产生抱怨："这个人生病后为什么跟变了一个人一样""为什么他变得如此多疑、逃避"。我们每个人在面临疾病尤其是重大疾病时，都可能出现不同程度的这些情绪和反应。所以，作为医生，作为患者的亲人来说，我们对患者要给予更多的理解。

而对患者而言，不论在生病前有多睿智，知识多么丰富，多么能统筹大局，在生病后，都应该意识到在危机面前，自己的情绪、反应是可能会影响到自己的理性决策的，因此要多与亲人、朋友、信任的医生沟通，尽可能地减少自己的情绪和反应给决策带来的影响。

其次，我们得意识到，个人经验也会对患者的决策带来影响。

人在疾病面前，会影响其治疗决策的个人经验包括他掌握的疾病知识，他亲眼见过的、听说的疾病的治疗情况——谁治好了、谁没治好、发生了什么样的并发症，还有周围的人的看法，等等。患者在做治疗决策时，个人经验产生的影响是很大的，如果在他们的个人经验中，对某种治疗方法的印象是积极、正面的，他们可能会更愿意接受类似的治疗。反之，如果他们的经验是消极、负面的，他们可能会倾向于避免相同的治疗方式。

正如老梁，在我看来，最影响他决策的，恐怕是他的个人经验了。作为 ICU 医生，他每见到一个失败病例，受到的心理冲击往往盖过一千个成功案例带来的积极影响。所以，在他成为患者后，他丰富的个人经验反而干扰了他的客观分析，他见过的失败案例会让他的决策掺杂许多不必要的顾虑和忧患。他受过的多年的专业教育、循证医学思维、利弊权衡的决策思路，这些原本可以帮他理性决策的有利因素，都因为他的个人经验而"失灵"了，让他在决策时反而不如普通患者那么及时果决，并因此贻误病情。这是老梁这个病例最令人遗憾和痛心的地方。

最后，在面临大病这样的危机时，与其患得患失、瞻前顾后，不如把自己交给更专业的人。

大家常说"旁观者清，当局者迷"，为什么这么说？

"旁观者清"，是因为作为旁观者，疾病并不关乎他的生死，所以他可以做到理性决策；"当局者迷"，是因为作为患者，在面对关乎生死的重大疾病时，或多或少都会产生一些负面情绪和反应，再加上一些负面的个人经验，所以很难做出理性治疗决策。

所以，对医生而言，如果不能理性地对待自己、亲人或对他至关重要的人的疾病，那不如回避。比如，美国医学会的道德准则指出，医生"除非在紧急状况下且没有其他合适医生时，或者是不严重的小病等情况下，通常不应该治疗自己或者其直系亲属"。因为"医生自治"会影响到专业客观性，甚至会损害患者的自主权和知情同意权 [9]。英国总医学委员会和新西兰医学委员会也建议，医生"不要向与医生有密切私人关系的任何人提供医疗服务" [10]。

而老梁这个病例给我带来的最大提示则是，作为专业人士，医生在自己身患疾病的生死关头，尚且不能做出客观理性的决策，更何况是普通人？

所以，不管是医生还是普通人，如果真患上大病，不如把自己交给更专业的人吧。

他还能醒

老梁昏迷已经一年多了，我和张主任去看他。那是西北五环外香山脚下的一家康复医院，面积不大，但绿草茵茵，曲径通幽。每间病房都是平房，在树荫下休息、做康复训练的患者还有来回走动的医生、护士都不慌不忙的，医院的整体环境都透着静谧、优雅、和谐。

"如果没病在这儿养老还真不错，这儿比咱医院舒服多了。"张主任说。

老梁的妹妹在病房门口等着，看我们到了，她快步地迎上来。

"还那样，这儿的医生说，昏迷这么久了，醒的希望越来越小。"她边走边说，听口气更像是在给我们汇报病例。昏迷一年多了，家属的心情先是痛苦、悲伤，然后是希望逐渐被扑灭带来的沮丧，时间长了慢慢也接受了现实。"我嫂子让我问问你们，高压氧对我哥好不好？"她说。

病房是三人间，我们每次来，另外两张病床的患者都换了，像走马灯似的。老梁病情最重，住的时间最长。他住最靠里的床，紧挨着窗户，这样天好的时候阳光能照到他的身上。我们进去的时候，两个护士正在给他翻身擦身子，生病前他一米八几的大个，经常锻炼，肌肉结实。如今躺了一年，他的肌肉全萎缩了，整个人缩了一大圈。开颅手术剃掉的头发早已长出来，稀稀疏疏的全白了，右耳后赫然是一道像问号形状的手术疤痕。他眼窝深陷，腮帮子上形成两个坑，皮肤紧包着肋骨，肋骨一根根清晰可见。他的胳膊和腿干巴得像四根木头棍子，没了大脑的支配，它们毫无生机地随着翻身无力地摆来摆去。

我和老梁同事十几年，关系非常亲近。记忆中的他，操着重庆口音，一说话就笑，不忙的时候喜欢拿个不锈钢杯子小口抿着茶，一遇到抢救就冲上去。但是此刻，如果不告诉我哪个是他，我恐怕要花上几分钟才能从那三个患者里把他认出来。疾病剥夺了他的健康，改变了他的外形，让他远离了他生命中最爱的人和生活。这也是疾病对人最大的劫掠。

护士把老梁扶起侧卧着，左手扶着他的肩膀，右手"啪啪啪"地用力拍着他的背。翻身、拍背引起心率、呼吸的变化让呼吸机、监护仪响起警报来。拍了二十来下，护士把老梁放平成仰卧位，然后拿了一根吸痰管，左手熟练地断开呼吸机管路和气管切开管的接口，右手快速把吸痰管探进了他的气道。吸痰管进得很深，随着负压抽吸，老梁开始咳嗽，我感觉他咳嗽的力度比我上次来时好一些了，这是好事儿，会咳嗽说明他还有机会把呼吸机脱下来自主呼吸。

护士快速地吸了三四下，没什么痰。她把吸痰管从老梁的气道里拔了出来，卷了卷，塞在顺手脱下的一次性手套里，一把扔进了医用垃圾桶，整个过程前后不到十秒。

"你怎么能这么吸呢？"张主任有点不悦。

"怎么了？"护士反问。

"你不能多给他吸吸吗？"张主任提高了音调。

"你看不见没什么痰吗？隔两小时就吸一次，你还要怎么吸？"护士也不甘示弱。

"你这是什么态度？他也是医生，你知道吗，他是个 ICU 医生，他干 ICU 快三十年了你知道吗？"张主任吼起来。

护士没再理他，我赶紧把他拽出来，他火还没消，边走边对我说："你回头录一段标准的吸痰视频，发给她，让她学学应该怎么吸。"

"你这是怎么了？"我说，"人家吸得没问题，而且老梁以后在这儿的日子还长着呢。"

大约沉默了一分钟，"唉，"他叹了一口气，说，"真难受啊，好好的一个人。

"我刚才确实太激动了，我就是想告诉她们，他还能醒，他还有人管，他还是咱 ICU 的人。"

一年多了，老梁的工位上整整齐齐，摆了几本他平时爱看的书，还有一个喝水的杯子、一袋绿茶，卫生员每天都把他的工位擦得干干净净的。

大家都在等他回来。

参考文献

[1] MIAO W, ZHAO P L, ZHANG Y S,et al. Epidemiological and clinical features of Moyamoya disease in Nanjing, China [J]. Clinical neurology and neurosurgery. 2009, 112(3):199-203.

[2] 段俊杰，佟矿，杨晓霖. 当医生成为病人：受伤的故事讲述者与元病理叙事 [J]. 医学与哲学，2019，40(10)：44-48.

[3] 保罗·卡拉尼什. 当呼吸化为空气[M]. 何雨伽译. 杭州：浙江文艺出版社，2016.

[4] 烟雾病和烟雾综合征诊断与治疗中国专家共识编写组，国家卫生计生委脑卒中防治专家委员会缺血性卒中外科专业委员会. 烟雾病和烟雾综合征诊断与治疗中国专家共识 [J]. 中华神经外科杂志，2017，33(6)：541-547.

[5] Sokol D. 自食其"药"：当医生自己成为病人 [J]. 李俊译. 英国医学杂志中文版，2012，15(Z1)：8-9.

[6] DENG X F, WANG P C, ZHANG S,et al. Treatment of moyamoya disease[J]. Neurosurgery. 2018, 65(CN_suppl_1):62-65.

[7] YU J L, SHI L, GUO Y B,et al.Progress on complication of direct bypass for moyamoya disease[J].International journal of medical sciences, 2016, 13(8):578-587.

[8] Sher H. The grace of denial[J].The New England journal of medicine. 2019, 380(2):118-119.

[9] The AMA code of medical ethics' opinion on physicians treating family members.[J].The virtual mentor: VM, 2012, 14(5):396-397.

[10] 吞吞. 说实话，真的不建议医生给熟人看病 [EB/OL]. https://mp.weixin.qq.com/s/X1K2gJ5ECru_hpJMRWGi6w.

我为什么跳楼?
我要让他后悔

"快来手术室接病人了。"晚上 10 点多,麻醉科徐大夫给我打电话。

"24 岁女性,高空坠落伤,胸 5、6 脊椎爆裂性骨折,右侧胫、腓骨粉碎性骨折,双侧血气胸。术中输了 1200 毫升(红)血球、800 毫升血浆。血压不稳,用着升压药。你记得带注射泵。"在电话里,徐大夫快速简要地和我交代患者病情。

"还有,(病人)孕 16 周,三层楼跳下来的,截瘫了,肚子里的孩子还活着。"挂电话前,他又补充了一句。

…………

截瘫的孕妇

这个病例发生在二十年前的 2003 年。当年,我和徐大夫都很年轻,还是单身。我们是室友,都住在医院提供的二十四小时住院医师宿舍里。他是麻醉医生，我是 ICU 医生，我们一起经历了这个患者抢救的全过程。

我之所以对这个病例记得这么清晰，第一个原因是这个患者受伤原因很特殊。她是自杀未遂，听警察说，受伤前的那天下午，她和男友在北五环外的一个三层楼的楼顶上争吵，争吵过程中她情绪失控，一跃而下。

"楼下有片草坪，起了缓冲作用，地软。这姑娘命大，孩子的命更大。你们好好给人家治啊。"警察不停地说。

在世界范围内，大约每 40 秒就有一个人因为自杀离开人世，全世界每年有 70 多万人自杀死亡。而在这个数字背后是更大数目的自杀未遂者。根据中国学者的研究数据，每年急诊接诊自杀未遂者达到 42 万例次 [1]。在我们 ICU 收治的患者中，虽然不多，但每年都有自杀未遂者。这很可惜，一边是命悬一线不惜一切的救治，一边是出于各种原因的自我放弃。

我能清晰地记得这个病例的第二个原因，是这个患者病情的特殊性。人的生命中充斥了太多的不确定性，有时即便是轻微伤害也可以致命，有时巨大的灾难后仍会留下一线生机。在全国各地的医院里，高空坠落伤的病例并不少见，但这样的截瘫、怀孕，再加上在 ICU 监护治疗下继续妊娠、分娩的病例就少之又少了。我检索过文献，国内外这样的病例鲜有报道。

高空坠落伤的患者会出现多部位损伤，需要多学科协作诊治，除了要治疗已经明确受损的器官及其带来的各种问题，还要高度警惕那些潜在的损害和出血。医生必须细之又细，动态观察。而对这类患者，最让我们担心的问题是脊髓损伤导致的截瘫。人体很多部位的组织都具有一定的修复能力，但神经细胞一旦受损、死亡，就无法再生。迄今为止，全世界范围内也缺乏明确有效的、让死亡了的神经细胞再生的药物和治疗手段。

这位患者发生了严重的脊髓损伤，她胸部以下感觉和运动功能完全丧失、下肢肌肉力量为 0 级。可以说，那天她的手术很成功，骨科手术主要是打开患者的椎管，减轻脊椎对水肿脊髓的压迫，同时固定脊椎增加稳定性，避免坚硬的脊椎对脊髓的再次伤害。同时，骨科医生还对她其他部位的骨折做了固定，胸外科医生给她做了胸腔闭式引流，把她胸腔中的积血、积气引出来。但无论给她怎么治，她大概率要终生坐在轮椅上了。人生中有些错有机会挽回，但有些错一旦犯了，就再也没机会补救。

那天晚上，我把患者接到 ICU 后，给她上了呼吸机，通过机械通气纠正呼吸衰竭；为了减轻脊髓水肿和神经细胞炎症反应，我给她用了甘露醇脱水，还用了糖皮质激素；我观察她胸腔闭式引流管流出的血的颜色和量，每两小时就要复查一次血常规，监测血红蛋白的变化，唯恐还有没发现的出血部位和器官。

这些治疗并不复杂，都是 ICU 常规操作。对她的治疗，最困难的挑战就是，如何在治疗她的同时保住腹中的孩子。这对当年的我来说完全是个新课题，而当时 ICU、产科的专家们也都没有遇到过这样的病例。

这个患者截瘫了，再加上多处骨折、失血性休克、呼吸衰竭，能否给她用镇静镇痛药、肌肉松弛剂、收缩血管的升压药等等？药物会不会影响胎儿？用哪种药物？而且，这个患者还有个特殊情况，她截瘫了，身体下部完全没有感觉，胎动、宫缩这些她都感受不到。我们在维持母亲生命体征的同时还要监测胎儿的状态，尽量让胎儿晚出生，每晚一天，孩子未来的存活概率和生存质量就会高一点。

这些都是疑难的问题。

为了解决这些问题，我不停地查阅文献、进行疑难病例讨论、组织多学科会诊，希望给这个患者和她肚子里的孩子带来一个最好的结局。在我看来，ICU 不仅是一个专业学科，更是一个平台科室，在这个平台上很容易组织起高效的多学科协作，让棘手、复杂的病例得到有效诊治，大大降低治疗过程中可能出现的风险。

我能清晰记得这个病例的第三个原因，是这个患者和 ICU 其他患者情况都不同：没人为她的治疗签署知情同意书，没人定期来探视，没人每天盯着医生询问病情，没人缴费。

她个子不高，一米六左右，头发长长的，皮肤白皙，虽然嘴角固定气管插管的胶布约束得她面部变形了，但还能看出来，受伤前她是个很讲究的女子。

她出事后是由警察和救护车送来医院的。在她治疗期间，受伤当天送她来的警察来探视过她。听警察说，她在北京没亲人也没朋友，警察找了她男友，也给她父母打了电话，但一直没人肯来医院。警察说，她老家在西北农村，来北京两年了，受伤前在北五环的一个小工厂里打零工，她男友是附近村里的一个青年，也没什么固定职业。她入院后，这个男人从未现过身，医院给他打通过一次电话，但他拒绝来探视，也不承担医疗费。医院后来再打这个电话，发现这个号码被注销了。

医院也不断地联系她的家人，她父母说："早和她断绝关系了，以后你们不要再打电话了，是死是活就由她吧。"

她就这样被扔在了医院，被扔在了 ICU，一起被扔掉的还有她肚子里的孩子。

绝不原谅

有极少数人对自杀未遂者的救治存有争议，他们认为："每个人的命都是由自己做主的，自杀者自己都不想活了，你们为什么不能尊重别人的选择，还要坚决地救？"

为什么？

首先，因为精神疾病（包括抑郁、精神分裂、双向情感障碍等）而企图自杀的患者，经过积极治疗，且病情得到控制后，很多人的自杀倾向是有可能得到缓解的。

其次，我曾经收治的自杀未遂者以年轻人为多，他们正处于最好的也最容易冲动的年龄，很多自杀未遂者就是当时一时冲动，在被救治回来后会对自己的行为感到后悔。

我反对"个人的命个人做主"这样的话，很多人太年轻了，根本还来不及充分了解生命，何谈真正的"做主"？而对医生而言，不论是什么原因引起的自杀，只要患者是活着来的，只要还有一丝希望，我们就要千方百计地优先救命，"生命第一"，这毋庸置疑。

我当时想，这个患者冲动之下犯了这么大的错，余生都要坐在轮椅上，她醒来后一定会后悔不已。

但我错了，她接下来的表现让我感觉她一丝一毫的悔意都没有。

每次只要一停镇静剂或者镇静剂稍微一减量，她从镇静中醒来，就会开始用力挣扎，使劲地扭动上身，用力咬嘴里的气管插管。这很危险，气管插管的患者咬管子、吐管子很容易造成窒息。每次她这样做时，护士都会大声告诉她："千万别咬了，千万别咬了，管子咬扁了人就会被憋死。"

我相信，她听明白了，她的眼神告诉我她的意识完全清醒，她是有意咬管子的，似乎有了必死的心。

通常，为了防止患者咬管，在气管插管患者嘴里还会有一个牙垫，和插管固定在一起。有一次，她醒了后又用力地吐牙垫、咬管，虽然固定的胶布粘得很牢，但还是被她弄松动了，她把牙垫吐了出来，眼看着就要把气管插管咬扁了。

当时是王大夫值班，他立刻通过注射泵给她注射了镇静药，等她安静下来后，他和主管护士慢慢撕开她嘴角的胶布，解开固定带，打算重新给她固定气管插管。一切都很顺利，在这个过程中，她看上去是睡着了，但是当胶布完全撕下来以后，她的嘴能动了，她突然一张嘴，紧紧咬住了护士的手掌。

周围的医生、护士都围了过来。

"快张嘴！快张嘴！"无论大家怎么喊，她依旧死死地咬着不松口。

王大夫赶紧又给她推注镇静药，等药物起效，她松开牙齿时，已经一两分钟过去了。护士疼得直哭，再看手，已经被牙齿深深地咬了进去，鲜血顺着手腕流了下来。

对她的这个行为，我很反感。"护士没日没夜地照顾你，都是为了救你，竟然这么狠心地咬，可怜之人必有可恨之处。"我当时想。

两周以后，她的呼吸衰竭逐步得到了纠正，胸腔里的出血也止住了，而且咳嗽得也很有力，我给她停了呼吸机，拔了胸腔引流管和气管插管。这意味着治疗第一个阶段的保住患者生命的目标达到了。她脱离了危险期，并且她子宫内的胎儿发育也很正常。

人的生命有时候真的是奇迹，而 ICU 是世界上见到奇迹最多的地方。

她的病情越来越稳定，拔了气管插管后，她可以说话了，但她的话很少。我们查房的时候也都刻意避开她，不当她的面谈论她的病情。

她虽话少，但每次说话都是冷冷的抱怨：

"这饭太难吃了。"

"空调温度能调高点吗？"

而她吃的每顿饭，都是当天值班的医生、护士去食堂买饭的时候给她捎上的。

有一天我值夜班，护士找我："她把饭吐了，说难吃。"

我过去看她，她对我说："饭太难吃了，你去给我买一个辣鸡腿汉堡。"

我没理她，转身走了。"谁欠你的？"我心想，"想吃辣鸡腿汉堡，你就等着吧。"

有一天趁她心情好点，看护她的护士和她多聊了几句。

"怎么这么想不开啊，还有孩子呢？"护士说。

她冷冷地冒出了一句话："我要让他后悔！"

…………

她接纳了孩子

时间一天天过去了，她恢复得很好，腿上的伤口经过反复地清创、换药，新组织终于长出来了，她的血红蛋白、白蛋白恢复到了正常水平，脸上也有了红润。截瘫患者最容易出现的肺部感染、泌尿系感染、压疮、下肢静脉血栓等严重并发症，她都没有发生。

她肚子里的孩子也在一天天长大，距离可以剖宫产的时间越来越近了。

麻醉科张主任和产科的杨教授来看过她很多次，我们也组织了 ICU、产科、儿科、麻醉科的多学科会诊，因为接下来大家将要面临的问题更棘手，这就是患者剖宫产术中的麻醉问题。

考虑到这个患者的特殊性，我和徐大夫经常在宿舍里讨论她的麻醉方案。

很多人可能会认为，截瘫患者下半身没有知觉，感受不到分娩时宫缩的疼痛，应该更容易实施麻醉，更安全。

错了。

徐大夫给我画了一张神经反射的示意图，他边画边讲为什么这种截瘫患者生孩子反而会危机重重。因为麻醉需要解决的远不止止疼这么简单，在手术过程中，这位孕妇将面临的最大风险是"自主神经反射异常"。这个问题即便放在今天，很多医生也不是很熟悉，而在二十年前，我们更是第一次遇到。

人是一个整体，牵一发而动全身，每个器官都不是独立存在的。人体内部演化出了一整套精密的自我调控机制，这通常不受人的意志支配。负责精准调控身体机能、内脏器官之间协调工作的神经系统被称为自主神经系统（也称植物神经系统），这套系统无意识地、持续地调节身体机能，如心率、血管舒缩、出汗、血压、消化、瞳孔反应、性冲动等等。举例来说，我们紧张的时候通常会出现心率增快、手心出汗、呼吸加速等反应，这些都是自主神经"自主"支配的结果，不受我们意识的控制。自主神经的精确调控让人体无论面临外界环境和体内器官的何种变化，始终能够在整体上保持一种相对稳定的状态。

在正常情况下，当膀胱充盈或者直肠有了粪便刺激，或是子宫受到手术牵拉、切割和缝合，这些刺激会通过自主神经传到脊髓上，反射性引起动脉血管收缩、血压升高。但是聪明的大脑感受到之后，立刻会通过减慢心率、扩张血管等一系列反应来调整血压，所以不会引起血压剧烈波动。

但是截瘫患者，尤其是胸 6 节段以上完全性脊髓损伤的患者，大脑失去了这种精准调控的能力，会引起血管持续收缩，让患者的血压在短期内不可控地升高，引起各种严重的并发症。研究发现，85%~90% 的胸 6 节段以上完全性脊髓损伤的孕妇会出现自主神经反射异常，突然升高的血压可能导致患者发生肺水肿、左心室功能障碍、视网膜脱离、颅内出血、癫痫发作，其中最可怕的是颅内出血，可致患者猝死 [2-4]。

这也是这位截瘫患者接下来要面临的最大风险。

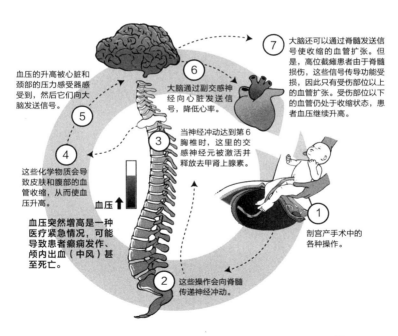

⑦ 大脑还可以通过脊髓发送信号使收缩的血管扩张。但是，高位截瘫患者由于脊髓损伤，这些信号传导功能受损，因此只有受伤部位以上的血管扩张。受伤部位以下的血管仍处于收缩状态，患者血压继续升高。

⑥ 大脑通过副交感神经向心脏发送信号，降低心率。

⑤ 血压的升高被心脏和颈部的压力感受器感受到，然后它们向大脑发送信号。

④ 这些化学物质会导致皮肤和腹部的血管收缩，从而使血压升高。

血压突然增高是一种医疗紧急情况，可能导致患者癫痫发作、颅内出血（中风）甚至死亡。

③ 当神经冲动达到第 6 胸椎时，这里的交感神经元被激活并释放去甲肾上腺素。

血压↑

② 这些操作会向脊髓传递神经冲动。

① 剖宫产手术中的各种操作。

瘫痪患者（胸 6 节段以上）在剖宫产时的自主神经反射异常 [5]

在患者剖宫产那天，ICU 的医生、护士把她推到了手术室门口，和麻醉科交接。

虽然她咬人、自暴自弃、说话冰冷、不时地抱怨这抱怨那，让很多人反感，但她真要冒险做手术生孩子了，大家还是心疼她。

有护士说："我怎么有点像她娘家人的感觉了。"

由于这个病例过去时间太久了，我很难再详细追溯手术过程中出现的问题。但我记得那天是麻醉科张主任带着徐大夫给她做的麻醉，为了降低术中出现严重并发症的风险，尤其是避免自主神经反射异常，他们给她做了全麻。产科杨教授亲自上台做的剖宫产手术。

被推进手术室前后不到两个小时，她就回来了。

根据徐大夫回忆，手术过程中患者的血压、心率出现过一过性波动，但都很快纠正了，原因肯定是预案做得好，他们很快克服了这些困难。术后，患者顺利地拔了气管插管，回到了 ICU。

她剖宫产生了一个小姑娘，从那天起就一直寄养在新生儿科，一来 ICU 环境耐药菌太多不适合新生儿成长，二来新生儿科的护士们对照顾孩子显然更有经验。

大家原以为，她的态度大概率会因为这个孩子的到来而发生转变，但没想到，她依旧是一副无所谓、冰冷的样子。

"让孩子吃吃奶，奶水就能下来。你喂喂孩子，看她饿得直哭。"第一天护士抱着孩子给她看的时候，她闭着眼面无表情地躺着，不肯接。

"你抱抱孩子啊，你看这孩子的眼睫毛太长了，这大眼睛真随了你了。"护士继续说。

她依旧不理。

几天后，我们科的护士开始时不时把孩子抱回来，趁着大家不忙的时候把孩子从你怀里到我怀里这么传来传去。孩子传到我这里，我手忙脚乱地接过来。作为一个 ICU 男医生，我会胸外按压、会电除颤、会穿刺血管、会调节呼吸机和各种各样的救命设备，但抱着这个小生命时却感到手足无措。

客观地说，这个小朋友继承了她妈妈的所有优点，大眼睛、白皮肤，像童话故事里的精灵。

"哎哟喂这孩子，真白真好看。"每个人都这么赞叹着。

"你看看你闺女啊。"

"小家伙流口水了，哈哈，这哈喇子。"大家在她病床边你一句我一句地说着，但每次她都闭上眼，或者故意假装睡着了，或者把脸扭到另一边。

有一次，有个护士把孩子硬往她怀里塞。她急了，扯开了嗓子骂："你神经病是不是？你要就自己养，这孩子我不会要的！"

人心中一旦形成了厚厚的冰层，是很难融化的。或许在当时，她对周围的世界就抱着一种怀疑、不信任和封闭的态度，即便她有了亲生的孩子，也很难冰释前嫌。

时间一天一天过去了，新生命像刚从湿土里钻出尖儿的小豆苗，变化太快了。刚出生的时候是按天，一天一个样；一周后就是按周了，每周都能学会一个新技能；再往后，是一个月一个月地变……

有一天我值夜班，当时这孩子已经七个月了，ICU 患者也换了一拨又一拨，而这位患者还是住在从东边数的第三张病床上，每次护士抱来孩子的时候，她还是一眼都不看。那天晚上，所有的患者病情都很稳定。我对护士说："再把孩子抱来试试吧。"

护士把孩子抱来了。秋天了，孩子已经穿得很厚实了。

护士说："快抱抱孩子吧，你看多可爱的孩子啊，你就真忍心吗？"

她没吭声。

我赶紧朝护士使了个眼色，护士趁她不注意，猛一下把孩子塞在了她怀里。

她有点措手不及，笨拙地抱着，孩子就在她两手间弹蹬着腿。很显然她并不会抱，孩子感到不舒服，哇哇哇地哭了起来。护士刚想把孩子接回来，我制止了。孩子继续在她的怀里弹蹬着腿用力地哭，过了一两分钟，她啊啊啊扯开嗓子号了起来，眼泪啪嗒啪嗒地掉在孩子脸上，又顺着孩子的脸掉在洁白的床单上。

"对不起！对不起！妈妈对不起你！"她紧紧地把女儿搂在怀里。

我不忍看了，找刚下班的同事到医院对面的肯德基，给她买了一个辣鸡腿堡套餐。

医生救命，更要救心

这个病例过去二十年了，把一个如此久远的病例再次回忆并梳理出来并非易事。我先后找了徐大夫几次，和他一起尽可能地还原细节。如今，徐大夫已是资深的麻醉专家了，他很忙，但还是像二十年前一样，又一次拿出了纸笔，边画自主神经反射示意图，边和我讲那个患者的麻醉问题……

二十年来，我也不停地思考这个病例。可能很多人会说，是医生、护士的关怀和爱，让这个患者打破了心中的坚冰。这么说有一些道理，但很显然，当年我做得并不够。

我是个 ICU 医生，我只会紧紧地盯着她的一个个生理参数，孜孜不倦地追求每个指标的完美，却忽视了患者的心理问题。躯体有伤痛，把她限制于病床之上；心中有阴霾，却可以让她失去整个世界。我悲其不幸，恨其不争，甚至抱怨、愤恨她的冷漠，还有她对孩子的漠不关心。我只看到了她自私、偏执的一面，却忽略了这些负面情绪或许是她在极端状态下的一种自我保护反应。她也是弱者和受伤者——被男友抛弃，被家人放弃，身受重伤，同时还要抚养她憎恨的那个人留给她的孩子。我们救治她的时候，她或许正处于极度不稳定的情绪和心理状态之中，可能会绝望、无助，还可能正在面临着情感、生活、职业的各种压力，所以才自暴自弃。

面对这类患者，医生应该怎么做？我们往往忌讳谈论自杀，这是一个非常复杂和敏感的话题，需要考虑到疾病、情感、文化、道德、伦理、法律、社会等各种复杂因素，还可能带来不适和抵触，但我们也不能完全回避这个问题。在抢救这类患者时，一开始我们就应该及时加入精神专科医生的治疗和心理辅导。临床医学是一个永无止境的学科，同时也是一个海纳百川的学科，ICU 医生尽管已经涉足很多学科的知识，但依旧需要其他学科的帮助。正如这个患者，如果我们能够早点让她得到心理层面的关怀和干预，或许她就不会冲动地咬管子、咬人，或许她能早点走出偏执，或许她不必花费一年的时间才接纳自己和亲生的孩子。

所以，**医生救命，更要学会救心。**

在今天，有越来越多的精神卫生工作者、教育工作者、社会工作者、志愿者关注自杀预防、心理危机干预、自杀未遂者的心理关怀、心理援助等问题，把这些问题交给他们，他们更能深入地分析现象、剖析本质，给出更多有实质性的建议。而我只想从一个 ICU 医生角度，谈谈我对自杀预防的一点粗浅理解。我想，如果有一天能让年轻人们来医院看看，来听听 ICU 医生讲讲生命教育，或许能为自杀预防做一些有益的补充。

研究发现，在西方国家，自杀与精神疾患（特别是抑郁症和酒精依赖）存在很大联系。但在中国，大多数自杀未遂者的自杀行为是一时冲动 [6]。60% 的人从第一次有自杀念头到付诸行动，发生在两个小时内。所以，如果让我给年轻人讲一节生命教育课，首先我会把 ICU 医生救命的首要原则告诉他们，这就是：先活着。

在 ICU 的救治现场，患者命悬一线，病情复杂多样、瞬息万变。我们会遇到各种复杂矛盾，而且各种矛盾交织，解决一个矛盾还会有下一个矛盾，有时解决一个矛盾还会引起另一个矛盾。怎么办？我们有个原则，先让患者活着，把紧急事件转化为普通事件，把矛盾交给时间。先让患者维持住血压，让他的心脏可以规律地跳动，呼吸道保持通畅并且维持氧合。只有患者先活着，有了时间，才能给难以解决的矛盾找到解决的方法，然后才能有其他可能。

每个人都有独特的、复杂的情感经历，具有不同的人格特点，经历了不同的人生和命运，存在各种各样的现实困难和矛盾。但无论什么矛盾，人在危急之下、冲动之下，做出的决策都有可能带来致命后果。**先活着，把矛盾交给时间，时间虽然不能磨平伤痕，但一定可以淡化伤痛。**

其次，我会把授课地点放在医院。

有的老师在明亮的教室里给年轻人讲生命教育，也有的老师带着孩子们去贫瘠的边远山区、逼仄的城乡接合部、汗水挥洒的工地，让孩子们感受生活，见见那些坚强地活着的人。这些形式都很好。

而我会带着孩子们来医院，让健康的他们来血液科，看看那些罹患白血病的几岁、十几岁的孩子——看看他们因为治疗而脱光了头发的头颅；摸摸他们的胳膊，感受因化疗药物而变得脆弱僵硬的血管；对视一下他们渴望活着的眼神——他们虽命运多舛，但不放弃。

再来 ICU 看看，"你所浪费的今天，是昨天死去的人奢望的明天"，听听那些不舍离去的病例；再看看那些气管里插了管或者做了气管切开、依靠呼吸机维持呼吸的患者，他们为什么宁可忍受痛苦也不放弃；再看看那些明明已经无力回天，但依旧愿意坚持着再看一眼明天的太阳的患者，他们为什么要坚持？

我还会把病危患者心电监护仪上"逸搏"的心电波形回放给孩子们看看，给他们讲讲"逸搏"的故事。

在健康时，心脏每一次收缩跳动，电活动会从窦房结传到房室结，再传到心室。这种正常的心律叫作"窦性心律"。但当我们病危时，心脏可能会出现"逸搏"的心律失常。这是为什么？在病危状态下，窦房结受到影响，不能正常起搏了，怎么办？心脏还要给人体供血啊，此时房室结会接替窦房结起搏，如果房室结也无力再起搏了，心室开始自己跳动，这种心律失常即被称为"逸搏"。

很多人可能会担忧"逸搏"的出现，这时心脏射出的血流极其微弱，心电图也会面目全非。可我们不要忘了，这是人体在危机时的求生机制，因为"逸搏"带来的血流即便非常微弱，那也是在努力给我们的生命争取时间，等待援兵到来。

这是人体的抗争和不放弃。我们的身体这么爱着我们，我们又有什么资格轻言放弃？

当然了，我一定也会把这个截瘫孕妇，如何从绝不原谅，到最后接纳孩子重新鼓起了生活的勇气的病例告诉他们。真实的案例往往会比任何深邃的道理、高调的宣传更能走进人的心里。

在我看来，从医学的角度让年轻人多了解生命，了解我们的身体，了解疾病，了解医院和患者，了解人在失去健康后对健康的渴望，了解垂死患者对生的眷恋，了解所有人为人类生命延续付出的努力……这一定是对生命教育、自杀预防的一种有益的补充。

生命之重，不可承受冲动的选择

其实那天当我看到她抱起孩子号啕大哭，当所有的医生、护士都围着她为她高兴的时候，我就隐约感觉到，或许也到了该和她们母女分别的时候。

果然，几天后，患者想回老家了。她说："我想好了，以后我好好养孩子，给孩子个好的未来。"

确实，孩子总待在医院不是长久之计，也不利于孩子未来的成长。医院领导想方设法和她老家的民政部门联系，听说民政部门的工作人员费了很大周折，终于做通了她父母的思想工作，他们愿意接纳她和孩子。

她们回家的那天，北京已经变冷了。下午 3 点多，我和很多同事一起去北京西站送她。我们把她送上车，她斜倚在轮椅里微笑着向我们挥手，女儿紧紧地依偎在她怀里。

有护士忍不住哭了，她们说，她从刚来时的自我放弃、绝不原谅，在经过人生最大的生死磨难之后最终释怀，与命运和解了。

虽然很多人期待这个病例有这样美好的结局，可我并不同意和解这种说法。什么是和解？"和解"这个词的含义是平和舒缓地解决一个棘手困顿的争执。可我们不要忘了，"和解"这个词是善良的人们一厢情愿的祝愿，和解本是纷争之后的妥协，是经受命运重击之后的无奈接受。

况且，她真的能和命运和解吗？

未必。

社会上的好心人虽然可以帮她一时，却帮不了她一世。医院、医生、护士能做的也只有这么微薄的一点。她未来的生活一定会更残酷，残酷到可能会影响她的生活，甚至影响到她女儿的生活、教育和未来。她即便是与过去握手言和了，未来的命运也未必能好好待她。有时得失、生死不过一瞬间，但生命不能承受冲动的选择。好在对她而言，尽管不易，她已然从最难的时候熬过来了，在未来可能也没有什么更难的让她过不去了。

我想，**我们做医生的，永远不去评价患者的选择，也不可能治愈一切，但我们总是在努力尝试，给患者多提供一些选择项，让他们度尽劫波，面对命运的坎坷时还有些许回旋的余地。**

在绿皮火车的车门关上的一瞬间，她突然又一次号啕大哭起来。内燃机车鸣笛启动，车轮滚滚向前，哭声也就淹没在站台瑟瑟的凉风里。

参考文献

[1] ZHANG J, SUN L, LIU Y X,et al.The change in suicide rates between 2002 and 2011 in China[J].Suicide and life-threatening behavior, 2014, 44(5): 560-568．

[2] Plötz J, Hugo R V. Autonomic hyperreflexia, pregnancy and delivery in paratetraplegia. The obstetric anesthesiologic viewpoint on a case[J]. Der Anaesthesist, 1996, 45(12):1179-1183.

[3] Allen K J, Leslie SW. Autonomic Dysreflexia. StatPearls [Internet]. Treasure Island (FL): StatPearls Publishing; 2023 Jan-. https://www.ncbi.nlm.nih.gov/books/NBK482434/.

[4] Wan D, Krassioukov A V. Life-threatening outcomes associated with autonomic dysreflexia: a clinical review[J].The journal of spinal cord medicine, 2014, 37(1):2-10.

[5] 感谢新西兰脊柱基金机构提供自主神经反射异常示意图的使用授权（https://nzspinaltrust.org.nz/new-to-sci/sci-101/autonomic-dysreflexia/）。剖宫产示意图来源于维基百科词条配图（https://en.wikipedia.org/wiki/Caesarean_section#/media/File:Blausen_0223_CesareanDelivery.png）。文中插图基于以上两张参考图绘制并根据实际需要略做修改。

[6] 彭玲玲. 守护生命——访 2012 年度中华人民共和国国际科学技术合作奖获得者费立鹏 [J]. 中国科技奖励，2013(4)：52-54.

危难时，
你把生命托付给谁

"她怎么还没死？她太痛苦了，赶紧把她的气管插管拔了，让她有尊严地走。"这个坐在我对面，头发梳理得毫不马虎，穿着白色 T 恤、深色西裤，脚踩油光锃亮的尖头皮鞋的男人质问我，"不要再给她治了，赚这种钱你们也忍心？"

"人渣。"我心里暗暗地骂了一句……

她怎么还没死？

下午 3 点多，正是探视时间，我听到病房里乱哄哄的有人吵架。

我跑过去，快到护士站的时候，看到一个高高大大的男人正指着护士骂："你是什么东西，不就是个端屎接尿的护士吗？待会儿我就去投诉你，你等着！"

正骂人的这位，我认识，他是我主管的一位患者的丈夫，是一家外企公司的地区经理。他母亲站在他身边挽着他的胳膊，她

60多岁，大高个，头发高高地盘起来，穿了一件深色连衣裙，显得雍容华贵。她帮着儿子一起骂："病人这么痛苦你们还治？赚这种钱要遭报应的。"

有的人的恶是发自骨头里的，和他受过什么教育、做什么工作、有没有钱、穿什么衣服完全无关。

我们绝大多数人在生病的时候，会把配偶、亲人看作最值得依赖的人，但这个35岁的女患者的丈夫和婆婆对患者的恶意毫不掩饰：从患者住进ICU以来，他们每天都来找我："她为什么还没死？我们不想让她再痛苦了，让她走得有尊严点。"他们还会在患者清醒的时候对她讲："别治了，太痛苦了。"除了假借"减少痛苦""保持尊严"这样的借口要给患者停止治疗外，他们还会故意找碴儿。

"胶布贴脸上多难受，给她揭了吧。"

"为什么要插尿管？太痛苦，把尿管拔了吧，带久了会不会感染？"

"还做什么血气（分析）？多疼啊，以后不要再给她做化验了，反正也没什么用。"

在今天的医患关系之下，只要有患者或家属投诉，不论哪方有理，也不论是不是个别家属胡搅蛮缠，医院都会要求当事的医生、护士写材料，遇到不扛事儿的领导，还会要求医生、护士主动和投诉的家属沟通取得谅解。所以，即便是遇到再不讲理的家属，医生、护士往往也是能忍则忍。那天在病房里，护士居然和患者家属针尖对麦芒般地吵起来了，看来是忍无可忍了。

和这对母子发生争吵的是一位娇小柔弱的女护士。

"对，我端屎接尿，这也包括照顾你们的家人。"护士虽然个子不高，但是她的音量一点不输这母子俩，"我工作确实不像你们那么体面，可我有良心。有人的良心让狗吃了。"

"我抽你信不信。"男人的母亲继续叫嚣着，但她显然只敢动动嘴。

在女护士后面两三米的地方，站着两个男护士，他俩都高高大大的，一看就是常年锻炼，肌肉宽厚健硕。ICU 配备男护士的比例是医院各个科室中最高的，男护士在照护危重病人方面有优势。他们不仅能做好生命体征监护、CRRT 操作、ECMO[1] 管理、调节呼吸机等精细的活儿，还能比女护士更轻松地做好给患者翻身、拍背等重活儿，尤其是在帮助呼吸衰竭的患者做俯卧位通气方面。这项工作很费体力，通常需要几个人一起把患者平抬、翻身趴过来，在这个过程中不仅要注意保护好患者的身体，同时还要确保患者身上连接的各种监测、治疗管路不移位，因此力气大的男护士就显得很有优势。尽管这两个男护士并没有开口，但他们站在那里，也会让这两个故意闹事的家属有所顾忌。

那个女护士一针见血地说出那一串话，没打一点磕巴。我听后心想："这么柔柔弱弱的一个女孩，照顾病人时受多大委屈都不会吭一声，关键时候这么敢说话，这么疾恶如仇，真是好样的！"

我说："都安静一下，还有别的病人呢。"

"因为什么？"我问这对母子。

"她骂我，"男人见我来了冲我喊起来，"这他妈什么态度？病

---

1. ECMO，全称为体外膜肺氧合（Extracorporeal Membrane Oxygenation），是一种体外循环装置，通过将患者的血液引流到体外机器中，利用机器上的氧合器将血液中的二氧化碳排出，同时加入氧气，再将氧合后的血液输送回患者体内，替代患者的肺和／或心脏工作，维持患者的生命机能。ECMO 通常用于急性心功能衰竭、急性呼吸功能衰竭、心源性猝死等重症患者。

人是你们的衣食父母，懂吗？"

我把火气压住，心想："你要在大街上这么撒泼早挨揍了，医生、护士是拿你没办法。"

"都是为病人好，多大点儿事啊不至于，咱们找个地方坐会儿。"我说。

我把他娘俩拉到了示教室，把门关上。示教室距离病房区域得有几百米，他们在这里骂，不会打扰到病房里的患者和其他探视的家属。

"你给我解释一下，为什么还不给她拔管？"男人的气儿还没消。

"病人现在很清醒，她自己要求治，我们任何人都没有权利拔管。"我忍住怒火，"而且我再给她多放几次腹水，把她的腹压降下来，她就可以脱了呼吸机、拔了气管插管转出 ICU，这么做最起码病人没有那么痛苦，否则她憋得太难受了。"我说。

"她想治？钱呢？你们做任何操作我都不签字，你们要做随便，但出了事儿我绝饶不了你。"

"要治也行，让她永远住医院不用再回去了。""吭当"一声，他们摔门而去。

我追到电梯间，说："明天上午你们还得来一下，咱们去给她复查一次腹部 CT，再看看有没有需要穿刺的部位。"

他们头也没回地走了……

ICU 是最能见证人心的地方，疾病给患者家庭和家属带来的冲击不会改变人性，它只是撕下了人性的遮羞布。在生死离别面前，在患者结局不确定或者明知将不久于人世、需要大量花费的场景下，人心的复杂性会表现得淋漓尽致，平时被压抑的、貌合神离的、有着利益纠葛的、深藏在和谐外表之下的很多东西就可能会浮现出来。

这位患者就诊时就已经是癌症晚期了，她体内的卵巢癌细胞引起了大量腹水，导致腹腔压力过高，从而影响了腹腔器官的血流和功能，出现腹胀、腹痛、恶心、呕吐、尿少的症状。同时，她下肢的血液回流也因为高腹压而受到了影响，她下肢肿胀、毛孔清晰可见。高腹压也限制了她的膈肌运动，所以她发生了急性呼吸衰竭。

客观地说，患者病情已至晚期，激进地治疗她的原发病能否让她获益已经相当不确定。但是，无论是否继续积极治疗原发病，此时都不应该用患者丈夫、婆婆的这种"抛弃"的态度对待她。在本书最后，我讲到了临终关怀，对于救治无望的患者，**临终关怀的核心即是陪伴、关怀、缓解痛苦，让患者有尊严、无痛苦地走完生命的最后一程**。正如这位患者，此时最应该帮她解决的、最急迫的问题是高腹压和呼吸衰竭，这两个问题得到纠正后，患者才不至于如此痛苦。所以 ICU 的治疗目标并不难实现：通过穿刺为患者放腹水，降低腹腔内压力，纠正呼吸衰竭。但这个患者的治疗难点在于，她腹腔内的腹水被纤维素包裹了，分隔成了大小不同的很多腔，每穿刺一次只能引流相对大的腔内的液体，所以我要不停地选择穿刺点，反复给她穿刺放腹水。

看到患者的丈夫和婆婆走后，我立刻来到患者床边。

刚才和这对母子发生争吵的护士是患者的主管护士，她小声地对我说："病人刚才太激动了，给她推了点儿镇静药，已经睡着了。"

患者 35 岁，留着齐肩的短发，看上去很娇小。生病前，她在一家国企做人力资源管理。住院后，她很明确地想治疗。在普通病房的时候，气管插管、腹腔穿刺这些有创操作都是她自己签字决定的，她不想这么痛苦地离开这个世界。

那为什么护士会和她的丈夫、婆婆吵起来？

护士说，刚才家属进来探视的时候，患者的丈夫让患者把银行卡密码写出来。患者气管里插着管，腹部因为大量腹水很胀，她丈夫让护士把床头摇高好让患者坐起来，但摇的角度实在太大了，护士说了一句："病人腹压太高了，坐起来这么窝着人受不了。"

这句话让患者的丈夫开始不悦。

护士拿了一块垫板，在上面铺上白纸给患者写字。这块垫板还有白纸本来是让气管插着管不能说话的患者写哪里不舒服、希望得到什么样的护理和治疗的。

"你赶紧写，我扶着你的手。"男人对患者说。可她实在太虚弱了，手里的笔几次掉了下来。男人握着她的手腕，对她说："现在写出来省得以后麻烦。"

患者坐起来后，腹压因此变得更高了，她呼吸更困难了，呼吸机不停地报着警，护士只能站在床边不时地按着消警按钮。

"你再用力点！"男人有点不耐烦了，但他越急患者的手就抖得越厉害，等她歪歪扭扭写完六个能辨认出来的数字，已经过去了得有几分钟。

他对患者说："太痛苦了，咱们要走得有尊严。你想穿什么衣服，我给你买好。"

听他这么说，患者闭上了眼。

护士实在看不下去了："您别这样，这么说对病人恢复不利。"

"恢复？能恢复吗？你们不就想多挣钱吗？"男人爆发了，大声地呵斥着护士。

在我看来，人性最大的恶是对将死之人落井下石。这个衣冠楚楚的男人口口声声地说着让他的妻子"有尊严地走"，不仅不会给他的妻子带来一丝尊严，相反，只能让她更绝望、更恐惧，这远比疾病带来的痛苦更可怕。

护士不再理他，推门出去了。男人在房间里开始骂："甩脸子？甩给谁看呢？这他妈什么态度？病人这么痛苦，护士跑了，ICU 不是二十四小时特护吗？我交着特护费来看你脸子啊。"

护士走到门外，嘟囔了一句"什么东西"，声音虽然小，但还是被他听到了。

说实话，我敬佩这位护士是个敢说话的人。吵架这事家属明显不占理，即便投诉到医院，主管部门肯定也不会怎么着这个护士，但烦琐的流程也一定够让她心烦的。

第二天，我原计划是给患者复查一次腹部 CT，评估腹腔脏器的受压情况，同时寻找需要穿刺的包裹性积液。我想抓紧时间多穿刺几次，让她的腹压尽快降下来，好脱离呼吸机。

ICU 患者外出做检查通常要带着转运呼吸机、监护仪，我们会派几个医生、护士，家属也会跟着，一方面家属可以多陪陪患者；另一方面，要把患者推出 ICU，要乘坐电梯，之后推着病床去几百米外的 CT 室，还要把患者从病床上搬到 CT 检查床上，做完检查后再搬回到病床上回 ICU，在这个过程中，患者病情是有突然加重的风险的，家属跟着一起，能对这个过程中的风险给予一定的理解。

那天，我一直等着这个患者的家属来，好一起去给患者做CT，但左等不来，右等不来。

到了 11 点多，住院总医师小李大夫给患者的丈夫打电话。

"CT？我在银行呢，明天吧。"电话那头说。

"明天您几点能到，早点最好。"

"急什么急？"患者的丈夫喊了一声挂了电话。

"垃圾。"我暗骂了一句，"昨天刚拿到密码，今天就赶紧去银行转账。"

听你丈夫的吧

有人可能会说，在危难面前，婚姻关系终归不如血缘关系可靠。真的如此吗？

我给这位患者的父亲打电话，他同意过来陪女儿。

知道了她父亲要来的那天，患者很高兴，查房的时候她坚持要坐起来写字。我扶着她的手，她的呼吸机不停地报着警，她歪歪扭扭地写着、画着，写了得有半张纸，终于写出来一个我能辨认出来的字：爸。

她写完了这个字，眼睛红红的，但我能看出她眼里的光。

说实话，当我看她写的这个歪歪扭扭的"爸"字，一瞬间竟想到了我的父亲。小时候我在老家农村跟着爷爷奶奶，父亲在部队。部队离家远，每年只有过年的时候他才能回来一次。为了让他开心，我早早地学会了写字，我学会的第一个字就是"爸"。

那年过年，老家下了场大雪。在他回家那天，我左等右等都没等到他，等他深夜到家的时候，我已经熬不住睡着了。第二天天刚蒙蒙亮，我就起来了。当时他住在院子里的另一个房间里，我起来后就在他房间门口转来转去。我一边跺着脚，一边哈着气暖手，脸冻得通红。

父亲起床后开门看到我："这傻孩子，怎么不知道叫门？快进来，我给你暖暖手。"

我把手藏在身后，父亲说："快拿出来让我看看是什么。"

我羞涩又充满期待地递给他我写好的那张纸，那是满满一页的几百个工工整整的"爸"。

在每个人心里，父亲是坚强的存在，是我们遍体鳞伤甚至命在旦夕时坚强的港湾。

或许是因为听说了父亲要来，再加上我反复穿刺放腹水，几天后，患者的腹腔压力降低了，她终于可以脱离呼吸机了。我给她拔了气管插管。虽然她的丈夫来探视时还是会骂骂咧咧、嫌三嫌四，但在那次并没有占到太大便宜的冲突后，他再也没有和医生、护士发生大的冲突。

有一天下午探视时间，患者的父母来了，他们个子都不高，头发花白。她的父亲穿了一件洗得很旧了的蓝色夹克，她的母亲矮矮的、瘦瘦的，皮肤黝黑。他们俩站在高大的女婿和亲家母面前，就像是羸弱的小鸡被两只大老鹰裹挟着。

我带患者的父母进病房，边走边给他们介绍患者的病情。

我说："虽然是癌症晚期，可病人非常想治。现在她的呼吸衰竭纠正了，接下来再放放腹水把腹压彻底降下来，很快就能转到普通病房了。"

她父母进了病房，她看着他们没说话，只是微微笑着，那可是她住 ICU 十几天来，我第一次看见她笑。她紧紧地拉着父亲的手不撒开。她母亲默默地接了一盆温水仔细地给她擦肿胀的腿和脚。他们三个人都一言不发，她父亲站在床边只会用手不停地替她擦泪，替她撩上散落下来的头发。

探视时间快结束了，她父亲终于打破了沉默。

"你婆家和我们讲过了，病太晚了，估计希望也不大，治起来人也太遭罪，还是听你丈夫的吧。

"你弟刚有了娃娃，家里的活儿实在耽搁不起，我们明天就回去了。"

她慢慢地松开了父亲的手。

第二天，患者转出 ICU，回到了普通病房。

再后来，我遇到普通病房的同事，同事说她没住两天就自己要求回家了。

放弃不是抛弃

每个人都会生病，都有无力决策的时候。这个病例中的患者一直在寻找可以托付生命的人，但她的丈夫满怀恶意，她的父母要么因为认知要么因为能力，在最应该拉她一把的时候推开了她，让身患重病的她雪上加霜。但必须说明，这只是个极少见的病例。我工作二十多年来遇到的情况几乎都是亲人（包括配偶）不离不弃，倾尽所能拯救患者、帮助患者。正因为如此，才让这个极少见的病例变得更加"突兀"，更值得我们深思。但是，我们不会因为出现个把坏人就一竿子打翻一船人，绝大多数时候，亲人（包括配偶）是我们最值得托付的人。

通过这个病例，我其实想探讨的是，如何让代理人的代理意见更符合患者利益。

我想分别从患者、代理人（患者的家属）、医生三个角度来谈谈我的看法。

先从患者的角度来说。

我们每个人或许都会有无法表达自己的意见、需要亲人代为决策的那一天。我们要知道，每个人都有自己的决策偏好，我们信任的亲人也是如此。如何才能让亲人的意见更能代表我们自己的意愿？如何让我们无力决策时接受的治疗既不过度，徒增痛苦，又不盲目放弃希望，最终遗憾无助地离开。真等我们到了病危时、气管里插了管或者陷入昏迷时再考虑这些，为时已晚。所以，我们不如未雨绸缪，趁着没病，或者即便生病了但还有能力表达的时候，预先指示，让亲人知道我们自己的真实意愿，比如陷入昏迷时要不要插管、抢救，要不要做有创的抢救治疗等，这样他们的代理意见才最有可能真正代表我们的利益，在关键时刻能从我们的立场出发做决策。

再从患者家属或者代理人的角度来说。

首先，不论有多难，关爱亲人是我们作为健康人的一种义务和责任，做决策先要过得了自己的内心。

其次，真遇到进退两难的情况，我们可以寻求医生的帮助。尽管医生不是决策主体，但他可以成为最好的共同决策者。在疾病面前，医生相对客观、中立，更了解疾病，能客观地评估疾病走向、恢复概率，通晓治疗的进展和局限。在医生给出的医学建议之外，再结合患者的预先指示意见，以及现实条件，比如家庭经济状况，患者的文化、信仰等诸多因素，综合考虑，让最终决策更符合患者本人的意愿和利益。

最后，更重要的，可能也是最让家属产生困惑的问题是，当亲人无力回天或者在各种各样现实困境下，不得不放弃激进的治疗，下一步应该怎么做？这也是我作为 ICU 医生，经常和我的患者家属讨论的问题。

在我看来，放弃不是抛弃，放弃抢救不是放弃关怀。永远不要抛弃患者，被抛弃会让他们感觉到失去生命的意义、价值和尊严，从而让他们产生极度绝望、无助、失落、悲惨的感觉，这会让他们病情恶化，让深处痛苦中的人更加痛苦。

出于对患者病情、患者家庭实际情况，还有其他因素的综合考虑，对晚期不可逆转的患者，我并不主张一定要不惜一切代价激进地治疗，但我主张对任何阶段的患者，我们都应该给予最大程度的关怀。

什么是关怀呢？我认为至少应该遵循以下三个原则：

1. 不让意识清醒的患者意识到被放弃抢救，除非患者自己要求；

2. 不加速死亡也不无谓地延长患者的痛苦；

3. 治疗不仅要看结果，还要关注过程，减少患者身体、心理痛苦的任何治疗都比冷血抛弃更能抚慰人心。

最后从医生的角度来说，我们应该清楚地认识到，每个患者、每个家庭都有独特的现实情况。所以对患者及其家属做出的决策，我们不单纯地根据疾病情况做价值判断或者道德判断。

但这并不意味着我们可以冷漠地旁观，可以"不作为"，对可能争取的病例，我们应该想方设法地帮助患者家属出谋划策，为患者谋一个尽可能好的结局。

我们再看一个病例。

他们改变了决定

"这样吧，再多给病人几天时间，别停呼吸机，别拔气管插管，别让他因为呼吸衰竭而死，给他保留静脉输液，这些是病人有可能活下来的最基本的条件，他很有希望醒过来。"

"这么艰难的手术都做了，千万别轻易放弃，给病人一次机会吧。"

在 ICU 示教室，耳鼻喉科的朱主任、血管介入科的冯大夫、我，还有很多医生围着患者的家属，你一言，我一语地做着他们的工作，劝他们改变放弃治疗患者的决定。

"好吧。"患者的三个儿子在商量了一个多小时后终于松口了，"如果过几天我父亲还不醒，我们就把他拉回家。"

那么，这个 73 岁，发生了动脉破裂大出血的鼻咽癌患者能醒过来吗？

由于放疗技术的快速进步，早期鼻咽癌患者放疗后五年生存率已经提高到了 80%。患者在活得久的同时生存质量也大大改善，这是现代医学的巨大进步。但极少数患者因为鼻咽部反复放疗、局部射线照射，健康组织也会受到损伤，再加上这个部位血管丰富，癌细胞很容易侵蚀动脉血管造成大出血。放疗后动脉破裂发生大出血、失血性休克，是引起鼻咽癌患者死亡的主要风险因素之一。

万幸的是，这位患者发生大出血时是在医院里。那天他在门诊复查，正排队检查的时候，患者的鼻子突然开始滴血，他没在意，毕竟放疗几年了，其间也发生过几次小量出血的情况。他以为这次出血也会和以前一样很快自己止住，但没想到，紧接着大量鲜血涌了出来，然后是喷射状出血，他的衬衣被鲜血浸透了，之后鲜血流到裤子上、鞋上、地面上……

急诊科医生立刻给他做了气管插管，防止血液被误吸到气管里造成窒息，同时开放液路加压输血、输液。接下来他们把患者推到血管介入科的手术台上，冯大夫在患者腿部进行股动脉穿刺，把导管和导丝一直顺着动脉血管放入了患者的颈动脉。他注射造影剂，出血部位立刻找到了，造影剂正在从这个破溃处喷涌而出……

大出血发生在颈内动脉的 C1、C2 交界处，这段动脉血管恰好是颈内动脉从颅外进入颅骨的那一段弯曲的部分，由于解剖学特点，任何在鼻腔内填塞压迫的操作都不可能止住血，也不可能马上给患者做手术切开出血部位在直视下止血——这么快的出血速度，根本来不及。

这个部位的大出血放在以前一点希望都没有。

患者很快陷入了昏迷，生命体征越来越弱，血压低到了 45/21mmHg，心率加快到了 160 次 / 分以上。

此时，只能通过介入手术才有可能挽救患者的生命。在血管中做介入手术，最神奇的地方在于，在以前很难进行操作的血管空间里可以紧急手术了。接下来，冯大夫要在这段出血的血管里置入一个覆膜支架。这个过程好比水管爆了，操作者在水管里面套一截短管，从内部堵住破溃处。

此时，尽管不停地在给患者快速输着血，但他鼻腔里流出的鲜血颜色越来越淡了，变成了淡红色。这不是说他出血慢了，而是说他血中的血红蛋白浓度越来越低。血常规结果出来后，助手喊了一句"血色素（血红蛋白）1.5 克（每分升）"，这个值是正常健康男性血红蛋白平均值的十分之一左右。

监护仪不停地嘀嘀嘀嘀发出心动过速、低血压的警报。

冯大夫屏住呼吸，在判断放置覆膜支架的位置没问题后，果断地释放支架……

血突然止住了！

止血后，患者被送到 ICU 继续救治。

我给他用镇静、镇痛药，以减少躁动引起的出血风险；给他输注悬浮红细胞、血浆、凝血物质，以快速恢复他的血容量，改善他的凝血功能；用升压药维持他的血压，用呼吸机维持他的呼吸……

但患者接下来的病情还是充满了巨大的不确定性：癌细胞会不会继续侵蚀其他血管，导致他在不久的将来再次发生大出血？鼻咽癌进展速度如何，即便不出血，他还能活多久？其中最大的不确定性在于，大出血时患者血压降低，血红蛋白低到了 1.5g/dL，这个过程有没有引起大脑缺血缺氧？患者会不会陷入长期昏迷？所有这些问题都没有确切答案。

在 ICU 门口，从外地赶来的患者的三个儿子一商量，决定不治了，要把他们的父亲拉回家，他们要求停止所有的治疗：升压药、呼吸机、监护仪、静脉输液。

患者家属在突如其来的打击面前会陷入慌乱无助的状态：他们担心继续治疗会让他们"人财两空"，坚持下去看不到希望，放手又于心不忍；他们茫然于如何做才能既不延长亲人的痛苦又不让自己留下遗憾；他们不懂怎样才是更好的放手，辨不清"放弃"和"抛弃"，"放弃抢救"和"放弃关怀"的区别；他们进退维谷，左右为难。在这种情况下，很多家属容易瞬间"崩盘"，做出放弃一切治疗的决策。

对于这个患者，我组织了很多科的专家会诊——肿瘤科、放疗科、血管介入科、耳鼻喉科，希望对患者的预后做出客观的评价。大家意见很统一，尽管接下来这位患者的病情还有很大的不确定性，但他还有机会醒来，这个时候放弃所有的治疗非常可惜。而且，如果患者这次能够扛过去，并且不再发生其他部位的大出血或者其他严重的并发症，那他还可以长期存活。

我们不停地劝患者的家属。

"你们的父亲年龄还不算太大，虽然大出血时血压降低、血红蛋白降低，但心跳始终没出问题，瞳孔和各种反射都好，这说明他的大脑受损并不明显。"

"如果再出现其他大的意外可以不再积极抢救了，但是千万不要停了他的呼吸机和静脉液体，再观察几天吧，给他一次机会。"

家属终于回心转意了。

三天后，患者醒了。

这个患者的成功救治，有冯大夫的高超技艺，有全体医生的坚持，更重要的是有家属的回心转意。但不是每个患者的家属都听劝，而且患者病情也充满了不确定性。这个患者醒了，并不代表每个患者都会有这么好的结局，不是每个病例的走向都能像医生预期的那样。所以，对这个病例的良好结局，我们也不要过度解读。

这个病例最大的价值是让我们看到：**医生努力为患者争取，即便只能从很多病例中救回一个，也是善莫大焉。**

到第六天，在病情进一步稳定后，这个大出血的患者转出了ICU。

那天，在 ICU 门口，父子四人抱在一起号啕大哭。

我想，这哭声中，一定有儿子们对父亲起死回生的激动，还有他们坚持不放手，终于有了一个良好的结局时内心升起的感动。而这个父亲一定也会庆幸，在危难时，他把生命托付给了对的人。

［第三章］

人类孜孜不倦地探寻着奇迹，却很容易忘记我们的身体才是这个自然界中最伟大的奇迹。

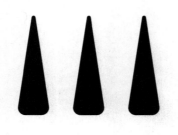

CHAPTER THREE

一

希望的
沉浮

ICU 求生：
我怕闭上眼就再也睁不开了

"我在急诊抢救室输液，房间里躺满了病人。

"隔壁病床的爷爷和我打招呼，他声音很弱，他问我：'姑娘，如果你能治好，你有什么愿望？'

"有什么愿望呢？我说我想带女儿旅游一次，我平时太忙了，从没舍得陪过她。

"爷爷说：'这是个好愿望，你一定可以实现。'

"一个小时后，爷爷走了，医生抢救了很久也没抢救回来。

"医生说爷爷死于肝衰竭、肝昏迷。

"我第一次感觉到死亡离我这么近，或许下一个就是我。"

…………

跌落谷底

悉达多·穆克吉医生在他的《医学的真相》一书中讲道："他想绘制出'死亡之谷'的全貌——不是通过询问那些落入'山谷'

的病人，而是去问那一两个能爬出'山谷'的病人。"[1]这句话的本意是讲癌症研究者通过研究那些对试验用药奏效的患者，来找到癌症治疗的新方法。但作为一名 ICU 医生，看到这句话，我立刻联想到，**只有与死神擦肩而过的患者，才能真正讲清楚人在患有可能危及生命的重病时的困境以及如何摆脱困境。**

正如我曾主管的这位女患者，在病危时，她身体的每一块肌肉都瘫痪了，她的四肢瘫痪、不能呼吸、不能发声、不能吞咽；她负责睁眼、闭眼的眼轮匝肌、上睑提肌等微小肌群也瘫痪了，所以她自己不能控制睁眼、闭眼。她有双很大很好看的眼睛，为了保护她的角膜，医生、护士要定时帮她扒开眼皮，在睡觉时再帮她闭上、蒙上纱布……

最终，她活了下来。她的这段经历对我们每个人了解病危时患者的真实感受，以及如何求生都很珍贵。

2022 年 5 月 7 日，我对她做了一次访谈。我带了两瓶矿泉水，递给她一瓶，我们并排坐在公园绿地的长椅上，这是本书所有访谈中环境最简陋的一次。

她人长得很清秀，身高一米六五左右，穿了一件白色连衣裙，套了一件浅绿色的搭肩，坐在公园白色的长椅上，人更显得清爽时尚。她戴着天蓝色的口罩，露着大大的眼睛。人们常说眼睛是心灵的窗户，这句话真的很对，即便口罩把一个人面部的绝大部分都遮挡住了，我们依旧可以透过眼神洞察出他／她内心的喜怒哀乐。

我说："你住 ICU 时，我对你印象最深的就是你这双大眼睛了，没日没夜地瞪着。"

"瞪着？哈哈哈，那不是闭不上嘛！"她笑了。

我这么开场，让原本可能会有点拘谨的访谈气氛立刻轻松了许多。

我说："我想了解你在 ICU 抢救的那段时间的感受，更重要的是，你认为你能活下来有什么经验。"

"不要歌功颂德。"我补充了一句。我希望听她讲讲内心真实的东西，称赞也好，批评也罢，不要说那些"感谢医生护士、感谢你们用精湛的医术和高尚的医德救了我"这样的套话。

"哈哈哈，"她又笑了起来，"那不会（歌功颂德），我只有一个要求，如果将来你把这本书拍成电影，能把我写好看点不？"

她是个典型的北京大妞。"大妞"这个词是褒义词，这里的"大"字不是人高马大，而是心大，是从里到外的开朗，从她说话我能听出她的豁达和大气。

2017 年患病时，她 40 岁，当时她还在一家大型跨国公司的市场部任职，那年她女儿 6 岁。没有任何诱因，她逐渐出现了肌肉无力的感觉。很快，在几天内，她四肢的肌肉力量就减弱到了 0级。医生为了评价患者的肌肉力量和神经损伤程度，会对肌肉力量进行分级，通常分 0~5 级，5 级是正常肌力，0 级最差。所谓肌力0 级，是指患者某个部位的肌肉完全瘫痪，没有任何收缩反应。

我对她说："咱们海阔天空地聊，我也准备了一些问题，你有啥想问我的，也可以随时问。

"第一个问题，这次得病，你感到最害怕的是什么？"

她沉思了一会儿，说："最让我害怕的应该是那种感觉。怎么描述呢？就像你一直往下掉，可抓不住任何东西。

"（我的病）持续进展，根本拦不住，用什么药都没用。我第一天感觉不对是双手木，像戴了手套一样，我没在意；第二天，腿麻了，走不了路了；到了第三天，麻的感觉迅速从腿往上蹿，到腰了。

"我想，完了完了，再往上蹿不就到呼吸了吗？果然，到了第四天，我的舌头不利索了，说话说不清了。

"我去急诊看病，你们医院神经内科的医生说我可能是格林-巴利综合征。

"我当时还想，这病真洋气，哈哈哈。"她又笑了。

格林-巴利综合征是以法国神经学家格林（Georges Guillain）和巴利（Jean Alexandre Barré）的名字命名的，它并非常见病，大概每年每 10 万人里会有 1~2 人发病 [2,3]，所以多数人对这种病并不熟悉。这种疾病在临床表现上最大的特点是急性起病的、对称性的四肢瘫痪。确诊格林-巴利综合征通常需要给患者进行脑脊液穿刺，脑脊液出现典型的蛋白-细胞分离现象，即蛋白水平升高而细胞数正常，是诊断这种病的重要依据。

"那天医生给我抽脑脊液，他穿刺的时候，我闭上眼。我从小就怕疼，怕打针，他拿的那个针得有十厘米那么长吧，我能感觉到针头在我腰里走，但这次我没怕，真的。治病嘛，只要还有的治就不怕。

"可医生给我用各种药，输进去一点效果都没有，我开始怕了。

"又过了两天，我吸气吸不动了，肺里有痰咳不出来，我感觉我要被憋死了。所以你知道吗，人怎么死也不能憋死，被憋死的感觉太恐怖了。

"神经内科的医生对我说，我是重型的，呼吸衰竭加上肺炎，要转 ICU 插管上呼吸机。

"现在我还经常做梦，这种感觉一辈子忘不掉，点滴我都记得。人生居然经历这些，没法想象。"

"我记得应该是下午 3 点半左右转到 ICU 的。"她继续说。

"我全身每一个地方都不能动，我只能盯着天花板，护士给我翻身，我像根烂面条一样，哪儿哪儿都瘫了。我想翻个身，想坐起来。我想说话，甚至想给护士说几句好话，让她赶紧给我口水喝，我太渴了。我觉得我像是被放在大太阳底下晒。可我说不出来，也写不出来，表达不出来。

"绝望啊！

"我拼命地吸气，可吸不动，有种像要被淹死的那种恐惧。

"盖在我脸上的面罩让我更憋了，我想伸手抓掉它，可手根本没劲儿。

"护士对我大声地喊：'你深吸气，深吸气，你用力地吸。'

"我真的吸不动了，怎么努力都没用，我觉得我的身体马上要飘走了。

"然后我听到了自己呼哧呼哧的呼吸音，好大的声音啊，现在想起来肯定是出幻觉了，因为那时候我根本吸不动气了。

"然后我就没意识了。

"等我醒了，已经是第二天了，护士对我说，给我气管插管了，上了呼吸机。"

我睁不开也闭不上眼

尽管格林-巴利综合征患者的临床表现凶险，进展迅速，但大多数患者是可以通过药物治疗得以恢复的。但是，一旦患者参与呼吸的肌肉群瘫痪了，进展为呼吸衰竭，治疗难度则显著增大。研究表明，25% 左右的格林-巴利综合征患者可发生呼吸衰竭。60% 应用呼吸机机械通气的患者可发生肺炎、严重感染、肺栓塞、消化道出血等严重并发症 [4-6]。一旦出现这些并发症，患者病情将进一步恶化，死亡风险大大增加。

"ICU 这个地方给你的整体印象是什么？"我问她。

"可能是因为我病得太重了，我现在想起来还是很害怕。"她说。

"虽然你们给我用了镇静药，但我只要一醒，我就会专门拣恐怖的事儿听，几床大出血，正在输血；谁的家属放弃抢救，不做心外按压，不做电除颤，不给抢救药；谁的家属把病人拉回家了；几床的伤口感染了，培养出了耐药菌。

"我专拣这些害怕的事儿听，我想这些让人害怕的事儿可千万别找到我。"

"我就一直想不透，好好的，我为啥就得了这种恐怖的病呢？"她问我。

迄今为止，我们对格林-巴利综合征的确切发病机制并不完全清楚。有研究认为，格林-巴利综合征的发病可能和感染空肠弯曲菌、巨细胞病毒等病原微生物有关，人体感染病原微生物后，激发了人体的免疫反应，产生的抗体物质在攻击微生物的同时也误伤了自身的神经组织，导致周围神经脱髓鞘。周围神经的名称是为了区别于中枢神经（脑和脊髓），周围神经是指人体除脑和脊髓以外的所有神经。髓鞘是包裹在神经细胞轴突外面的一层膜，其主要功能是保护轴突正常传导神经信号。我们可以把这种结构想象成电缆，电缆中间负责传导的金属线好比是轴突，而金属线外包裹的胶皮好比是轴突外的髓鞘。神经脱髓鞘好比是电缆被剥了皮，神经的传导功能因此严重受损，导致其支配的肌肉瘫痪。

正常神经 　　　　　　　　　神经脱髓鞘样改变

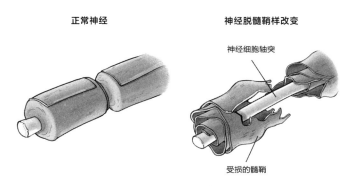

神经细胞轴突

受损的髓鞘

正常神经与神经脱髓鞘样改变

　　随着时间的推移，格林-巴利综合征患者体内引起神经脱髓鞘的抗体物质含量会越来越低，症状会越来越轻。这种疾病康复的关键是需要时间和条件。

　　那么具体怎么治疗？我们可以把 ICU 关键的治疗措施分为两部分。

　　第一部分：争取时间。用现代化的器械和药物把患者的生命体征维持住，让患者先活着，因为只有先活着，患者才有痊愈的可能。比如，对这位患者，我给她气管插了管、应用呼吸机来纠正她的呼吸衰竭，让她不至于窒息死亡；我给她下了胃管，通过胃管输注营养液，补充机体代谢所需的营养；我还给她应用了抗生素，用气管镜帮她吸出痰液，治疗她的肺部感染；我用药物控制她的血压、心率，防止发生恶性心律失常；此外，我还给她应用低分子肝素抗凝治疗，预防她发生下肢静脉血栓这样的并发症。所有这些治疗措施都是为她的痊愈争取时间。

　　第二部分：创造条件。为患者争取了时间，同时也必须去除致病因素，患者才有痊愈的可能。目前，国内外针对格林-巴利综合征患者异常的免疫反应，通常会应用丙种球蛋白，有时候还会应用糖皮质激素来降低患者体内的抗体水平，对抗异常的免疫反应[7]。有研究认为，这两种药物合并应用有效率可达到 90% 左右[8,9]。这是为患者痊愈创造条件。

医生为患者的痊愈争取时间、创造条件，而患者则具有自我修复的能力，医患配合，疾病才有了治愈的可能，二者缺一不可。在我的《薄世宁医学通识讲义》中，我把这个原理总结为：**医疗的本质是支持生命自我修复。**

但很遗憾，这位患者对丙种球蛋白、糖皮质激素这两种药物的治疗反应都不理想。

她继续和我描述在 ICU 里那些让她感到害怕的场景。

"有一天晚上，我听你查房说到我。虽然你们把门关上了，给我打了镇静药，给我的眼睛盖上了纱布，但是我没睡着，都听到了。

"'（患者病情）还在加重，'你说，'激素和丙种球蛋白都没起作用。'

"我听到后就哭了，我孩子只有六岁，我可以忍受气管里、胃里插着管，每天手腕上扎动脉，我能听到监护仪、呼吸机的报警声，听到医生、护士抢救别的病人的喊声，听到有人咽气被拉走了。这些都不算啥，真的，只要能活就行。

"可我这么努力、受了这么多苦，难道最后还是难逃一死？我忍不住大哭，太委屈、太怕了。

"后来护士可能是看到盖着我眼睛的纱布湿了，就拿下了纱布。她不停地给我擦眼泪，说：'你别怕，薄医生正在给你想办法。'

"我哭了一晚上。"

我说:"你确实是我见过的最严重的格林-巴利综合征病人,轻的根本不用来 ICU,普通病房就治好了。到我这儿的都是重病例,而你在重病例中又是最重的。"

我说:"我一直想问你个问题。那天我给你拔了气管插管你能说话的时候,我就想问,但你病情不稳定,我怕刺激到你。"

"没事,你问吧。"她说。

"我记得有一天晚上 10 点多,我查房,到你那儿,我说要给你合上眼、盖上纱布,让你好好睡一觉,你为啥拼命地示意我不要给你闭眼呢?"

听我这么问,她的眼圈红了,她说:"我怕。我怕闭上眼,我就再也睁不开了。"

爬出"山谷"

现代化的 ICU 最伟大的成就莫过于精准地管理生命。在这个患者的救治过程中,呼吸机、监护仪、注射泵、输液泵、肠内营养泵……所有这些常用设备都在有序地运行,把她的生命体征精准地控制在理想水平。比如,通过调节呼吸机的潮气量、通气频率,让她既能充足地通气,又不会因为气道压力过高而损伤到肺;通过调节 PEEP[1],既不让她的肺泡塌陷,又能维持良好氧合;注射泵可以精确到以 0.01mL/h 的速度把血管活性药注射到她的

---

1. PEEP,全称为呼气末正压,是呼吸机上的一项重要参数。在应用呼吸机时,于呼气末期让患者呼吸道内保持一定正压,防止患者肺泡萎陷,用于改善氧合。

血管内，让她的血压维持在理想水平；营养液的输注速度也能精确到 1mL/h，由营养泵泵入到她的胃内。

精准治疗给生命带来希望。

在没有呼吸机之前，格林-巴利综合征的重症患者一旦出现严重的呼吸肌肉麻痹、呼吸衰竭，则大概率会死于窒息和缺氧，但有了呼吸机的应用和 ICU 的精准治疗，这类重症患者有机会得以存活。不过，让这个患者能够最终爬出"死亡之谷"的另外一项关键治疗则是：血浆置换。

所谓血浆置换，即是我们通过患者股静脉中的导管把患者的血液引流到体外，在体外把血浆分离出来并弃除，同时给患者血管内补充进去等量的新鲜血浆或者其他可以用于替代血浆的物质，用于置换患者自身的血浆。

为什么要使用血浆置换这种治疗措施？因为患者自身的血浆内含有致病物质，比如抗体物质、免疫复合物等等，通常这些致病物质为大分子，无法通过患者的肾脏清除，也无法经过 ICU 常用的其他血液净化措施清除，比如 CRRT、血液透析，而血浆置换可以把患者血浆中含有的这些致病物质清除，为患者接下来的痊愈提供条件。

她说："那天你告诉我要给我做血浆置换，还给我讲血浆置换的原理，你说要用血浆置换去换掉我自身的'毒血浆'。哈哈哈，你居然说我的血浆有毒。你说不能再等了，时间长了怕肺部感染加重，那样生存概率就越来越低了。

"你还说，全身瘫痪的病人卧床很容易形成下肢静脉血栓，如果血栓脱落，又会引起肺栓塞。

"我心想，赶紧做吧，我不需要知道原理，有一丝希望我都愿意试。

"第一次做完，我的手指微微有感觉了。那天你蹲在地上盯着我的手，高兴地说：'大家来看啊，她的手指似乎在动。'听你这么说，我的心要起飞了。

"第二次做完，天哪，我的胳膊抬起来了。

"第三次做完，呼吸机停了。你说照这个速度做五次，我就可以痊愈了。

"第五次做完，你拔了我的气管插管。

"我又能呼吸了！这是什么感觉？简直了！这是我最高兴的事儿吧，太不可思议、太神奇了！"

果断的血浆置换带来了她病情出现转机的"拐点"。后来，每当我回忆起这个病例，我依旧能体会到那种强烈的喜悦。现代医学的先进技术真的可以化成神奇的力量让患者起死回生。

我继续问她："你转出 ICU 的时候有什么感受？终于活着出来了，是不是想抱着家里人哭？"

她想了想，然后说："在 ICU 治疗的时候，我天天想着哪天从 ICU 转出去就好了。从 ICU 转出去是我当时唯一的目标，可真等到被推出 ICU 大门的时候，我并没觉得轻松或者激动。

"看见门开了，电梯间里（所有患者的）家属们呼啦一下都站起来了，有的是从小板凳上站起来的，还有躺在地上的人也翻身爬了起来，他们都眼巴巴地盯着我。他们对我老公说：'祝贺你啊，（你爱人）终于出来了。'

"他们居然没有祝福我，而是祝福我老公。后来听我老公说，他和这些家属都成了患难之交。1 月份的北京，不管医院给多足的暖气，到了晚上电梯间还是飕飕地冷。有的人买了躺椅躺在过道里，有的人裹个大衣蹲着，再有舍不得花钱的，就铺了报纸和纸板子，就那么躺在地上。

"这些都是好人。谁家的亲人转出来了，大家都替他高兴。我给你说实话，ICU 门打开的时候，我真没记住我老公当时啥样，我就看那些家属了。

"我能看出来他们眼里满是羡慕，还有祝福，而更多的是期待。

"他们的家人还躺在 ICU 里，有的或许永远出不来了。

"我是幸运的。"

她抬起头，眼泪开始在她的眼眶里打转。

"从你那儿出来的能有一半吗？"她问我。

"当然有了。"我说，"病人病情不同，抢救成功率也不同，所以不具备可比性。但从总体上看，咱们科的病人救治成功率能在80% 以上。当然了，这里面也包括了一些术后来 ICU 度过危险期的没那么危重的病人。"

"哇！"她说，"那真是很棒！"

求生欲

我说："特别感谢你能接受我的访谈，让你重新去回忆那段日子确实有点残忍。但是，听你聊这些不仅对我从医很有帮助，也能让所有人了解到万一遇到大病应该怎么应对，所以特别谢谢你。

"最后，我想听你说说你的'秘籍'。如果让你对那些有可能要住 ICU 的人说句话，你会说什么？"

她说："我想想。"

过了十几秒的样子，她说："别怕插管，哈哈哈。"她又笑了。

"有人说，人到病重的时候千万别插管，别受那罪。这不对。病人该不该插管得听医生的，你说我要不插管，我不早就憋死了吗？"

"给你气管插管是你刚进 ICU 那时候的事儿，我想听你说说后来那段时间，你是怎么活下来的。"我继续问她。

对这个问题，她思考了得有近一分钟，然后她说：

"我觉得我能活下来除了你们的治疗，更重要的是我自己的求生欲吧。

"什么是求生欲？这么说吧，当护士往我胃管里打水，清水通过胃管流过嗓子的时候，我能感觉到清甜，你信不信，然后我就做着大口大口吞咽的动作。

"其实我知道，隔着胃管我不可能尝到水的味道；我的肌肉瘫了，我也根本咽不了。可我享受这个过程，这说明我还活着，我还拼命地想活着。"

我说："你说的特别对。医生最喜欢你这样的病人。很多时候人在生死面前拼的就是求生欲，病人得了病住 ICU，会产生各种负面情绪，有无法掌控自身命运的无力，有对疾病走向的担忧，还有对死亡的恐惧。所有生病的人都会感觉到自己到了最低谷。但是，扛住了也就过来了。"

"但是想活下来也不容易，"她继续说，"对我来说，最难的是表达，我怎么把我的想法告诉医生、护士。

"我不能说话，不能写字，眼睛睁不开、闭不上，全身上下只有头略微能动一点，我想找护士要口水喝都难。

"我问你，我想要换尿垫了怎么告诉护士？呼吸机给的节奏太慢了，我感觉憋气怎么告诉医生？我不敢睡觉，能不能给我点睡觉药？你们给我往胃里打补钾的药会让我的胃很不舒服。这些问题怎么告诉你们……

　　"就像两个世界的人。

　　"最后，我学会了成功地向护士们表达我的想法，你想不到我在不能说话、不能写字的状态下，是怎么就靠眼神做到让护士正确地猜到我的要求的。

　　"可我确实做到了，学会表达真的很重要，否则我怎么求生？"

　　毫无疑问，这是个救治非常成功的病例。她是现代医学的获益者，进而成了拥趸。在得到成功救治后，她经常在我的科普视频下留言鼓励其他正在患病的人，比如"对，我就是这么活过来的，所以请你一定相信医学"。她感动于医学的进步、医生的精进和付出。在今天，医学能做的越来越多了，虽然还有各种不完美，但总能给我们希望。我们生活在一个伟大的时代，我们永远想不到明天的医学能给我们带来什么。

　　然而对这个病例，我更想讨论的是如何激发和保护患者的"求生欲"，这是她的这段经历和真实感受给我的最大感悟。

　　具体怎么做？我们要把医生的信心和能力展示给患者，用各种方法去激励患者。

　　关于这一点，她在访谈的时候说："我能活下来，周围人的鼓励很重要，否则很难想象怎么挺过来。出院后我在记事本上记下了每个人的名字，我怕以后我老了、痴呆了，把这些人给忘了。其实不用记本上，我不可能忘记，我就随便给你说说啊。

　　"你带的一个实习医生，男博士，高个子、戴眼镜，在我拔了气管插管后他专门来跟我说：'祝你早日康复，估计你能站起来的时候我的实习期也就结束了，那时候我就是个真医生了。'

　　"还有一个实习护士，白白净净的。在拔气管插管那天，我特别害怕。你知道吗，气管插久了我开始没自信了，我怕拔了气管插管我会再憋死。那个实习护士一直拉着我的手，那小手真软，是我这辈子拉过最软的手。

"李大夫，给我做第一次血浆置换的那个男大夫。他戴个黑框眼镜，头发有点卷，前边三分之一都秃了，就和你现在一样。他经常过来观察血浆置换后我的呼吸情况，他话少，每次只会对我说：'嗯，很好，很快就能脱机了，你坚持。'护士背地里说他特轴，但人很正直。"

我说："李大夫现在在非洲呢，医疗援助。"

"还有护士阳哥，大家都叫他麦兜。有一次，隔壁床有个病人发脾气骂他，骂得那个难听啊，我都听不下去了，真的太难听了。他怕我吓着，跑过来安慰我，他说：'你别怕别怕，这病人是谵妄了，不是真骂人，很快就能好。'

"还有个护理员大姐，五十多岁，外地农村的，自己在北京打工。她看我头发长了怕我感染，就给我剪头发，边剪边说：'姑娘啊，你长这么好看，指定死不了。'哈哈，好看能免死吗？她的手艺秒杀太平洋百货楼里的韩国发型师。"

"她回老家了，有孙子了，不干护工了。"我说。

"当然了，数你气场最大。每次你查房，有很多学生跟着。你一进来，我感觉整个病房哗啦一下就亮了，你讲话有力量。你给我说：'别怕，我大学时候有个女老师得的也是重症的格林-巴利，也气管插管、吹呼吸机，后来完全好了，一点后遗症没有。'"

"我都忘了，你居然记得这么清楚。"我说。

"当然了！你们当医生的可能不知道，病人特别高兴听到鼓励，每次你查完房我就有信心了，你对我说今天又进步了，这种认可就像小学生得到老师的表扬一样。

"我每天拼命也要好起来，就是争取你奖励更多的小红花，哈哈哈。

"可惜查房时间太短，就十来分钟，我还没听够呢你就走了。"

关于激励，她在出院后发的朋友圈里写道："今天下午在医院遇到了 ICU 的薄医生，看来我这病没影响脑子，记忆力还好。一眼就认出那个熟悉的身影，那个每次查房都会给我打气加油的黑桃 King！之所以称他黑桃 King，是因为他那气场太强大，每次带他们组的医生过来都详细讲述我的病情、发展程度和治疗方案，还不忘用坚定的语气对我说：别害怕，会好的！每次听他说这句话，我都会踏实好多。虽然这种踏实在那些地狱般的日子里撑的时间不长，但是已经让我非常非常安心了。在 ICU 的日子，每天都会有医生、护士，包括护工大哥大姐，来对我说些鼓励安慰的话，如果每一句都能撑一个小时，那这一天过得也就快乐很多很多了。"

但是，和她的这段访谈也告诉我，结果的成功并不是一切，作为医生，我还有很多可以精进的地方，尤其是我对我的患者了解得并不够。

我原以为她不肯闭上眼，是怕黑、怕孤独，或者是她要亲眼看到每一瓶药物输进她的血管，医生、护士给她顺利地做完了每项操作，她亲眼看到这些治疗后才会放心。而她说的是："我怕闭上眼，我就再也睁不开了。"她让我感受到了患者在疾病面前深深的恐惧和无助。我原以为离开 ICU 时，她会庆幸、会痛哭，没想到她在转出 ICU 的那一瞬间，能悲悯和同情其他患者的痛苦和命运。我原以为给患者当今最科学的治疗、最好的药物，精准地管理患者的生命体征，假以时日，患者就一定可以康复。从她的经历中，我了解到了激发患者的求生欲同等重要。她在病危状态下能清晰地记得我给她讲我大学时候的女老师得了重症的格林-巴利综合征后来顺利痊愈的往事，而对这个细节我甚至完全没有记忆了。她能清楚地记得我对她说"别怕，能好"，我没想到医生的一句不经意的鼓励对患者的求生如此重要。

幸运的是，她活了下来了，她有思想、会表达，更关键的是她愿意表达，愿意接受我的访谈，所以我有机会透过她的语言体悟患者在疾病面前强烈的恐惧、绝望、无助、痛苦，还有对她康复至关重要的顽强的求生欲。多去了解患者，才能知道激发患者的求生欲是多么重要；多去了解患者，才能知道如何更好地激发和保护患者的求生欲。而激发患者的求生欲，能让他们更加配合治疗方案，这本身就是提高治疗效果、实现治疗目标的最重要的前提。医生的医术本身就是由软技能和硬技能两个方面共同组成的，准确诊断、开药方、做手术是硬技能，而多去了解患者、体恤患者的感受、激发患者的求生欲则是至关重要的软技能。缺失任何一个方面，都是不能胜任医生这个工作的。

我们从来不担心医学技术的发展速度，因为只要基础有了、方向正确、方法科学，医学便会以一种我们想都不敢想的速度"狂奔"，在不久的将来，会有一个接一个的颠覆性的治疗技术出现，会有一个接着一个今天还无法治愈的患者得到治愈。然而，**医学的快速发展很容易让我们把患者当成了生产线上的一个个"产品"，而让我们忘记了患者是有血有肉、有思维，处在最无助、最痛苦状态下的"人"。**

医生只有多了解患者才能更好地了解自己，每个医生都渴望技术上的不懈精进，但好医生不仅要看病，更要看病人。

参考文献

[1] 悉达多·穆克吉. 医学的真相 [M]. 潘澜兮译. 北京：中信出版社，2016.

[2] Guillain-Barré syndrome[EB/OL]. https://en.wikipedia.org/wiki/Guillain%E2%80%93Barr%C3%A9_syndrome.

[3] Sejvar J J, Baughman A L, Wise M,et al. Population incidence of Guillain-Barré syndrome: a systematic review and meta-analysis[J]. Neuroepidemiology, 2011, 36(2):123-133.

[4] Berg B V D, Walgaard C, Drenthen J,et al. Guillain–Barré syndrome: pathogenesis, diagnosis, treatment and prognosis[J]. Nature reviews neurology, 2014, 10(8):469–482.

[5] Yuki N, Hartung H P. Guillain-Barré syndrome[J]. The New England journal of medicine, 2012, 366 (24):2294-2304.

[6] Doorn P A V, Kuitwaard K, Walgaard C,et al. IVIG treatment and prognosis in Guillain-Barré syndrome[J]. Journal of clinical immunology, 2010, 30(Suppl 1): S74-78.

[7] Gadian J, Kirk E, Holliday K,et al. Systematic review of immunoglobulin use in paediatric neurological and neurodevelopmental disorders[J]. Developmental medicine and child neurology, 2017, 59(2):136-144.

[8] 姜颖，赵欢. 甲泼尼龙联合丙种球蛋白治疗急性格林巴利综合征的临床效果 [J]. 实用临床医药杂志，2017，21(9)：179-180.

[9] 杨光伟，邓楠. 甲泼尼龙联合丙种球蛋白治疗急性格林巴利综合征的临床效果 [J]. 临床医药文献电子杂志，2019，6(A1)：69-70.

我为什么忘不了那一千颗星星

女孩儿梳了个马尾辫，盘腿坐在病床上，两只瘦瘦的脚丫露在病号服外。她的体重又下降了。因为瘦，她下巴尖尖的，显得眼睛格外地大。她脑门和脸蛋儿上还有几颗明显的痘痘。

见查房了，她赶紧把叠好的五颜六色的星星捧了起来，装进了一个透明的大广口瓶，已经装了快半瓶了。

女孩儿冲我们挤出一丝笑。

"我爸说，等我叠够一千颗星星，我的病就好了。"她说。

可她住院一个月了，还没确诊是什么病，更别说能治好了，而她下腔静脉里的血栓正在快速蔓延……

请个专家会诊吧

"患者15岁，无明显诱因出现呕吐，伴低热，消瘦三个月入院，查体无明显异常，血、尿、便常规正常，肝肾功能正常，血沉快，33毫米每小时，胃镜检查未见明显异常。"

…………

二十多年前的 1999 年，我正在另外一家医院做住院医师，这是我主管的一个病例。

对这个患者的病情，我已经很熟悉了，但在二三十人面前汇报病例，我还是战战兢兢的。年轻医生们站了一圈，把十几平方米的病房挤得水泄不通。

每周一次的教学查房是年轻医生们训练思维方式最快的时候，教学查房通常是科里高年资的医生主持，比平时的例行查房时间更长，老师也会讲得更多，会把病例拆开了揉碎了分析。当然了，能被选中在教学查房时讨论的病例也一定是复杂、疑难病例。

我快速汇报着这个患者的现病史、既往史、体格检查结果、化验结果、胃镜报告……

年轻医生们都竖起了耳朵，唯恐遗漏一丝细节，有人抱着教科书，有人在笔记本上快速记录着，有人前前后后地翻着书把这个女孩的病症和书上的内容一点点做着比对。

我继续汇报，手心已经开始冒汗……

教学查房时，最可能让住院医师难堪的是，如果汇报出了错或者遗漏了重要细节，有的教授会立刻打断，毫无情面地在几十个人包括患者面前数落，这种难堪会让年轻医生很下不来台。但这也会让年轻医生以后更细心，下次再准备病例汇报也会更充分。

年轻医生都是从管病人、写病程、汇报病例开始逐渐训练临床思维的。

"现在是入院第四周，患者病情无好转，仍有呕吐、低热，体温最高 37.6℃，体重较入院时减轻了 2.8 公斤。"

我看了一眼王主任，他是主持这次教学查房的教授。他站在女孩病床的右侧，正要掏出听诊器听诊，我担心他听不到我的汇报，我刚停下来，就听到他用低沉的声音说了一句"继续"。

"一周前，超声检查发现患者下腔静脉出现血栓。"我提高了声音，"随即给患者皮下注射低分子肝素[1]，但今天复查，低分子肝素并没有起效，患者的血栓还在快速增大。

"先后怀疑过肿瘤、肠梗阻、胰腺炎、神经性呕吐、神经性厌食，但已经拿到的检查结果排除了所有这些疾病。"

…………

这个女孩儿来自河北省南部某市，父母都在煤矿上班。为了看病，他们在北京待了很久，去过很多医院，也找过很多专家，但前前后后两个月，一点头绪也没有。王主任是当时著名的疑难病诊治专家，他在门诊见到女孩，没犹豫就收住院了。他希望通过入院后详细的检查帮这个孩子确诊。

但是，女孩儿的病情并不简单，入院一个月了还无法确诊。她还是每天呕吐、低热、体重继续下降。更可怕的是，她的下腔静脉里发现了血栓。

为什么我们这么担心下腔静脉血栓？

下腔静脉是人体最大的一条静脉干，它收集人体下半身的静脉血，之后汇入右心房。下腔静脉管径粗、血流快，正常情况下很难形成血栓。下腔静脉出现血栓，常见的情况是患者凝血功

---

1. 低分子肝素通过对凝血过程中关键的凝血酶和凝血因子的抑制，起到影响凝血功能的作用，临床上常用于预防和治疗静脉血栓。

能严重异常或是某些器官长了肿瘤，比如肾癌晚期患者的癌栓可以通过肾静脉蔓延到下腔静脉。但这个女孩入院后做了详细的检查，并未发现肿瘤和明确的凝血功能异常。下腔静脉血栓最严重的后果在于，一旦血栓脱落，巨大的栓子会顺着血流漂浮到右心房、右心室，然后卡在肺动脉里，形成急性、大面积肺栓塞，严重者可致患者猝死；有时血栓还可能影响血液回流，引起患者腹腔器官功能异常或下肢严重水肿。

我太想给这个女孩尽快确诊了，在她住院后的一个月里，每到周末，我都会骑着自行车到北京协和医学院的图书馆。在 20 世纪末，协和图书馆馆藏的医学类图书、期刊是北京市最全的，很多年轻医生和医学硕士、博士研究生们查阅文献常去这个图书馆。为了这个病例，我经常在图书馆一待就是一整天，希望能够检索到相似的病例报道。我查阅各种文献，但始终没找到对这个病例诊断有价值的文献。

所以我和科里的年轻医生们对这次教学查房都很期待，盼望王主任能带我们找出这个疑难病例的破局点，给出诊断治疗的方向。尤其是我，作为这个女孩的主管医生，我太想帮她了。我知道，如果这个孩子再得不到确诊和正确的治疗，她的病情将越来越凶险。

"这次查房的目的，是想进一步明确接下来患者需要完善什么检查、如何确诊，以及接下来的治疗方案。"终于，我的病例汇报做完了。

见我汇报结束了，女孩儿的父亲从床下掏出一个白色的盆，指着里面对王主任说："您看看，胆汁都吐出来了。"我看了一眼，盆底部有几十毫升呕吐出来的黄色胃液，里面还混着少量食物残渣和一些深色的像胆汁一样的液体。

"您再想想办法，住院这么久了，为啥越来越重。"他说。

"好，别急，我们再商量商量。"王主任对他说，然后带我们离开了病房。

我们来到了示教室，坐下来，王主任又快速地查看了一遍女孩儿所有的检查结果。其实，在这次查房前，这些化验和检查结果他早已经看过十几次了。

示教室里出奇地安静，只有王主任翻阅病历发出的唰唰声响。所有的年轻医生都在等他发表意见，他的意见对这个病例的下一步的诊治走向至关重要。

王主任看完病历，把病历夹子合起来，沉思了一会儿。

"请个专家会诊吧。"他说。

这句话刚一说出来，示教室里立刻变得嘈杂起来，年轻医生们交头接耳地讨论起来。

是啊，王主任已是这个领域的顶级专家了，他诊治过无数疑难危重病例，每次教学查房分析疑难病例都如庖丁解牛，游刃有余，他总能从各种冗杂的线索中抽丝剥茧，发现疾病诊断的证据，然后给出准确的诊断和治疗建议。

而对这个病例，从他的嘴里，从一个专家的嘴里，居然提出请其他专家会诊。

这意味着什么？

"请谁呢？"他继续说，"中国疑难病领域的泰斗是张孝骞教授，你们以后一定要多看看张老先生的文章和著作，那是满腹经纶，出神入化。很可惜，张老已经作古。

"现如今，在北京医疗界，疑难病领域还有另外一位高手。这就是北大医院的张树基教授，大家都叫他'抢救大王'基大夫。"

他对我说："薄医生，明天你跑一趟，去请基大夫，我今天给他打个电话确认一下时间，你打个车去。"

"如果连基大夫也看不出来是什么问题……"他停下来，没有继续往下说。

甘露醇的分子量是多少？

在现代医疗体系下，为了保障患者诊治的准确率并促进医生间的交流，对疑难危重病例，我们不仅有医院内部的专家会诊，还有院际的专家会诊。院外会诊通常会邀请这个领域的知名专家。毫无疑问，专家会诊制度对患者有益，不同专家从不同角度分析问题，可以降低误诊率。而且院外会诊过程也让年轻医生见识到各个医院的顶尖高手，这也有利于他们的快速成长。

第二天早上7点30分左右，在北大医院门口，我见到了这位传说中的疑难病专家——基大夫。他穿了一件黑色的羽绒服，右手提了个布袋子，里面装着白大褂。他个子不高，头发全白了，面色黝黑，戴着一副老花镜。他朝着我一路小跑过来，脸上带着笑。

"快走，快走，别赶上堵车。"基大夫说，"咱们这就出发，马上早高峰。"

上了出租车，基大夫坐在后座，我坐在副驾驶座上。和名声这么大的一个教授坐在同一辆车里，我顿时紧张了。

"小薄医生老家哪儿的啊？"基大夫大概是看出了我的局促不安，先说话了。

"张老师，我家在河北省邢台市。"我回答。

"哦，"他说，"那咱俩还是老乡，我是宁晋县人，考到北医上的学。"

他这么一说，我的紧张情绪马上缓解一些了。他继续问我："你学的啥专业？"

"急救医学。"我回答。

"这个专业好，以后病人的命可就交在你手上了。"基大夫说。

"既然你学急救医学，那我考考你：甘露醇的分子量是多少？"

"呃……"我一下子蒙了。在去接他的头一天晚上，我猜到了基大夫大概率会考我和这个病例相关的一些知识点，我做了充分的准备，比如常见的下腔静脉血栓的形成原因有哪些？低热和血沉快为什么可以反映患者的慢性炎症活动状态？低分子肝素为什么能起到抗凝的作用？呕吐、消瘦最常见的病因都有什么？我相信就依我对这个病例的熟练程度，怎么也能抵挡两三个回合，没想到他第一个问题就把我问得哑口无言。

"怎么会问这么刁钻的问题？"我心想。

"呃……"我说，"我只知道甘露醇是脱水的，病人脑水肿了就用甘露醇，但是分子量是多少，我可真不知道。"

我以为我这么回答，他就不会再追问了，没想到他说："没事，没事，你记不住没关系。那我再问你，你刚才说甘露醇脱水，这是书上说的，你认为真能脱水吗？"

他这句话说出来，"嗡"，我感觉我浑身的血都往脑门上蹿，我像个刚学会游泳的人，呛了口水后终于艰难地从水里冒了个头，结果又被他狠狠地按了下去。

我支支吾吾地说："书上、书上是这么说的，我的老师也是这么教的。"

那天的出租车开得出奇地慢，我们还是遇上了最担心的早高峰。连续两个问题我都没回答上来，我越发地紧张了，脑门上开始冒出汗来。

基大夫不再追问我了，他说："我给你讲个病例吧。

"我实习那年，有一次我跟着我的老师做一台脑肿瘤手术，做了几个小时。肿瘤的位置深啊，要牵拉开两边的脑组织才够得着。病人的脑组织就这么被拉来拉去的，等手术快做完的时候，助手就喊了，脑组织肿了。

"我一看，可不是嘛，正常脑组织看上去像西瓜的瓜瓤，脑水肿了的组织像娄了的瓜瓤，还鼓起来了。这么肿怎么办？病人术后恢复起来也慢啊。

"我正着急呢，我的老师不紧不慢地说：'别急，来一瓶甘露醇。'护士挂上甘露醇，呼啦呼啦也就半小时就给病人输进去了。

"你猜怎么着？等我们把整个手术区域都检查完了，准备缝硬脑膜了，我发现刚才还肿胀的脑组织，颜色、体积都快回到正常了。

"你看，甘露醇脱水的效果就是这么明显。"

他继续说："甘露醇的分子量是182。甘露醇之所以可以脱水，是因为甘露醇输到血液里，可以快速提升血浆渗透压。在渗透压的作用下，肿胀组织里的水分快速进入血管，水肿改善。而且甘露醇还有利尿作用，尿量增加，从组织里脱出来的水又被排出体外。

"咱们做医生的，每个知识点都可能关乎病人的性命，要知其然更要知其所以然。"

…………

请打开《实用内科学》

平时不到半小时的路程,那天开了足足有一个多小时。等我和基大夫到了,王主任和其他医生已经在楼下等了。

"基老,要不是这个病例太难,肯定不好意思劳您大驾!"王主任见到基大夫来了,远远地迎过来打招呼。

"您客气了,我也是来学习的!"基大夫谦逊地回应。

"病人 15 岁,不明原因低热、呕吐、消瘦、下腔静脉血栓……"没让我介绍,王主任亲自给基大夫汇报病例,基大夫侧耳倾听,不时地微微点头。不知为什么,他们二位的对话给我一种两位武林高手伫立在高山之巅抱拳寒暄的感觉。

听完了汇报,基大夫去看患者。

那天,女孩儿很高兴,说话的力气也足了很多。

大家围着基大夫,看他给女孩儿查体。他按照部位、视触叩听的顺序慢慢地查。

他重点检查了女孩的腹部。他搓了搓手让手掌暖和后,一点一点地触诊,轻轻按压下去、抬起来,检查每个区域有没有压痛、反跳痛……

"来月经了吗?准不准,量大不大?"

"这儿疼吗?这儿呢?"

"我抬起来手疼不疼?大便每天几次,什么样啊?"

"我看看你吐来的东西。"

对基大夫查体的功力,我自叹不如。现代医学快速发展,在临床工作中,我们得益于超声、CT、核磁共振等高端检查设备的临床应用,能够更清晰、更准确、更快速地对患者做出诊断。但高端检查设备的应用也让很多年轻医生慢慢忽视了查体,我们查体的基本功完全比不上前辈们了。

等基大夫做完了查体，所有人来到示教室，房间里鸦雀无声，只有摆在桌子上的那台老式幻灯机发出"嗡嗡"的声响。

王主任说："基老，这个病例我想不清的有两点。一是下腔静脉血栓。年龄这么小的孩子，凝血功能正常，又没发现肿瘤，为什么会长血栓？

"二是肠梗阻，消化道造影隐约感觉肠子排空速度慢，但并没有看到结构异常，为什么患者出现顽固性的恶心、呕吐这些肠梗阻的症状？"

基大夫摘下老花镜，放在桌子上。

"我看看化验单。"他说。他把病历夹子打开，放在桌面上。他翻开夹子里的病历，一张一张地查看化验单。他手里拿着根铅笔，不停地在手边的白纸上写写画画。他看到后面时，还会不时地翻到前面对比着。半个多小时后，他把老花镜拿起来戴到眼睛上。

"腹部 CT 我也看一下。"他起身走到阅片灯前盯着片子看了足足有十来分钟。

看完了患者的腹部 CT，基大夫走到桌子前坐了下来。然后他闭上眼没说话，房间里更安静了。年轻医生们屏住了呼吸：接下来，这个在江湖上传得神乎其神的"抢救大王""疑难病专家"会说什么？他真能给出正确的诊断吗？他能救回这个孩子吗？

沉默了有三五分钟，基大夫睁开眼，说："请大家打开《实用内科学》第……"他报了一个页码。

"这个孩子得的病叫腹膜后纤维化！"

"唰唰唰"，房间里响起了年轻医生们快速翻书的声音。大家快速地翻到他说的那一页，然后都惊呆了！

　　对，这一页上写的果然是这种病。只是和今天最新版的《实用内科学》不同，当年的版本对这个病的描述只有短短的几行。这说明当时医学界对这个病的理解并不像今天这么透彻。

　　基大夫继续说："我说一下我的诊断思路。

　　"首先，你们分析得很对，下腔静脉长血栓，要想到恶性肿瘤或者是易栓症，这种情况下患者会出现明显的凝血异常，但这个孩子都没有，为什么长血栓？这是难点。

　　"但是，下腔静脉长血栓还有一个可能——血管受压。血管受压导致血流改变，影响血流速度和形态，这种异常也可以导致血栓形成。所以我刚才又重新看了一次CT。"

　　"你们看，"他指着CT上患者下腔静脉周围的位置，"这里隐隐约约的有一些模糊的软组织影，不仔细看很容易错过。当然，如果做增强CT，可能会看得清楚一些。很可能是这些软组织压迫了下腔静脉，所以病人长血栓了。

　　"大家再想，这些软组织还有可能会影响消化系统，所以病人出现了恶心、呕吐这些肠梗阻的症状。

　　"再加上低热、血沉增快这些炎症指标升高，这说明这个孩子体内是有慢性炎症活动的。

　　"所有这些问题都集中在腹膜后，那最可能的诊断就是腹膜后纤维化了。"

　　哇！房间里沸腾起来。这有点像天方夜谭，大家议论纷纷。

　　基大夫继续说："治疗首选糖皮质激素，但效果因人而异。如果病人对糖皮质激素治疗反应不理想，疾病进展，这些增生的纤维组织在未来可能会压迫输尿管，那很可能会影响这个孩子的排尿，导致肾积水，那个时候要请泌尿外科帮着手术解决了。"

　　当天下午，我就给女孩儿用上了糖皮质激素。一周后，她的症状好了许多，不再吐了，也没有低热了。我继续给她用药，两周后，女孩的体重开始慢慢增加。

她出院了，高高兴兴的，还没等叠够一千颗星星。

很多当时一起参加教学查房的年轻医生把这个病例忘记了，但在女孩儿出院后很长一段时间里，我始终半信半疑。

为什么？

很多疾病如果不做病理检验，是很难根据患者的症状、化验、影像学资料得到确诊的。这个女孩儿会不会是别的和自身免疫相关的病，恰好用糖皮质激素抑制她的免疫系统，所以症状改善了？

这个疑问始终困扰着我。

直到 2001 年，也就是女孩儿出院两年后，一天，一个泌尿科的同学找到我，告诉我，当年我主管的那个女孩儿又回来了，她发生了新情况，输尿管受到周围软组织外压，产生了梗阻、肾积水，住进了泌尿外科。

外科医生打开她的腹腔，在她的腹膜后看到了一层致密的纤维组织。这些纤维包绕了她的输尿管。医生们小心翼翼地把粘连的输尿管做了松解，还把这些切下来的纤维组织做了病理检查。

结果是：大量炎性细胞、纤维细胞。

这个病理结果，加上女孩儿两年前的症状、检查结果、对糖皮质激素治疗的反应，再加上第二次住院后，外科医生在她腹膜后看到的纤维组织，她的病完全确诊，和基大夫两年前说的一模一样，果然是腹膜后纤维化。

医生为什么要倾囊相授

在今天，医生们对腹膜后纤维化这种疾病的理解越来越透彻。这是一种罕见病，发病率只有百万分之一。尽管我们还不完全清楚这种病的发病机制，但越来越多的证据表明这种疾病和自身免疫相关，患者自身的免疫系统不停地攻击自身组织，尤其是腹膜后的软组织，导致这些组织逐步纤维化。当纤维组织包绕、压迫邻近脏器（下腔静脉、输尿管）时，就会引起相应的临床表现。这种病多发于中老年男性，在儿童和青年人中相对少见。

在今天，影像设备分辨率越来越高，从影像学上就能早早地给临床医生诊断提供重要线索。更重要的是，医生们对这种病的认知提升了，很多有经验的医生通过病人的症状就可以怀疑到这种疾病的可能了，越来越多的腹膜后纤维化的病例得到确诊。在今天，这种病的治疗效果也越来越理想了。研究显示，90% 的患者对糖皮质激素具有较好的治疗反应，更关键的是越早诊断越早启动治疗，效果就越理想。[1-4]

在今天，我也成了一个拥有一定经验的中年医生了，我经常在课堂上或者在查房的时候，对年轻医生们说起和基大夫的往事，还有这个腹膜后纤维化的病例。

我给他们讲甘露醇的分子量、脱水机制，还有基大夫给我讲的那个关于甘露醇脱水的案例，给他们讲为什么我永远忘不掉那一千颗星星。

这时，他们往往会瞪大了眼睛，房间里出奇地安静，每每我讲到"你们打开《实用内科学》第……页，这种病叫腹膜后纤维化"，房间里马上会沸腾起来，他们发出"哇哦"的感叹声。

太神奇了，不是吗？

基大夫居然在一本上千页的《实用内科学》中精确指出某种病在哪一页；他对基础知识的把握居然细致到某种药物的分子量；他通过亲身经历的病例去讲解一种药物的作用原理，就可以让这种原理为学生理解并记忆终生；他不说任何类似"奉献""爱"这些宏观的、高大上的词，就可以真真切切地把他对患者的关爱表达出来。

很多年轻医生会震撼于基大夫的博学，还有他诊断技能的出神入化。但通过这个病例，我其实更想讲我们当医生的为什么愿意把浑身所学、把自己的经验传授给年轻医生，最终让医生这个职业可以更好地为患者服务。

其他行业的朋友也问过我："老"医生们为什么要拼命地把他的经验传授给年轻人，难道他们就不怕以后"师徒反目"或者发生"教会徒弟，饿死师傅"这种事吗？

这是个好问题，这其实是一个关于医学传承的问题。

我有个朋友——作家贾行家，他在谈到一本讲述心脏外科发展史的书《心外传奇》的阅读感悟时，提到了医学的传承。其中一段话是这样的："医学作为一门非常依靠经验的学科，尤其重视医生之间的薪火相传。他们会形成像'绝地武士'那样的亦师亦友的关系，把倾囊相授、相互扶助当作是一种古朴的行业道义。"

他说的对。**在医学上，医生的经验还有不知用多少人的命和热血换来的技艺，本来就不是任何人的私有财产。即使是顶尖的医生，他也只是他所掌握技艺的暂时持有者，为了这最古老的行业道义，他必须把自己的本事完整地传承下去。**

除了行业道义，在医生这个高度专业的群体里，一个医生一伸手一张嘴，同行立刻知道其水平高低。医生利用毕生技艺帮助患者，把自己的知识和阅历呈现给同行，把经验传递给学生，也是这个职业自我价值的体现。

但我想，行业道义和自我价值在任何一个行业都会有。在传承这件事上，医学这个行业最有意思、最特殊的是，每个医生早晚都会有生病、成为病人的那一天，而那时，他直接或者间接教过的学生将会成为为他治病救命的医生。他无论如何都不想等他自己病入膏肓、千呼万唤时，围过来一群穿着白大褂，要么面无表情、狂妄自大，要么手忙脚乱、不学无术的"废柴"来给他乱捅乱剪。所以在医学上，把最好的经验倾囊相授，传递给年轻医生，不仅是在救患者也是在救自己。这种略带"自私"的想法也让这个行业中的绝大多数人都倾尽全力，将自己的毕生所学、最好的经验，不断地、一丝不苟地传递下去，最终让这个职业越来越为人们信任。

医学界流传着一段师傅教会徒弟、徒弟救活师傅的佳话。迈克尔·德贝齐是心脏外科泰斗，对主动脉夹层和主动脉瘤修复手术的发展做出了巨大贡献，2006 年 12 月 31 日下午，已是 97 岁高龄的他突然胸前剧痛，后来被证实发生了可怕的主动脉夹层。这种情况即便放在今天，病死率也是非常高的，而主动脉夹层的修复手术对术者技艺有着极高要求。当时为德贝齐主刀，并成功救治他的，正是他手把手带出来的徒弟：乔治·努恩。

同样的故事也发生在国内，2022 年 10 月的一天，四川省成都市一个教授心肺复苏的医生，突然心跳停了，正是他一点一点教会如何胸外按压、如何气管插管、如何除颤、用什么抢救药物的这群年轻医生最终救了他的命。[5]

为什么前辈的经验这么重要？

　　年轻医生单靠自我觉悟，成长代价太大，前辈的经验是比书本、文献、前沿理论更珍贵的东西。这些经验不仅有这个医生穷尽一生，见识过各种病例后总结出真正实战的东西，还有他犯过的错、走过的弯路；不仅有他的思考，更有他的困惑、思辨和顿悟；不仅有技术，更有技巧。有了前辈的经验，年轻医生不仅可以避免重复错误、掌握救治患者的实用技巧，更能给他们的快速成长带来信心和启示。

　　而接受了前辈经验的年轻医生们又不断在临床实践中验证、完善、提升它们，不停地去伪存真，不断地添加新技术、新理论、新经验，同时又像传递圣火一样传递给下一代，让他们可以更快地、更强地向着目标奔跑。正如罗振宇在 2023 年跨年演讲中说的"人类的知识传承，其实从来不是这桶水倒给下一桶水，下一桶又传给另一桶水，而是我们每一个有灵性的人，都有本事在原来信息的基础上，再添点自己的东西，不断地超越过去，还给世界更多的东西"。

我要为人民看好病

　　2009 年，我已经是一个有一些临床经验的主治医师了，那年我遇到了一个疑难病例，我久久未能确诊。我又想到了基大夫，他还愿意来帮我吗？

　　我之所以担心他不来，是因为 2009 年时基大夫已经 83 岁高龄了，再加上中过风，我担心他身体吃不消。

　　没想到，第二天他就来了，他还是戴着老花镜、笑呵呵的、手里提着白大褂，只是这次他拄着拐杖，再也不能像十年前我初见他时那样小跑了。

2017 年，我们科分来了一个年轻医生，她是北京大学内科专业博士毕业，她毕业前实习的医院正是基大夫工作过的北京大学第一医院。这位年轻的博士天资聪颖，对基础知识能倒背如流，对疑难病例也总能提出关键的破局点。遇到解决不了的难题，她会执着不放弃、毫不怠惰，她检索文献、教科书，不放过蛛丝马迹。在我看来，在不久的将来，她一定可以成为 ICU 领域的顶尖高手。

有一次我问她："你从北大医院（北京大学第一医院）毕业，那你知道基大夫吗？"

"他是我老师的老师。"她回答。

"那你见过他吗？"我继续问她。

"何止见过，基大夫病重的时候满肚子腹水，还是我的老师带着我给他抽腹水，边给他抽，他边笑呵呵地问我：'你知道腹水是怎么形成的吗？我给你讲讲腹水吧……'"

张树基，1926 年出生于河北省宁晋县，1954 年毕业于北京医科大学。1986 年被评为"卫生部全国卫生文明先进工作者"，1992 年获北京医科大学"名医奖"（八大名医之一），1993 年获北京市"五一劳动奖章"，2009 年荣获"首都十大健康卫士"。

2011 年 11 月，张树基医生去世。

他说过一句话，我每次想起来都会感动不已。他说："我是靠党和人民给的助学金读完了大学。1954 年毕业后，即留在北京医学院第一附属医院（现北京大学第一医院）内科工作。当时我的思想很单纯，只想报恩。

"我想，既然人民培养了我，我就要为人民看好病。"[6]

参考文献

[1] Rossi G M, Rocco R, Accorsi Buttini E,et al. Idiopathic retroperitoneal fibrosis and its overlap with IgG4-related disease[J].Internal & emergency medicine, 2017,12(3):287-299.

[2] Paz Z, Shoenfeld Y. Antifibrosis: to reverse the irreversible[J].Clinical reviews in allergy & immunology, 2010, 38(2/3):276-286.

[3] 张警丰，赵金霞，刘湘源．特发性腹膜后纤维化诊治研究进展 [J]. 中华风湿病学杂志，2015，19 (8)：567-569.

[4] ZenY, Onodera M, Inoue D,et al.Retroperitoneal fibrosis: a clinicopathologic study with respect to immunoglobulin G4[J]. American journal of surgical pathology, 2009, 33(12):1833-1839.

[5] 最生动的急救课：急救专家心梗打 120 成功被施救 [EB/OL]. https://www. cn-healthcare.com/articlewm/20210310/content-1197325.html.

[6] 北京大学医学部．"抢救大王"张树基：临床凭积累，磨砺始成材 [EB/OL]. https://www.bjmu.edu.cn/bdyx110zn/byrw/c24e38fe0d5243f98550da2e e41fd242.htm.

愿意为你冒险的医生什么样

这位患者胸腔里的肿瘤太大了，它向后侵袭了八节脊椎，向前压迫了患者的气管、肺、肺动脉、肺静脉、心包。更可怕的是，肿瘤组织把主动脉包裹住了。

"要想切干净，就要先把瘤子从你的主动脉表面剥下来，万一在这个剥离的过程中动脉破了，那出血像大河决了堤。

"需要切除肿瘤侵犯的全部脊椎，如果切的时候伤了脊髓，人马上就瘫了。手术太大了，很可能没等瘤子切下来人先扛不住了，或者术后感染、心肺衰竭、在 ICU 脱不了机，最后落得人财两空。"骨科韦大夫对眼巴巴地看着他的患者说，"风险太大，你先回去吧，我得和团队商量一下。"

…………

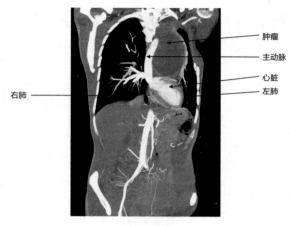

患者的影像学资料

巨大的肿瘤

　　我是在韦大夫组织的多学科会诊上见到的这位患者。那天参加会诊的有近十个科的专家：骨科、麻醉科、胸外科、ICU、血管介入科、心脏外科、康复科、成形科、药剂科……

　　我对这位患者印象非常深刻，因为他太特殊了，我见过的几乎所有患者要么坐着、要么躺着，而他是蹲在病床上。他头发很长很乱，胡子拉碴的，眼睛因为身体消瘦而显得很大，眼里满是痛苦。因为他蹲着，我看不出他的身高，但从整体上看，他比实际年龄要苍老许多，那年他只有 36 岁，但看上去更像 50 多岁的人。

　　他蜷缩着蹲在病床上，像一只踩进泥坑、被暴雨淋透了的羸弱的猫。

　　他胸腔里的肿瘤长得像哈密瓜那么大，压迫了他的气管、肺、心脏，所以他只能蹲着，这种体位可以让肿瘤对气管、肺的压迫减轻一些，他还能凑合呼吸。如果他躺下来或者趴着，巨大的肿瘤会压迫得他喘不过来气。

我看了一眼患者床头的心电监护仪，心率超过了 120 次 / 分、呼吸 32 次 / 分、血压 145/96mmHg，这些指标出现异常是由呼吸困难导致的。我站在离他三四米的地方，不用听诊器就能清晰地听到"嗖嗖嗖"高调的呼吸音，这是气管受压、气流从狭窄的气管缝隙里钻过来时，气管壁震动发出的声响。气管受压是医生最担心的问题，肿瘤组织还在不停生长，随时可能把气管完全压迫得塌陷了，接下来就是窒息……

为了探讨这个病例的救治以及医生如何看待风险问题，我在韦大夫的办公室，对他做了三个多小时的访谈。我和他认识二十年了，年轻的时候我们常在一起聊天。他是同龄人中的佼佼者，他的职业选择受家庭影响：父母都是医生。他本科、硕士、博士都在北京大学医学部，毕业后分在了骨科——我们医院最好的科室之一。韦大夫是个讲究人，一米八几的大个儿，人帅气，衬衣熨烫得没有一个褶。很多人乍一看会觉得他孤傲不合群，其实不然。他不仅技术好，还很讲情谊，很多患者慕名而来。

"病人第一次来我的门诊是自己走着来的，当时还能走 200 米。14 天后再来的时候走不了了，蹲在轮椅上被人从老家推着来的。"韦大夫对我说。

"为什么我没有立刻答应给他手术？我做过那么多骨肿瘤手术，我不怕手术大，可他的我一个人做不了，来得太晚了，肿瘤太大了。"韦大夫说。

他一边说话一边打开了电脑，找出患者的影像学资料。他对着电脑上的 CT、核磁共振图像，给我一点点地讲。

"你看，要想把肿瘤切下来，先要从主动脉上把包着的肿瘤组织剥下来，还要从心脏、肺的表面把肿瘤分开。如果这一步能顺利完成，接下来就要完整地切掉八节被肿瘤组织侵犯的脊椎。切掉这么多脊椎，病人以后还怎么站啊？所以还要给他换上一大段3D 打印的人工椎体。肿瘤这么大，周围组织全侵犯了，为了切干净，切掉肿瘤的同时还要切除肿瘤周围大量的肌肉、肋骨、软组织，这些缺损的组织怎么补？手术太难了！

"所以我对病人说，你先回去吧。"

就他的诊治情况，我也找这位患者做过一次访谈。

他 36 岁，第一次被确诊肿瘤是在十年前。这十年来他先后在其他地方做过两次大手术。但这次复发后，没有医生再答应给他做手术了。这一年多他去过国内很多大医院，所有的专家都拒绝了他。

"我也知道风险太大，"他说，"我走进门诊，走进医生办公室的时候，都是满怀希望的，希望这个医生能给我带来好消息，能给我一个机会。但每个医生把片子举起来一看，我不用等他说话，看表情我就知道了，都说再去别的医院看看吧。或者说太晚了，回去吃药保守（治疗）吧。保守不就是放弃吗？"

"直到我遇到了韦大夫。"他说。

风险

如果一味地担忧牺牲，我们就永远不可能在高空飞行，冒险精神是人类最优秀的特质之一。在今天，很多媒体高调地赞扬医生的冒险。在很多被称为"创造生命奇迹"的报道中，医生往往被塑造成艺高人胆大、勇闯生命禁区、超越技术局限的形象。"为了病人""为了生命"，"不惜一切代价""出其不意""巧夺天工"，这些溢美之词往往会让人热血沸腾、慷慨激昂。

可我们冷静下来想一想，所谓冒险，冒的谁的险？医生的、患者的，还是社会保险支付体系的？患者是拿命、拿钱在博，那医生呢？医患在风险面前是否真的共担了风险？

在临床实践中，冒险的特殊之处在于我们是在真人身上冒险，有未知、有不确定性。一旦成功，冒险的患者将会获益，复杂病例的成功救治甚至可以为这类病例的治疗带来突破，给未来所有同类患者的治疗提供典范。但一旦失败，患者就会损失健康甚至性命，而且预期利益越大，一旦失败，患者的牺牲也就越大。悲剧与凯旋同行。

在现代医疗制度下，对任何一项有风险的操作，医生都会对患者进行充分的风险告知，对于极高风险的手术，还需要去主管部门在公证下进行告知。毫无疑问，这么做可以充分保护患者的知情权、自主决策权，也有助于医患共同决策，减少纠纷。这么做既是保护患者，同时也是在保护医生，只有当患者充分了解并愿意承担风险时，医生才敢冒险，患者才能获救，医学才能进步。

但问题来了：是不是患者知晓风险、愿意承担风险，医生就敢于冒险了？患者和医生双方各自怎么看待医疗过程中的风险？

先看患者怎么说。

我问这个患者："手术风险这么大，一丝一毫的差池都不行，出问题轻则是瘫，稍有不慎就是死亡，你怕不怕？"

"不怕。"他回答得没有丝毫犹豫。

说实话，对他的这个回答我一点都不意外。病情轻的患者才会担忧风险，对走投无路的患者，当死神一步一步走近、疾病的折磨让他痛不欲生时，他是不会因为担心手术风险而有任何犹豫的。

他继续说："能手术说明我还有机会，可所有专家都拒绝了我，那种感受和判了死刑一样。我越来越憋气、疼痛，没办法睡觉。一两天不睡还行，一个月一个月地睡不了，身体和心理都垮了。

"后来我走不了路了，我马上要死了，你说我还怕风险吗？"

那医生又是如何看待风险的？还有，这个患者的手术风险到底有多大？

就这个问题，我问了韦大夫。

"很难用一个确切数字来衡量。简单手术可以从临床研究的大样本中得出数据，但这个病人（的情况）太复杂了，全世界类似的手术也没多少，没有一个确切的数字。骨科领域也有很多风险评估工具，但对他都不适用。"韦大夫说。

"病人做的手术越大、手术持续时间越长，风险越大。这个病人的手术做下来至少需要 24 小时，你说风险多大？"

韦大夫说的没错，有研究认为，某一种骨科大手术手术时间每增加 15 分钟，患者发生肺炎、尿路感染和手术部位感染的风险分别增加 16%、17% 和 24%，手术时间每延长 30 分钟，肺栓塞风险增加 38%[1]。而这位患者手术时长至少需要 24 小时，术中要切除被肿瘤侵犯的大量组织，手术风险已经很难用数字确切描述了，更别说万一术中发生动脉破裂，术后发生截瘫、心衰、呼吸衰竭。

　　"还有更关键的，很多时候说具体数字意义不大。比方说一台死亡风险 5% 的手术和一台死亡风险 50% 的手术，哪种风险我们不能接受？乍一听，肯定是 50% 的这台手术啊。

　　"未必。预后较好的甲状腺癌手术，假设有 5% 的死亡风险，医生、患者都不能接受；但抢救脑干出血、脑疝患者的手术，50% 的死亡风险似乎是可以接受的。

　　"所以说，评价风险要考虑到病人疾病的严重程度，考虑疾病给病人生命带来的威胁程度。"

14 天

　　"具体到这个病例，我还要和咱们团队好好商量，仔细地评估风险。这个手术我一个人做不了，我得征求大家的意见。"韦大夫继续对我说，"所以，在病人第一次来门诊的时候，我对他说：'你走吧，14 天后，如果你还坚持，如果我们团队认为能给你手术，我会安排助理给你打电话。'"

　　"为什么是 14 天？"我问他。

　　"14 天足够他认真思考了，思考风险、费用，还有万一（手术）失败（怎么办）……他必须得思考、思考、再思考。但是，也不能让他等太久，太久了我怕他身体等不起了。更关键的是，14 天也够咱们好好会诊，规划手术细节了。"韦大夫说。

　　"14 天，你除了等待，还做了什么？"我问患者。

　　"我争取了家里人的支持。"他说。

"顺利吗？"我问。

"非常顺利。"他说这句话的时候，脸上带着幸福的微笑，"我们开了个家庭会，当我表达我想手术的时候，所有人都是支持的，家庭会开了不到半小时。他们看到疾病给我带来的痛苦。他们都说，与其这样活着，不如放手一搏。我听了这些之后，我的内心更强大了。我最大的后盾是这个大家庭给我的吧。"

"手术费不便宜，你是怎么凑够的？"我又问他。

完成这个患者这台复杂的大手术，即便在最顺利、不出一点并发症的情况下，花费也是巨大的：既要 3D 打印一段长长的人工椎体，又要在主动脉里置入覆膜支架把动脉支撑起来；手术过程不仅复杂，更涉及多个科室，且术后患者要在 ICU 经历较长时间的恢复期才可能顺利脱离呼吸机并拔除气管插管；术中、术后要用到大量的悬浮红细胞、新鲜血浆、纤维蛋白原、凝血因子……这些花费不是一个普通家庭能够承受的，何况他十年来一直在求医的路上，基本上没什么经济来源。

"我爸、我的三个哥哥和一个姐姐，还有我的前岳父，每个人都给我凑钱。这钱我一辈子也还不起了。他们不放弃我，我触动很大。"他说。

"我筹好了手术的钱，可我始终等不到韦教授的通知，第一天没消息，第二天还是没消息。第三天，第四天……等到第十四天的时候，还是没有电话来。我快崩溃了，我想是不是韦教授也不愿意给我手术了？一整天我都拿着手机，等着有北京的电话打过来。

"傍晚的时候，电话来了。（我）控制不住地喜悦，这一年多，我被拒绝怕了。

"出发前，我给前妻发微信，我说：'我要去北京了，你愿意

不愿意陪我闯一次？'

　　"她没有给我回（信息）。

　　"我知道她不会去的，我们早就离婚了。看到我蹲在床上那个样，一般人躲都来不及。我没钱又没健康，做手术是死是活也不知道。即便活下来，未来能恢复成啥样也不知道。她不跟我一起去，我理解。

　　"可那天在车站，我看到了她。（我对她说）'还送什么送？回家好好带孩子，把孩子培养成人。'

　　"她说：'我陪你去。'

　　"她这个人没什么文化，和我一样，但有情有义。她说：'无论如何你还是我孩子的父亲，我不想让我的孩子从小就没了父爱。'一年多，我各地求医，受了那么多苦，我没哭过。那一刻，整个站台的人都在看着我在那儿号啕大哭。

　　"我想，人活一辈子最怕什么？怕死？不是。

　　"最怕家里人放弃你。如果没有家庭及亲人的支持，是难以支撑的。如果连家人都不支持，我觉得就没有生存下去的理由了。他们在那样的情况下仍然支持我，我还怕什么？"

　　"就是手术失败，我也是幸福地离开的。"他说。

　　"14天，你做了什么？"同样的问题，我也问了韦大夫。

　　"病人不怕死了，并不意味着风险低了。"他说。

　　我非常同意这个观点。医生让患者签署知情同意书时，通常会充分告知患者目前的病情、拟进行的治疗的性质和特征、预期结果、有没有可行的替代治疗方式、如果不治疗会怎么样，还有就是治疗中可能存在的严重风险、并发症等。这个过程旨在让患者更理性地权衡治疗可能带来的利益和风险，理性地选择治疗。

但在我看来，**濒临死亡的患者是不考虑风险的，很多患者会把任何可能获益的治疗看成救命稻草，"死马当活马医"，他们很容易孤注一掷**。这时，医生如果盲目激进、藐视风险，反而会将患者、将医生自己置于更大的风险之下。"医疗的核心存在着一个悖论：它发挥的作用非常好，但又永远都不够好。恰恰是因为医生已经获得了巨大的成功，所以一旦医生失败，人们就会质疑到底出了什么问题。"[2]

"所以我必须想方设法地降低风险。"韦大夫说，"具体怎么做？咱们有 MDT，用 MDT 对抗复杂病例的风险。"

MDT，全称为多学科联合诊治（Multi-Disciplinary Treatment），这是现代医院制度下的一种新的工作模式。简言之，MDT 就是遇到复杂问题时一个人解决不了，大家分工协作一起上。MDT 把一群来自不同专业的医生聚在一起，通过高效协作给复杂病例提供最佳诊疗。

"我把病人的资料发给了咱们 MDT 团队，最开始好几个人都说做不了，他们劝我：放弃吧，别惹麻烦。但是这十四天里，我约着团队成员开了几次会，每次都是几个小时，有时候在群里讨论到凌晨。"

在我看来，现代化的医院之所以能够快速发展，能够给患者解决越来越多的问题，一个重要原因即是高效的分工和协作。医学快速发展，其体量已经远超一个医生倾其一生能掌握的知识的极限了。分工让每个医生都在各自的专业领域深耕，而在遇到复杂问题时，不同的专业又能协作起来，这远比找一个无所不知、无所不能的"神医"更具有可行性。

就像这个患者的 MDT。韦大夫是骨科大夫，他既是 MDT 的

发起人和组织者，还要负责切除被肿瘤侵犯的脊椎，再换上 3D
打印的人工椎体；血管介入科王大夫负责把给肿瘤组织供血的血
管栓塞住，肿瘤组织血供减少，手术切除的时候出血就会大大减
少，他还要在患者的主动脉里放上覆膜支架，把主动脉从内部加
固，这样从表面剥离肿瘤组织的时候损伤血管，导致血管破裂大
出血的风险会大大下降；胸外科王主任负责从肺表面、心外科吴
大夫负责从主动脉和心包表面剥离肿瘤；成形科杨大夫负责给巨
大的创面做皮瓣覆盖伤口。所有这些"分支"手术放在任何一家
医院都算技术门槛很高的手术，这个患者的治疗还要涉及气管插
管、术后康复、ICU 监护治疗等等。如果能把所有这些"分支"
成功地整合到一起，不出严重并发症，我们就有很大的胜算拯救
这个患者了，这就是 MDT 强大的功能所在。

"但组织一个高效的 MDT 不容易，你的经验是什么？"我问
韦大夫。

"其实也不能算经验，我认为 MDT 要想高效必须满足三点。

"第一，做对事。这点非常重要。这个病人的手术该不该做？
当然该做了，他的肿瘤病理检查是低度恶性梭形细胞肿瘤，这种
肿瘤虽是恶性，但恶性程度没那么高，如果能完整地切下来，病
人可以明确获益，还可以生存很久。更关键的是，他没有别的替代
方案了，他吃药没效，肿瘤进展特别快，再不做很快就会瘫痪，还
会压迫气管让他窒息死亡。所以，这个手术该做，这不是冒进。

"第二，选对人。团队成员价值观要一致，每个人必须都是愿
意努力、不计较、不求名利的人，还都得是各个专业的高手，都
能给病人解决实际问题。更关键的，要有团队精神，有些 MDT
团队成员很难达成一致意见，那就很难做成事。

"第三，互相信任。医生是高度专业自信的群体，做手术时

242

我只信我自己，这对于病人安全有好处。但当遇到复杂问题的时候，必须学会相信别人，在别人的专业领域，即便他再普通也比你强。互相信任，MDT才能运转，一旦出现怀疑，瞬间分崩离析。"

我很认可韦大夫说的做对事、选对人，还有互相信任的观点。但除此之外，我认为MDT能够成功还要看组织者：组织者要有人格魅力和协调能力，大家愿意在他的组织下冒险，这点很重要。**人和人之间的协作不能完全靠制度，有时候需要有那么一点点情义，尤其是遇到疑难问题时。**

"到第十四天的时候，详细方案制定好了。"韦大夫对我说起MDT为患者制定的手术方案时，面部的表情像是一位将军在布局一场会战。

"在正式手术前几天，先让血管介入科王大夫把给肿瘤组织供血的血管栓塞住，再在动脉里放上支架，这是第一步；第二步，我上台去切肿瘤侵犯的脊柱，但这时我还不能完全切下来，因为瘤子和脊柱长在一起，如果把脊柱完全切下来，巨大的肿瘤就会在重力作用下压迫心脏，一下子病人就完了；第三步，吴大夫、王主任一起上台，一起剥离主动脉、心脏和肺表面的肿瘤组织；第四步，我再上台，完全切掉脊柱，换上3D打印的人工椎体；第五步，杨大夫上台，做皮瓣，覆盖伤口。

"这个病人的手术方案基本确定，是时候让病人来了。第十四天，我让院总（住院总医师）给病人打电话：你如果还想做，你就来吧。

"病人回来了，这次走不了路了，蹲在轮椅上，被人推进诊室的。肿瘤发展太快了，我的判断是对的，肿瘤已经把他的心脏、肺全压住了。

"留给我们的时间不多了。"

艰难的手术

这是一台艰难的手术，在我二十来年的工作中遇到的所有的疑难手术中，它都算是最复杂、参与科室最多、持续时间最长的手术之一。

根据韦大夫的讲述、患者的麻醉记录单、手术记录等关键资料，我把这台手术的一些细节描述出来，呈现给读者。

那天早上 8 点 30 分，手术开始。

"嘀嘀嘀，嘀嘀嘀"，监护仪随着患者心跳发出规整而有节律的声响。韦大夫走进来，对躺在手术台上的患者说："咱们明天见！"

乳白色的麻醉药物缓慢地由患者的颈内静脉导管进入他的血液，然后流向心房、心室……在麻醉药物的作用下，患者闭上了眼睛。

手术刚开始，手术团队就遇到了困难。手术需要放置双腔气管插管，这种气管插管比我们常用的单腔插管管径明显要粗，但巨大的肿瘤压迫了患者的气管，气道太狭窄了，再加上实体肿瘤改变了声音传导，无论是应用可视化技术还是传统的听诊技术，都很难准确判断气管插管位置，双腔气管插管一直插不到位。

麻醉科徐主任领着三四个医生操作了得有三个小时，气管插管才顺利到位。

"这三个小时我就（在）边上等，我也不催。"韦大夫说，"我相信咱们的麻醉科，如果他们都插不进去，恐怕也就没人能插进去了。"

上午11点多，韦大夫上台，他快速从第7颈椎到胸11椎体水平，做了长长的一道切口，然后剥离右侧椎旁肌，显露脊椎后，在右侧胸1、胸8~10的椎弓根上逐一打上螺钉……

韦大夫从年轻的时候就痴迷复杂手术，他对我说过，舒适区是一个医生的牢笼。如果凭借大医院的优势，那在当今的中国，很多大医院的强势学科的医生可能永远不会愁患者来源，他完全可以只做风险小的手术，这不仅不会影响他的晋级、收入，还会让他获得一个"手术成功率高"的好名声。但是，只有勇于为患者冒险的医生，才能为复杂疾病患者切切实实地解决问题，并不断地获得职业的成就感、价值感。

"这个活儿太大了。我从上午11点多一直做到晚上9点多。"韦大夫说。

晚上10点左右，胸外科王主任、心外科吴大夫同时上台，他们小心翼翼地从主动脉表面剥离肿瘤组织，剥离肿瘤侵犯肺、心包的部分。时间一分一秒地过去了。几天前血管介入科的王大夫就在患者的主动脉里放了支架，也把给肿瘤供血的血管栓塞住了，这给这台手术的顺利完成奠定了基础。

当他们终于把肿瘤从主动脉表面、肺、心包表面完整地剥下来的时候，所有人长出了一口气。这标志着最危险的一步完成了。

这时，韦大夫再次上台，开始小心翼翼地切除椎体。这是整台手术中第二个风险极高的步骤，稍有不慎即容易造成患者截瘫。

二十多年日复一日的手术，早已让韦大夫的手训练得快速而稳健。

终于，椎体切除完成。

"耶！"手术室气氛瞬间轻松了。接下来，韦大夫把 3D 打印的人工椎体植入到患者体内，这段人工椎体将替换患者被切除的那八节被肿瘤侵袭的椎体，起到支撑、保护脊髓的作用。3D 打印椎体形状更符合患者的个体需求，而且具有良好的组织相容性，植入人体后可以和患者的骨骼完美地整合在一起，让这段人工的"假"椎体和患者自身的组织融为一体，成为"一家人"。

临床医学一旦与革命性的技术相结合，整个治疗理念都将发生颠覆性的变化，并给传统技术下无法拯救的生命带来希望。

到此，手术关键的十八个小时已顺利度过，此时基本上可以断定手术成功。

第二天凌晨 2 点，成形科杨大夫上台对整个手术创面、缺损进行修补、皮瓣移植。肿瘤这么大，切除了周围的七根肋骨以及大量的肌肉、皮肤。这些缺损的部位都需要皮瓣覆盖起来，他做了整整六个小时。

第二天早上 8 点多，整台手术结束。

此时，距离头一天手术开始已经过去大约二十四小时。我推着转运平车去手术室把患者接到了 ICU。这台手术包含了那么多人的心血，我不敢有一丝懈怠。到了 ICU 后，我盯着患者的每个重要指标：引流液的颜色和量、心率、心肌损伤指标、感染指标、氧合状况……我谨慎而缓慢地调整他的升压药、呼吸机参数，我要确保他的生命体征不出现剧烈的波动。

"那天我醒来的时候，我还不知道我自己在哪儿。"患者在接受访谈时对我说。

"我睁开眼先看到灯，那个时候意识还是不清楚，蒙蒙眬眬的。我听到有人在叫我，我用力睁开眼，迷迷糊糊感觉到韦教授在捏我的腿，问我有没有感觉。

"我拼命点头，我嘴里插着管，我说不出来话。

"但我知道我还活着，还有感觉，我还没死！"

距离他出院半年后，我去北京郊区的一家康复医院探望他。

那天，他穿了一身深灰色的康复训练服，理了平头。他低着头，扶着带轮的助行架，一步一步地往前迈。虽然他的步态还没完全恢复正常，但走起路来很自信。他看到我后，满脸笑容。他说："我带你去看我康复的地方。"

进了康复室，他找了一辆轮椅坐下来，然后用右手用力地揉着两条腿上的肌肉，抬腿、站立、坐下来，再抬腿、站立、坐下来……几个回合后，他一屁股坐在边上的康复床上，冲我笑了笑。他说："你看，我能走了，但肌肉力量还得练。"

我问他："你想过未来吗？未来什么打算？"

他想了想，说："未来还没怎么想过，目前只想到就是尽心尽力、吃苦耐劳地做好康复，能让自己自理。能自理以后才能说有未来吧。希望一切都是在朝着好的方向发展。"

我说："从你身上我学到了很多东西。无数人面临绝境时，都能从你的经历中学到很多。"

"没有，没有，"他说，"我只是怕我表达得不够好。对我来说成功很简单。只要能看到明天的太阳，就是成功。"

关于成功、失败，我也曾问过韦大夫，我说："这个病例成功了，那你想过失败吗？万一失败了呢？"

我知道这个问题很尖锐，我在医院工作久了，见得太多了。绝大多数患者认可风险，认可疾病的复杂性和不确定性，认可医生冒险是为了他，这没问题。但问题是，在今天的医疗环境下，即便术前已经充分了解了风险，一旦真出了问题，还是会有极少数患者或者家属不理解，闹纠纷、闹矛盾。这会形成恶性循环，让医生越来越不敢为了患者冒险。

"这是个好问题。"韦大夫说。

"医学是个在刀尖上行走的行业，医生如果一味强调风险，医学就不会进步。医生不敢冒险，最终受损的是患者。社会对待医生冒险和失败的态度决定了医学进步的速度，社会不能宽容风险和失败，医学也不会进步。

"（这台手术）你不做，病人只能死。你做，你承担风险。你做出问题了，病人受到极大伤害。这本是两难的事。但**医学进步必须有人冒险。医生、病人都要冒险。病人得认可风险，这是医生敢为你冒险的勇气；医生要想方设法地降低风险，在必要时进行团队协作，让冒险经得起论证，这是医生冒险的底气。**

"冒险不是撞大运。"

给我一个为你冒险的理由

毫无疑问，这是个成功案例，但我们不要过度解读，医学存在的不确定性太大了，并不是每次冒险我们都能成功。对这个病例我更想讲的是冒险的条件，就这个问题《人民日报》也曾发文："医疗最难的不是技术，而是给医生一个冒险的理由。"

很多人可能会说，医生冒险是因为每个人都有冒险的基因，再加上多数医生都渴望自己的技术可以不断精进，所以也会不断地挑战自我。有没有这些因素？有，但在今天，少数患者不能容忍失败的态度，以及不时发生的医患纠纷、伤医事件，使得这些因素在促进医生冒险方面的作用越来越小。

在我看来，今天依然还有那么多医生愿意为患者冒险，有三个理由。

第一，职业价值。

医生愿意冒险，一方面是这个医生自我价值的体现；另一方面是能够实现医疗技术的突破，从某种程度上说，这是其更大的价值。在医疗领域有个很令人振奋的现象：有第一种突破性技术应用于临床、第一种复杂手术得以实施、第一种协作模式可以有效解决问题，就会有越来越多的第二种、第三种……而在这一项项技术突破背后，是越来越多的患者能获救。所以，医生愿意冒险不仅可以让他个人实现自我价值，还可以让医学整个行业实现更深刻的价值。

第二，高效协作可以对抗风险。

越来越多的医院为了患者利益鼓励不同专业的医生高效协作。比如，美国顶级医疗机构，也是世界最具影响力的医疗机构之一的梅奥诊所，就一贯秉承"患者的需求是最重要的""发展合作医学"两大价值观，不推崇医生"明星制"。梅奥诊所的创始人威廉·J.梅奥医生早在1910年就指出，"医疗智慧的协同合作和力量联盟是为患者提供服务的最好方式"[3]。医学发展为一门合作的科学已成必然趋势。这个病例中的MDT，就是多专业协同合作达成力量联盟的诊疗方式，这种方式既解决了以前单兵作战无法解决的复杂问题，又提升了效率，并且最大限度地降低了风险。用高效协作对抗风险，是医生敢于为患者冒险的最大底气。

第三，很多患者值得为之冒险。

他们顽强地抗争命运，真诚地对待医生；他们饱受病痛折磨，却不放弃希望；他们与亲朋达成了紧密的爱的联结……所有这些都让医生愿意倾其所能去帮他们，和他们一起冒险。

对这个病例，我也一直在思考。这个患者说他早就不怕死亡了，可哪有不怕死的人啊？他手术那年只有 36 岁，那么大的手术、那么多人的心血、那么多人凑的钱、前妻的支持，以及求医一年多、苦等十四天后升起的希望，他怎能不怕风险？

韦大夫不怕风险吗？这不是他一个人的风险，也是 MDT 团队中那么多兄弟姐妹要承担的风险。而这台手术更大的风险是，背靠那么大的医院、那么强的医疗团队，一旦手术失败，那么以后各地的同行们可能就不会贸然涉足了，那也意味着这类患者将来只能等死了。他怎能不怕风险？

但韦大夫有技术、有情怀、有一群志同道合的同事组成了MDT 团队，更重要的是这个患者有情有义的一家人，所有人愿意一起为这个患者冒险，而最终所有人的冒险都得到了回报。这个病例让我越来越觉得，冒险是值得的，这个世界也是鼓励冒险的。

我想起《权力的游戏》里布兰问他父亲："一个人如果害怕，他还能勇敢吗？"

父亲回答："人在害怕的时候，才会变得勇敢。"

参考文献

[1] Bohl D,et al. Postoperative complications of ACDF may increase with longer operative time.Paper #321. Presented at: International Society for the Advancement of Spine Surgery Annual Meeting; April 6-8, 2016; Las Vegas.

[2] 阿图·葛文德. 医生的精进：从仁心仁术到追求卓越 [M]. 李璐译. 杭州：浙江人民出版社，2015.

[3] 利奥纳多·L.贝瑞，肯特·D.赛尔曼. 向世界最好的医院学管理 [M]. 张国萍译. 北京：机械工业出版社，2009.

垂死两小时，
原来你的身体比你还爱你

22：30 左右，患者床头挂着的输血袋子马上要空了。

"病人止不住血，血红蛋白不到五克，您再给我点儿行吗，一袋也行。"我几乎是求的口气了。

"真没了，薄医生。"一听又是我，血库的同事马上说，"病人术中输了两千四百球（2400mL 悬浮红细胞）、一千二百浆（1200mL 血浆）、一个（单位）血小板，到 ICU 又给了你八百球（800mL 悬浮红细胞）、八百浆（800mL 血浆）、一个（单位）血小板，现在真没了，一袋也没了。"

"那您千万再帮着找找啊。"我说。

放下电话，我跑回患者床边。这个患者的失血性休克还没纠正，腹腔里还在出着血，但现在输的血马上要没了。

随着输血速度减慢，患者的血压开始下降，收缩压从92mmHg 降到 85mmHg、80mmHg，然后是 79mmHg、74mmHg，心率"扑通扑通扑通"地从每分钟 120 多次加快到每分钟 150多次……

此时，距离他进入 ICU 已过了约两小时，我把所有能用的方法都用了，可还是没办法救回这个濒死的患者，一种强烈的无力感扑面而来。

"叫家属吧，我再和他们交代一下（病情）。"我对住院医师说。

但接下来，一件不可思议的事情发生了……

大出血的患者

2017 年的一天，我值夜班。

20：30 左右，我收了一个创伤性大出血的患者。

患者男性，38 岁，因交通意外致多发伤：肱骨骨折、多发肋骨骨折、肝破裂、脾破裂、肠系膜血管破裂。在被送来急诊时，患者血中的血红蛋白浓度只剩下不到 3g/dL 了（成年健康男性血红蛋白正常值是 12g/dL~16g/dL），他昏迷、血压低、心率快、无尿，发生了严重的失血性休克。

全球每年约 600 万人因创伤死亡 [1]。粗略估算，在我工作的 ICU，每年收治的患者中有约 1/6 为创伤患者，其中又以交通意外伤最多见。交通意外可致患者发生严重的颅脑损伤、截瘫、胸腹器官损伤，以及多发骨折等。我曾经参加过一些县级医院会诊，在县级医院，创伤患者的比例更高。创伤患者以中青年居多，如果能够遵守安全规则，其中很多人是有可能避免发生意外的，真的很可惜。

引起这类患者死亡的最常见的直接原因为大出血，通常是因为患者实质脏器，比如肝、脾、肾脏破裂，或患者体内的大血管在外力作用下遭受破坏，导致血液快速流失，这种出血往往无法通过患者自身的止血机制止血，只能靠手术止血。

这位患者被送入ICU时，还处于麻醉状态。一群人把他推来的，主刀医生王教授亲自跟着。这种情况并不多见，平时术后需要到ICU的患者，并不需要主刀医生陪同，由助理再加上麻醉医生、ICU医生完成转运就足够了。王教授来了，这只能说明一个问题：患者病情太重，随时可能发生意外。

为了方便把患者挪到病床上，大家把转运平车紧紧地贴住病床边。我站在床头，右手捏着患者的气管插管，左手握住呼吸机管路，防止搬运过程中管路的牵拉导致插管从他的气管里脱出来。

"来，准备过床。"我喊了一声。

送患者来的麻醉医生不停叮嘱着："大家慢点，一定要稳，注意血压，现在升压药的量很大。"

"一、二、三，走。"随着我的口令，五六个人一起用力，稳稳地把患者从平车上平移到了病床上。

但是，即便这么平稳地搬动，患者的血压还是立刻出现了大的波动，收缩压从90mmHg左右降低到了75mmHg。

"来医院的时候（病人）就休克了，血压测不出，一边输血一边紧急上台（手术）。血压很难维持，给病人快速输血球、血浆、血小板，还用了凝血酶原复合物、大量的升压药。"王教授快速和我交接术中情况，"满肚子的血，我给他做了肝脏修补，脾切除，病人肠系膜撕裂，血管也破了，我处理了所有出血的地方……"

在他讲述病情的同时，我快速查看患者。他个子不高，不到一米七，头发乱糟糟的，面色蜡黄。我扒开他的下眼睑：结膜苍白。我又蹲下来查看腹腔引流袋里流出来的引流液：颜色鲜红，量大约有一百毫升。通常术后把患者从手术室推出来之前，手术室的护士会倒空引流袋进行计量。很显然，这一百毫升左右的血性液体是从手术室转运到 ICU 这十几分钟的时间里新流出来的。我再看他的尿袋：没尿。

轻微搬动引起的体位变化便让患者出现血压明显下降，再加上他面色蜡黄、结膜苍白、无尿，说明患者严重失血，血容量不足；腹腔里不停地流出血性引流液，说明他的腹腔内还有活动性出血。

"关腹前，我把所有（出血）的地方又查了一遍，没问题，都结扎好了。但创面渗血，病人凝血功能衰竭，PT、APTT[1] 明显延长。"，王教授继续说，"没办法，我用了很多纱布压迫……"

我能想象到这台手术的难度：一方面，患者生命体征不平稳、失血性休克，可能随时死亡；另一方面，患者在快速出血，不仅包括损伤的血管出血，还有创伤、手术引起的创面渗血，对于凝血功能正常的人，创面渗血是有可能自行止血的，但这个患者发生了严重的凝血衰竭，所以他腹腔内广泛渗血。这台手术可以说是在血泊中止血，主刀医生必须镇定、快速，既要顾全大局，尽可能把手术创伤控制到最小，还要兼顾细节，不能遗漏任何一处

---

1. PT 全称为凝血酶原时间，APTT 全称为活化部分凝血活酶时间。这是常用的两项反映人体凝血功能的指标，当患者出现凝血功能异常时，PT、APTT 数值可发生变化。

出血的地方，否则也会功亏一篑。

详细地交接完病情，临走时，王教授拍了拍我的肩膀。

他说："老弟，接下来，看你了。"

他还有希望

ICU 灯火通明。

这位患者的主管护士小跑着，把配好的血球、血浆、各种药物，取到患者床边。她把医嘱打印出来，贴在墙上，每处理一条就在这条医嘱边上打个钩，防止混乱中出错。年轻的住院医师不时地打电话催着血库："老师，您再给点血吧，患者（病情）太重了，还在出血。"我坐在患者床边，盯着监护仪上的各个指标，不时弯下身去查看引流袋里的血性引流液……

患者床头的监护仪嘀嘀嘀嘀地响着心动过速的警报音；呼吸机一下下地把氧气打到他的肺里，让他能维持良好的氧合；患者床头挂着的悬浮红细胞、新鲜血浆经过输血器一滴滴地快速进入了患者的血管。

我听过这样一句话："世界上只有一个神，他叫作死神。我们只有一句话对死神说：'还没到时候。'"ICU 这个学科最大的价值在于它颠覆了很多传统治疗模式下的救治理念，用更积极的手段来支持生命，比如各种有创监测、血管活性药物、机械通气、CRRT、ECMO，有了这些生命支持技术，很多在以前的医疗条件下必死的人有了活下来的可能。

尽管这位患者的死亡风险非常大，但我认为他还有希望。

为什么？

首先，我对王教授有信心。我和他共事十多年，一起抢救过很多危重患者，他一贯以冷静、果断、技术稳定而著称。他在手术台上能把患者出血的血管都结扎了，没有血管性的出血，只剩下渗血。接下来我可以通过改善患者的凝血功能，把他的出血速度迅速降下来，并最终止血。

其次，我对患者有信心。他38岁，机体具有很强的修复能力。我只要把他的生命体征稳住，给他时间，他就还有生还可能。让医生失败的，有时不是已经发现的严重病症，而是在治疗过程中突发的、无法预见的并发症。这个患者在创伤前没有严重基础病，他发生严重并发症、出现"狼烟四起"的风险就会大大降低。

最后，我对自己有信心。我抢救过很多大出血的患者，不仅掌握了救治这类患者的知识，更掌握了救治的方法。在抢救患者时，方法通常比知识重要，因为随着不断实践，医生的知识一定会增长，但正确的方法才能指导他准确运用知识。

医生救治病危患者遵循的思维方法通常是：优先救命，把紧急事件转化为平常事件；集中力量处理主要矛盾；在诊治过程中时刻矫正方向，处理新发问题，我们最怕认死理，一条路走到黑。

正如这位患者，他的手术做完了，生命暂时保住了。接下来，我必须快速纠正他的休克和凝血衰竭，这是当前的主要矛盾。

我摸了摸患者的手脚，冰凉冰凉的，他的心率依旧很快，血压低，引流管里还是不停地有鲜红色的液体流出来。

"抓紧时间复查血常规、凝血功能、肝肾功、电解质、血气分析……"我对住院医师说，"把超声（机）推过来，再看一下下腔（静脉），评估一下血容量。

"再找血库多要点血，看看还能给多少。"

…………

住院医师一条条地把我的医嘱记录下来，然后逐条落实。

"用上输血加温器，被子盖厚点，抓紧把体温升起来，否则他止不住血。"我对护士说。患者大量失血，热量快速丢失，同时休克状态下机体产热减少，再加上短期内大量常温甚至低温的药物、血制品输注到患者体内，这些因素都会导致患者低体温，而低体温会严重干扰患者的凝血功能，让他血流不止。

"测一下中心静脉压，盯着点血压，收缩压90（mmHg）就行，别太高啊。"我又反复叮嘱护士。在大出血时，我们把患者的血压维持在较低水平有助于减缓出血速度，但是也不能太低，否则重要器官缺血也会导致功能损伤、衰竭，甚至引起患者死亡。

"加快点输血，能不能再要一个（单位）血小板。"我对住院医师说。

几分钟后，住院医师乐呵呵地跑到床边找我。"血库答应给一个（单位）血小板，又给了两个球（两个单位悬浮红细胞），两个浆（两个单位血浆）。"他说。

"那赶紧要回来，别一会儿没了。"我说。

在医院里，血液太珍贵了。迄今为止，从健康的献血者身上采集血液是获取血液或血液成分的唯一途径。但是，随着住院人数尤其是接受大手术的患者日益增多，用血量剧增，可献血量跟不上，绝大多数医院都处于血液紧缺状态。尽管血库做了储备，但一旦一天内同时几台急诊手术，尤其是有大出血患者抢救时，血液就会捉襟见肘。

我盯着挂在患者床头的红细胞、血浆、血小板，看着这些珍贵的液体一滴滴地进入了他的血管，似乎已经感受到了接下来他体内发生的变化：

一个个血小板被激活了，快速聚集到渗血的毛细血管处，血小板活化因子释放出来，把更多的血小板招募过来；紧接着，输进患者体内的新鲜血浆中的凝血因子也起作用了，不同的凝血因子依次被激活；凝血酶形成，在它的作用下，纤维蛋白原转化成了纤维蛋白，纤维蛋白交织在一起，形成了"手拉手"的网状结构；这些网状结构进一步把血小板紧紧地聚在一起，形成稳固血栓；血栓迅速地堵住了正在渗血的毛细血管，让患者的出血减缓……

死亡三角

然而，时间一分分地过去了，患者的出血速度并没有降下来，他的病情比我想象的要重许多。

21：00，患者入 ICU 三十分钟，他在出血。

我给他输进去的血制品、改善凝血的药物似乎又原封不动地流了出来；患者的心率还是每分钟 130 多次——心率可以间接反映他的出血情况，如果出血减慢了，在给他快速输血、把血容量补上来后，心率会反射性地下降。但此时，这个患者的心率和他刚来的时候几乎没什么变化。他的尿管里还是一滴尿都没有。

21：30，患者入 ICU 六十分钟，他依旧在出血，而且一点减缓的趋势都没有。

我快速地给他输红细胞，但他的血红蛋白浓度只比刚来 ICU 的时候略升了一点。我算了一下，他的出血速度在 400mL/h~ 500mL/h。

我开始有了一种不祥的感觉。

很快，坏消息接踵而至。

21：40，患者体温升不起来。

护士拿出患者腋下的体温计对我说："体温不升。"我握着患者的手，冰凉的；我又攥了攥他的脚掌，也是冰凉的；我去触摸他腋下的皮肤，一点温度都没有。

"坏了，给他盖了这么厚的被子，输进去的血制品也做了加温处理，为什么他的体温还是提不起来。"我心头一紧。

"立刻复查血气分析，看看酸碱平衡。"我对护士说。

我担心他的酸中毒会加重。一旦大出血患者同时出现凝血衰竭、低体温、酸中毒，这三种情况就会相互影响，形成恶性循环，导致患者病死率飙升。

当患者出现凝血衰竭时，渗血部位止不住血，导致全身血容量不足，细胞缺血缺氧，出现功能障碍，从而会加重酸中毒、低体温；而酸中毒、低体温又会严重干扰患者的凝血功能，让他血流不止。这三种情况同时出现，被全世界的医生称为恐怖的"死亡三角"。有研究认为，当患者出现"死亡三角"，其病死率将高达 84%。[2]

五六分钟后，护士把血气分析报告单递给我，她说："又酸了。"

果然，我最担心的事情出现了。

患者的酸中毒在持续恶化，pH 值已经从刚来时的 7.2 左右，降低到了 6.9，乳酸水平也从 6mmol/L 上升到了 12mmol/L。pH 值和乳酸水平都是反映患者代谢性酸中毒严重程度的重要指标。

"坏了，坏了。"我倒吸了一口凉气。

"加快输血，"我说，"（被子）再盖厚点，加快输血，加快改善病人的血容量才有可能把他拉回来。"

21：50，我对住院医师说："叫一下家属吧，我去说一下（病情）。"

…………

绝地反击

22：10，我又给血库打电话。

"如果是血管性的出血，还能再找外科上台止血，可现在是渗血，根本止不住。再给我点吧，一袋也行，病人 38（岁），我真没别的办法，我只能输血。"我在电话里不停地说着。

"真没了，今天急诊手术太多了，还有个刚转来的大出血的产妇正在抢救，真没了。"血库的同事对我说。

我在患者床边站起来又蹲下去，不时地去看他的腹腔引流管，血还在一滴滴地流出来。

"减慢输血速度，看看还能不能等到血。"我嘱咐护士。

很显然，这是我的无奈之举。我想尽量延长输血的时间，等着新的血球、血浆。

此时，恐怕是我经历过的最绝望的时候了。

我本以为我能救回他，但现在看，可能等不到输进去的血起效了。太可惜了，他只有38岁，我在ICU门口见过他的父母，都是老实巴交的乡下人。他们相互搀扶着，头发都白了。当我说到他们的儿子止不住血，让他们做好最坏的打算，他的父亲当场就瘫软了，他甚至吓得都不会哭了；他母亲只会冲着我不停地作揖，她说："我就这一个孩子，以后让我们怎么活，你救救他，你救救他，可以把俺们的血都给他……"

而我心里清楚，随着输血速度减慢，患者的生命体征一定会快速恶化。

22：30，患者来ICU两个小时，他的血压开始下降。

挂在床头的血袋马上要空了，之前快速输血给患者带来的略显平稳的生命体征，也开始迅速恶化。

他的血压开始下降，收缩压从92mmHg降到了85mmHg、80mmHg，然后是79mmHg、72mmHg。他的心率也在加快、加快、加快，从快速输血时候的每分钟120多次，然后是每分钟140次、150次、155次。

我心头一阵发紧：我要失去他了，两个小时，我一刻都没离开他床边，我用了所有的办法，可我还是没能拉回他。

"再给我点血吧，一袋也行。"我不甘心，又给血库打电话。

"薄医生，真没了，我们再想办法找找。"血库的同事回复我。

我回到患者床边，我看着鲜血一滴滴地落在引流袋里，监护仪上显示着他因为血容量越来越少而变得越来越快的心率，他的心脏快速跳动，像一匹不停地被鞭笞着快跑的马，已精疲力竭，随时都有可能倒下……

患者的血压继续下降，监护仪开始发出"当——当——当"血压过低的警报音。

护士站在床旁去按消警按键，我说："不用按了。"

这种声音似乎在宣告着什么，而我也感受到了强烈的无力、挫败，然后是深深的沮丧。

我又看了一眼屏幕，患者的血压已经降到 65mmHg 了，而且在继续下降。

我又蹲下来，手里握着他的腹腔引流管，麻木地盯着管里的血。

然而，我看到出血在变慢。

难道是看错了？我用力地挤了挤引流管，我担心是管子堵了，腹腔里的血没流出来。但是，引流管确确实实是通畅的。

监护仪上低血压警报还在"当——当——当"地响着，我看着引流管里越来越慢的血流，甚至有了一种时间在变慢的错觉。

此时，一个不可思议的现象发生了。患者的腹腔出血在一瞬间止住了！

他得救了……

生命的奇迹

2021 年 7 月份，我把这个病例的救治过程做成了短视频，讲到患者在濒临死亡时，身体启动了自我修复机制，最终绝地反击，创造了生命奇迹。这个短视频震撼了很多人，仅在某一平台的播放量即达到 5142 万，点赞量有 193.3 万，评论有 7.9 万条。

有人说："原来你的身体比你更爱你。"

有人说："没想到这么废柴的我体内有这么多为我拼命的细胞，好想对它们说句对不起。"

有人说："这是一场生命的奇迹。"

对，我也想通过这个病例说说我对生命奇迹的理解。

第一，什么是奇迹？

很多人会把奇迹看作是那些非凡的、超出了常规预期和解释范畴的事件。然而，我认为奇迹不是虚幻无常的，不是偶然事件，奇迹背后必有逻辑。

在今天，科学的发展已经揭示了自然界中的许多复杂机制和规律，使我们能够理解并解释曾经被看作是奇迹的现象，从天文学到物理学，从生物学到化学，我们不断探索并揭示奇迹背后的奥秘。因为我们只有掌握了奇迹背后的逻辑和原理，才可以利用奇迹。而在医学领域，我们正在做的，即是探求生命奇迹的内在机制并"复制"和创造奇迹。

人类生命奇迹背后的原理是什么？

我相信不同专业的学者一定会有不同的理解，但从我这样一个一天都没离开过临床的医生来看，不停地带来生命奇迹的是人体强大的自我修复能力。

自我修复能力是人类进化而来的智慧，让人类在复杂而艰苦的环境中得以生存和繁衍。自我修复能力也是人类维持健康、战胜疾病的终极武器，是生命奇迹赖以产生的生物学基础。

比如，人体每天会再生出三千三百亿个新细胞[3]，这是人体的自我修复。

遇到损伤时，"免疫细胞会涌向需要它的地方，它们不仅能清洁伤口、重建组织，还能修复撞击、挫伤、烧伤或咬伤导致的内部伤害。复杂的细胞防卫网络能迎击一年两三次的流感来袭，分辨出无数可能发展为癌症的变异细胞，抑制疱疹这样的病毒的大量增殖，并且每年抵御数亿次食物中毒"[4]，这也是人体的自我修复能力。

再比如，我们的 DNA 会发生损伤、突变，而人体则具有碱基切除修复、核苷酸切除修复和错配修复机制，这些精密而复杂的机制，能够修复 DNA 的损伤，保证人类 DNA 的相对稳定。

骨折时，骨折部位会长出骨痂，促进骨折愈合；孕妇在即将分娩的前几天，体内的某种凝血指标会升高几十倍、上百倍，这是为了预防分娩过程中可能发生的产道损伤、出血，这还是人体的自我修复能力。

而这个病例，更让我们看到了在危难时人体的绝地反击，利用强大的自我修复能力创造奇迹。

大出血时患者血压下降，这可以减慢出血的速度，为生命争取时间；外周血管收缩，肾脏会暂停排尿，把有限的血液供应给更重要的大脑、心脏；患者大出血时，一方面凝血因子消耗出现凝血功能受损，但同时也会出现反常的高凝状态，这同样是为了抓住一分一秒的时间止血、给生命创造奇迹；即便是患者在濒死时出现的代谢性酸中毒，同样也是为了创造奇迹——代谢性酸中毒的产生与细胞在缺血缺氧时的无氧酵解有关。我们可能会认为酸中毒干扰了人体的内环境，影响患者的生命体征、干扰凝血功能，这对患者似乎是不利的。但我们不要忘了，无氧酵解是人体在大出血、细胞缺血缺氧时，依旧不离不弃，为人体提供最后的微弱的热量，等待奇迹发生，这同样是自我修复。

医学发展太快了，在今天，我们拥有了强大的方法和技术用于拯救患者，很多疾病有了治愈的方法。这也很容易让我们认为医疗技术无所不能，把疾病治愈的奇迹全部归功于医学体系和医生，"我们身负奇迹而行，却在自身之外寻找奇迹"[5]。**人类孜孜不倦地探寻着奇迹，却很容易忘记我们的身体才是这个自然界中最伟大的奇迹。**

还记得那个陷入"植物"状态的孩子吗？他的母亲每天偷偷地从后楼道爬上来，贴在他耳边呼唤"儿啊，你醒醒，你醒醒"。

还记得那个睁不开眼也闭不上眼、说"我怕，我怕闭上眼就再也睁不开了"的格林-巴利综合征的女患者吗？

还记得那个胸腔里有巨大肿瘤、只能蹲在病床上、说"我只要能看到明天的太阳就算成功"的患者吗？

最终他们都创造了生命的奇迹。

面对这些病例时，我们更多关注到的是孩子的母亲坚持不放弃的呼唤，是我用血浆置换技术清除了患者体内的抗体物质，是韦教授还有 MDT 团队的高超技艺，我们认为是这些因素救了这些患者。

对，奇迹的出现，医生和患者家属功不可没。但我们不要忘记，患者的身体及其身体里的每个细胞，患者的自我修复能力，更是决定他们能否痊愈的重要因素。在危难时，他们身体里的每个细胞不放手，不懈努力，启动自我修复，最终才给他们带来了奇迹。

这就是生命奇迹背后伟大的自我修复能力。

了解了什么是奇迹以及人类生命奇迹赖以产生的自我修复能力，我们也就知道了如何"复制"和创造奇迹。这就是我想讨论的第二个方面的问题。

对这个病例，有人可能会说，如果最开始就不要维持患者的血压，让他的血压掉下来，那患者会不会在一开始就止住血了，而不用等两小时。

对这个说法我并不认可。

在受到损伤时，人体有着自我修复能力，人体会发生各种反应，但这些反应并不总是适度的，当反应过度时，也会和损伤一样置人于死地。在大出血时，血压降低确实可以减慢出血速度，但是如果任由患者的血压掉下去，那他很快就会死亡，根本等不来奇迹；如果没有外科医生的艰难止血，没有 ICU 输注大量的血浆、红细胞、凝血物质，更不可能出现最后的绝地反击。

所以，把患者在损伤时出现的各种反应控制在合理的范围，同时为患者的自我修复提供时间、创造条件，医患“打配合”才是取胜的关键。

正如这个大出血的病例，我推测，患者能在最后时刻突然止血：首先，我们为他输进去的红细胞和其他药物维持住了他的生命体征，为他争取了时间；其次，随着时间推移，进入他体内的血小板、凝血因子开始起效，为他最后止血创造了条件；最后，当患者血压进一步降低，出血进一步变缓，再一次为他争取到了最后、最珍贵的时间，而此时，他的凝血功能已经改善，所以他止住了血，创造了生命奇迹。

当然，这个病例一定还会有着我们迄今还不能完全清晰解释的自我修复机制。但毫无疑问，发生在这个患者身上的奇迹是医患共同创造的。

而这个病例给我们每个普通人最大的启示，恐怕是相信我们人体的奇迹。我们无论多么平凡，每个人体内都蕴含着不平凡的奇迹。保持健康的生活方式，比如多运动、少熬夜、不吸烟、减少饮酒、保持乐观，这可能是我们都能做到的为人体的奇迹贡献力量的方法。

即便真生病了，也不要太悲观。因为为我们战斗的，除了医生，还有我们身体里的数以亿计的细胞，它们不离不弃，直至带我们创造生命的奇迹。

参考文献

[1] Rossiter N D. "Traum a—the forgotten pandemic?"[J].International orthopaedics, 2022, 46(1):3-11.

[2] TZENG W J, TSENG H Y, HOU T Y,et al. From death triad to death tetrad — the addition of a hypotension component to the death triad improves mortality risk stratification in trauma patients: a retrospective cohort study[J/OL]. Diagnostics, 2022, 12(11):2885. https://www.mdpi.com/2075-4418/12/11/2885.

[3] Sender R, Milo R. The distribution of cellular turnover in the human body[J]. Nature Medicine, 2021, 27(1):45-59.

[4] 马特·里克特. 优雅的守卫者 [M]. 秦琪凯译 . 北京：中信出版社，2020.

[5] 保罗·卡拉尼什. 当呼吸化为空气[M].何雨伽译.杭州：浙江文艺出版社，2016.

我曾是个晕血的医学生

2006 年的一天，我正在 ICU 值夜班。

傍晚时分，我接到了一个电话，是急诊科组织的紧急多学科会诊："快！快！是个溺水的学生，心跳、呼吸都停了。"

我跟着上级医生一路狂奔，冲到了急诊抢救室。当年的急诊抢救室条件远不如今天，还是一个只有六张抢救床的房间，最北边的抢救床上躺着一个女孩，她穿着泳衣，泳衣外的皮肤苍白，没有一丝血色。

已经有医生在做胸外按压了，护士们忙碌着，有人穿刺静脉，有人准备药物，有人打开了除颤仪，监护仪持续发出高调、刺耳的警报音……

患者被从泳池里救上来的时候，呼吸、心跳都停了，瞳孔散大到边，没有光反射。急救车上的医生给她气管插了管、注射肾上腺素，一路做着胸外按压送到了医院。

在上级医生镇定的指挥下，几个年轻医生轮流给患者做着胸外按压。有效的胸外按压对按压的频率、幅度都有严格要求，这会导致按压者体能快速消耗，为了保证心肺复苏的效果，通常会由几个人轮流按压。

"继续（按）压。"
"肾上腺素 1 支。"
"停一下看看波形。"
"再（按）压。"
…………

女孩的辅导员和校长跟着来的，我在高中时代就听说过这位校长，他是国内著名的科学家。他一米八几的大个子，皮肤黝黑，戴着眼镜，扶着抢救室的门框，满脸泪水。他告诉我们，孩子的父母正从老家往北京赶，很不巧那天高速公路在修路，他们已经绕道国道，这样最早第二天早上才有可能赶过来。

很显然，患者大脑缺氧太久，结局已无法改变。但如果能让她的父母见到依旧有心跳的孩子，对他们的余生来说可能是最大的安慰。

"请你们不惜一切代价。"校长和辅导员哭着说。

但是，希望太渺茫了，无论我们怎么抢救，监护仪上始终连一个自主心跳的电信号都没有。

"扎个中心。"上级医生指示我。他的意思是让我立刻给这个女孩做中心静脉穿刺、置管。

ICU 医生做中心静脉穿刺、置管最常用的血管是锁骨下静脉，锁骨下静脉直接汇入上腔静脉，之后进入右心房，有了中心静脉导管，抢救用药能第一时间入血，效果更确切。锁骨下静脉穿刺本是一项常规操作，但在急救时，尤其是在一边按压一边穿刺的条件下，比平时在 ICU 病房里，在患者病情相对稳定、环境安静有序时难多了。我既要快，更要准，要在同事按压的间歇期内穿刺，如果胸外按压停下来太久，患者的缺氧会加重、复苏成功的概率将会进一步缩小，所以我必须争取一针刺入锁骨下静脉。如果我手忙脚乱，很容易刺破她的肺尖引起气胸，还容易误伤与静脉伴行的动脉血管，一旦出现这些并发症，这孩子恢复心跳的希望就更小了。

我让另一个医生接替我继续按压，我快速在女孩右侧锁骨下穿刺区域消毒、铺巾。

当一切准备就绪的时候，我喊了一声："停。"

我要穿刺了！

我左手中指按压着她的胸骨上窝作为指引穿刺方向的"标记点"，拇指在她的锁骨下快速寻找进针点，右手握着长约十厘米的穿刺针，准备穿刺……

我快速、坚定地进针……

有人说，医生工作得越久，心越硬。患者病得再重，医生也会面无表情、波澜不惊。可在我看来，淡定正是这个职业的魅力所在。情况越紧急，场面越混乱，医生越淡定，患者才能越安全。

但是，大家可能永远想不到，我曾是个晕血的医学生。

我晕血了

1995 年夏天，我已经完成了大学前三年的基础课程学习，生理、生化、解剖、组织胚胎学、病理、免疫、微生物……再开学就是大四了，从大四开始，医学生就要逐步参与临床工作，见识越来越多的病例了。在此之前，所有的理论都是"纸上谈兵"。而刚学完基础课的这个时候也恰恰是医学生对临床充满好奇、"蠢蠢欲动"的时候。

那年暑假，我回了老家——河北省的一个小城市。

有一天，父亲十分兴奋地告诉我："儿啊，我给你争取到了一个参观手术的机会，你不是一直梦想当个外科医生吗？"

父亲是区里的小公务员，人脉广，他想方设法地认识了一个厂矿医院的外科主任，在父亲的一再请求下，这个主任答应带我参观一次手术。

是啊，我曾不止一次地躺在床上、闭上眼睛想象着"外科薄医生"做的各种各样精妙的外科手术：

我把骨折的两个断端对齐，用锤子"哐哐哐"地把钉子用力地凿进去，把骨折端固定起来。旁边的实习医生、护士们冲我抛来了羡慕的眼神。

我打开患者的腹腔，先离断了给肿瘤组织供血的血管，把肿瘤和周围组织仔细分离，然后"咔嚓"一声，切下巨大的肿瘤扔在盆子里，我端着盆子给等候在手术室门口的家属看："来，都来看看，这是肿瘤，切得非常干净。"接着在大家的千恩万谢中，我华丽地一转身，又进了手术室继续手术。

我打开了患者的颅腔，架上手术显微镜，在放大几十倍的镜头下，仔细地分开脑叶，把一把小小的镊子小心翼翼地伸到大脑深部。我屏住呼吸……

"哗"，鲜血涌了上来。"动脉瘤破了！"助手惊慌失措地喊起来。

我瞪了他一眼，用无比坚定的眼神告诉他："慌什么？！"

"吸引！"我冷冷地蹦出两个字。"吱吱吱"，随着助手手里握着的负压吸引器发出的声响，满视野的殷红消退了，视野变清晰了。我迅速地找到了正在出血的动脉瘤，松开夹子，夹子紧紧地夹住了动脉瘤的根部，出血马上止住了。这个过程像是已经启动了引爆程序的"炸弹"被成功地拆除！

"耶！"临危不乱是外科医生的特质。在我看来，外科医生是所有医生里最帅的了。

所以，当我听到父亲欣喜地谈到这次机会时，甚至隐约有了马上要脱颖而出的感觉了。

"这是一次很好的学习机会。"父亲说，"提前观摩手术，你才能有更大的机会当上外科医生。"

那天，我怀里抱着教科书，早早地来到了手术室。我提前做足了功课，这个主任即将实施手术的疾病叫甲状舌管瘘，这是一种先天发育异常，患者颈部本应该闭合的窦道没有闭合，形成了瘘管，瘘管与外界相通但引流不畅，容易反复发生感染。这种疾病需要通过手术彻底切除瘘管和残留腔道，还需要切除部分舌骨，缝合后就可以治愈了。

放到今天看，这是一台非常小的手术。但那天，我却像迈进了一个奇幻的世界，无影灯、无菌铺巾、麻醉药、止血钳、手术刀，监护仪发出嘀嘀嘀悦耳的声响，这是生命的音符。

主任给患者做了局部浸润麻醉，也就是将麻醉药注射于局部组织，使患者的感觉神经传导暂时被阻断，浸润麻醉后患者意识清楚，仅手术部位无痛感。他快速地切开皮肤，分离皮下组织，止血，结扎。

在无影灯下，他纤长的手指娴熟地操作着。外科医生的手是上天给他们的艺术品。

主任一边手术一边和我聊天，气氛非常融洽。

"打结会吗？"

"会！"

"一分钟能打多少？"

"八十个。"我骄傲地说，"我在我们小班是最快的，同学们都说我手巧，是个外科苗子。"

"那你知道甲状舌管瘘是怎么形成的吗？"

我说："这是一种发育畸形，手术切除，病人就可以痊愈了。"

正聊着聊着，意外发生了。他用止血钳分开组织后，把钳子往无菌盘里一扔，"咣当"，我眼睁睁地看着那个盘子慢慢失去了平衡，一点点地往边缘滑落……我冲上去，一把稳稳地接住了盘子，然后向上推了推。

主任转过身，吃惊地看着我，我说："没事，没事。"我的意思是说"不用谢，您继续"。

然而，他抓起盘子里带血的止血钳子，狠狠地敲了我的手背一下，然后把钳子远远地扔了出去，"啪"的一声，钳子重重地摔在了远处的地面上。

他冲我大喊了一声："滚！"

他喊出这个字的瞬间，我就意识到我犯错了：我刚才抓盘子的动作把他的手术区域和器械全污染了。我低头不敢说话，但倔强地没走，我不想浪费这个珍贵的机会。

碍于我父亲的面子，他没有继续轰我。护士重新铺了无菌手术巾，换了一套器械，他自己也重新做了消毒。他不再理我了，埋头做手术。

我盯着他的手和他手里的手术刀，刚才还无比精美的刀片，现在在无影灯照射下发出了阵阵寒光。我看到刀片划过的地方，鲜血一股股地涌了出来，红色的范围越来越大，然后我浑身冒汗，眼前一黑，"咚"的一声……

等我醒来的时候，我已经躺在手术室外的椅子上了。我的头枕在父亲腿上，后脑勺很疼。我异常疲惫，像刚跑完了一场马拉松。

父亲边给我揉着脑袋上磕出来的包，边失望地说："主任说了，你不适合做外科。

"你晕血。"

本能

命运和我开了个玩笑，我居然是个晕血的医学生。

晕血意味着我不能做外科医生了。不仅不能做外科，而且很多有创操作我可能都做不好，比如中心静脉穿刺，骨髓穿刺，桡动脉穿刺，放腹水、胸水……这些操作都会见血。即便是静脉输液、抽血这么简单的活儿，可能我都无法胜任。晕血还意味着无论我多么努力，我都不可能成为一个优秀的医生了，晕血的医生像是怕枪响的士兵，这是耻辱。

那次晕血后，我刻意避开了我最爱的外科系统，把注意力转移到了有创操作相对少的内科。我开始认真研究心电图波形，P波怎么形成的，QT间期为什么长了，为什么同一个患者的同一份心电图中QRS波群宽度会发生变化；我钻研咳嗽的机理，我仔细倾听不同患者咳嗽的声响，我发现不同疾病引起的咳嗽的声音是有区别的；我开始思考人的血管为什么很早就出现斑块，为什么疾病会与人始终相伴。而那次晕血对我最大的影响则在于，它改变了我的职业选择：我硕士研究生阶段考取了"急救医学"专业，这个专业属于内科系统。这也是当时我的无奈之举。

但是，为什么我会晕血？晕血会不会是一种缺陷？我会不会一直晕下去？

这些问题一直困扰着我，当时的医学本科生教科书上并没有对这些问题的阐述。后来，我不停地去图书馆检索文献，也请教了很多老师，终于弄清了这些问题的答案。

"晕血"，如同我们可能听过的"晕针"，它们在机制上都属于血管迷走性晕厥。

所谓血管迷走性晕厥，即当看到恐怖、厌恶的事物，诸如鲜血、针头、尖刀、恐怖的人或者事、打斗场面时，这些不良刺激会刺激人的大脑中枢、激活迷走神经，迷走神经兴奋引起血管扩张、心率减慢、血压下降，大脑供血不足导致短暂缺血，发生晕厥。[1,2] 研究发现，大约20%~40%的人一生中有过血管迷走性晕厥发作经历。[3,4] 这是一种可逆的生理反射，通常在20~30秒可自行缓解。

更多的人遇到危机时，更常见的表现是：心率增快、呼吸短促、肢体抖动，甚至会出现出汗、尿急、头痛、语速改变等情况。这是紧张时肾上腺激素分泌增多、神经调节功能增强引起的。这些生理改变是人类"战斗或逃跑反应"的生理学基础。对这些表现，我们很容易理解：遇到危险了，"要么打，要么跑"，这有利于增加生存概率。

那为什么有些人会"晕"？这是不是一种缺陷？遇到危险了，该战斗或者逃跑时，人晕了，"扑通"一声倒地上了，这似乎是对生存不利的。而事实恰恰相反，人类面临危险、危机时的晕厥反应很像某些动物在天敌面前的"假死""瞒天过海"，这种反应有可能保护自己免受伤害，增加生存概率；或者在恐怖事件面前，短暂晕厥也可以避开视觉上的冲击和对心理的巨大创伤。这在某种程度上是有可能有利于个体或者物种生存的。

晕厥的反应和"战斗或逃跑"的反应一样，都是人类进化而来的、在关键时刻能够保命的本能反应。

但问题来了，普通人在危机面前出现紧张，甚至晕厥的反应可以理解，如果医生也出现这些强烈反应，显然对患者的救治不利。所以**医生这个职业难就难在他不仅要洞悉人类的本能，从本能的视角理解自己与他人，还要不停地和本能斗争。在危急状态下，人的本能可以救自己，但医生不同，他只有克服不适宜的本能，才能救人。**

那我还能不能克服晕血？

当我咨询我的辅导员这个问题的时候，他微微一笑，说："马上，你就不晕了。到时候，所有晕血的、晕针的、晕各种抢救、晕各种各样你们不想看到的，都能给你们扳回来。"

魔鬼式训练

我知道，他的意思是说，很快，我就要进入临床培训了。

在全世界范围内，培养年轻医生都有一整套培训体系，这个体系会纠正年轻人所有的"晕",这个体系会让他们不论经历何种场面、遇到何种危机都始终保持淡定,把一个初出茅庐的"小白"打磨成救治生命的"老手"。这个体系,年轻人只要扛过来,就大概率能成为一名合格的医生。

1995年下半年,我开始进入临床见习。

1996年8月份,我进入了临床实习,成了一名实习医生。

1998年8月份,在短暂工作之后,我考取了硕士研究生,开启了我的"住院医师规范化培训",自此,我开始正式接受一场被年轻医生们戏称为"魔鬼式训练"的临床培训。

为什么这么说?

第一,时间长。

在今天,中国任何一家大的三甲医院,对负责临床工作的医生的最低学历要求,恐怕都是博士。要想拿博士学位,多数医学生要完成大学本科五年、硕士三年、博士三年的学习。在中国多数地区,医学生要在硕士、博士学习期间开始接受住院医师(专科医师)培训。这样,一个18岁读大学的年轻人,在最顺利的情况下,大约29岁刚刚能获得申请参加主治医师考试的资格。而在我所在的北大系统,培训规定更严格。如果是其他大学博士毕业来到北京大学附属医院工作,或者更换了专业(博士专业与就业专业不同),则需要重新接受培训,顺利的话,住院医师(专科医师)培训下来平均又是四年,这样33岁才能申报主治医师。而在其他领域,这个年龄的职场人早已是行业的中流砥柱,有着很好的地位和收入了。

第二,强度大。

我在培训期间,吃住都在医院,不仅要培训理论、照护患者的能力、沟通技巧、实践技能、多学科协作能力，还要培训科研能力、教学能力和职业精神。所有的脏活累活都是我这样的住院医师做。住院医师在培训的最后一年被称为"住院总医师"，简称"院总"，顺利做完"院总"工作后才有资格考取主治医师。"院总"阶段的工作强度则到了培训期间的巅峰，就拿我工作的ICU的"院总"来说，除了要协调ICU床位转入转出，要参加全院各个科的紧急会诊抢救，还要每天推着转运车去手术室接平均5~7个患者，要带着转运呼吸机、监护仪推着平均3~5个患者去CT室做CT，每天要做平均3~5人次的中心静脉穿刺，还要带着更年轻的住院医师参加教学查房、授课。上班就是24小时，之后休1天，紧接着又是一个24小时……

中国医生工作强度大是出了名的，2018年中国医师协会发布的《中国医师执业状况白皮书》显示，三级医院的医师平均每周工作51.05小时，二级医院的医师平均每周工作51.13小时。[5]在我看来，医生工作50小时的强度绝对堪比互联网大厂程序员工作100小时的强度。而这些数字说的是平均数，年轻的住院医师的工作时间要多得多。

第三，磨炼人性。

所有文学作品中描绘的、影视剧中演绎的医疗场景都是经过艺术化处理的。现实场景远比故事更"精彩"：肝硬化、消化道大出血的患者血中的血红蛋白浓度低到测不出了，还一口一口地吐着血；急诊科人满为患，各个角落躺满了患者，有的患者昏迷了，有的在痛苦地呻吟，有的正在被插管、被胸外按压；产房里产妇撕心裂肺地哭喊，空气中弥漫着难闻的气味；有服了毒的患者正在洗胃，他一声声发出剧烈的呕吐声，医生在旁边大声地喊着"吐出来，都吐出来"；车祸、高空坠落伤的患者的肢体在快速流着血，而医生快速拨开了受损的组织，寻找出血点……

除此之外，还有不讲理的患者或者家属，他们越是看到年轻医生，越会咄咄逼人。我治疗过一个扩张性心肌病、晚期心衰的患者，他的三个儿子每次询问病情，都会把我挤在一个角落里，揪着我的脖领，唾沫星子都喷在我脸上了，对我吼着："治不好，咱走着瞧！"

年轻医生除了见识惊心动魄的医疗场景，还会见识复杂的人性，以及各种道德的抑或不道德的，还有法律界限内外的各种各样的行为。这些都不是培训规则中的内容，但是学会应对各种情况却是年轻医生培训时不可或缺的。就拿我接受培训的那时候来说，20 世纪 90 年代末，医院秩序还不太好。在急诊夜班会遇到瘾君子来捣乱。有一天我值班，诊室进来一个五大三粗的小伙子，他故意露出整条胳膊的文身，掏出一把匕首，"咔"地用力插在我的办公桌上，黑着脸对我说："你给我开一支'药'！"

我结结巴巴地说："我去给你叫老师。"说完，我撒腿就跑……

2001 年，我的住院医师培训结束了，我选择了 ICU 专业作为职业方向。ICU 医生每天都能遇到命悬一线的患者，每天都有新的挑战，这个职业一点都不比外科医生逊色。在我看来，人生中没有什么事情能比每天挽救生命更值得做的了。我没日没夜地工作着，习惯了各种操作，熟悉了各种抢救的流程。有一天，我抢救了一个上消化道大出血、失血性休克的患者，他不停地吐着血，而我快速地、毫不犹豫地把用于压迫止血的三腔二囊管置入了他的胃里。当我打起气囊，用一定的力量牵拉、压迫止血时，患者的出血马上止住了。

我正要离开他床边时，突然意识到，不知从何时开始，我已经克服了晕血。

今天，当我再回想起那次晕血事件，它带给我的也不再是沮丧、自我怀疑这些负面的东西了。相反，它给我带来了三个改变，而这些改变让我更适合医生这个职业。

首先，因为我曾晕血，在我的培训期间，我刻意地训练我对出血的应对力，慢慢地，我看到任何伤口都不会再恐惧，反而会产生一种上战场的激动和高昂的斗志，这种斗志让我更快速地适应环境，更周全地抢救患者，让我的操作更迅速、精准、稳健，无论患者多么惊恐、现场多么混乱，我都会临危不惧。

其次，那次晕血事件中的主任敲打我、呵斥我，是因为我忽视了无菌操作规则，弄脏了他的手术区域，所以在培训期间，我不停强化我的无菌观念。我每次给患者做穿刺、置管或者其他无菌操作时，都会仔细地洗手，对患者接受操作的部位进行严格消毒。医生认真洗手、有良好的无菌观念，会让患者发生医院内感染的风险大大降低，这在 ICU 尤为重要，这意味着患者住院天数更短，医疗花费更少，死亡率更低。

最后，晕血事件给我更大的收获则是，在很多年后，当我终于成为一名"老医生"，我更懂得了如何培养年轻医生。

每个医生在年轻的时候都有困惑，遇到危机时都会紧张，传统教育模式下的训斥、打骂可能并不适合他们，有时不仅无益于他们成长，过度训斥甚至还可能改变他们的理想甚至职业轨迹，从而影响他们的一生。很多时候，激励更适合年轻人。

有一次，在交班会上，一个轮转 ICU 的博士早交班。她口齿清晰，思维敏捷，虽然夜班一晚上都没合眼，但她仍能把每个病例的特点和关键点准确地表达出来。

交班后，我给她发了一条信息："今天的交班思维很清晰。"

后来，她回了一句："谢谢老师鼓励，还要多加学习。"

我想，我的这句鼓励，带给她的很可能不仅仅是在 ICU 辛苦培训的两个月中认真学习的动力，还可能让她未来对 ICU 这个专业永远保持着好奇心和激情。善于发现年轻人的优点并不吝鼓励，这是一种"过来人"的核心能力，也是人类的一种美德，这远比训斥更能让年轻人快速成长。更重要的是，鼓励可以给年轻人带来成就感。

医生的成就感

我给很多人讲过年轻医生的"魔鬼式训练"。有人说，只知道当医生不容易，真没想到背后是这么残酷的训练。有人说，这么艰苦的训练很容易理解，医生这个行业服务于人最宝贵的生命，生命面前谁能容忍平庸？有人说，我们只看到了医生淡定的一面，没想到淡定是这么练出来的。也有人说，医生这个职业好，"越老越值钱"。

前面的说法我都赞同，我对最后这种"越老越值钱"的说法，并不认可。

为什么？

谁的青春不宝贵？如果为了"延迟幸福"，为了到老以后"更值钱"，那我相信绝大多数的年轻人就不会选择医生这个职业或者中途离开了。"越老越值钱"一定不是年轻医生坚持下来的理由。能让年轻医生扛过艰苦训练，忍受睡眠质量差、工作压力大、饮食不规律、薪资低这些难关并不断精进的，并不是"越老越值钱"的预期。我认为，自我激励才是年轻医生快速成长并坚持下来的"秘诀"。我把这套自我激励机制称为"医生的成就感"。

什么是医生的成就感？

在我看来，成就感是经过了一个跌宕起伏、危机重重的不眠之夜，当医生走出病房，告诉患者家属"患者好多了"时，家属眼里闪现的光芒；成就感是守在患者床边精细地调整医疗设备上的一个个参数，盯着患者一项项异常的化验指标，开出一条条精准有效的医嘱后，在第二天交班对全体同事说出"患者稳定，异常已纠正"时，自己内心升起的自豪和温暖。

很多人说，成就感是医生技艺的日臻卓越，成就感是历尽千帆后还依然相信奋斗值得的信念。这些都对。让我打个比方，我觉得成就感是医生行医路上的"内啡肽"。

内啡肽是一种内源性的神经递质，主要在下丘脑和垂体中产生，内啡肽可以和大脑内的阿片受体结合，通过调节神经元活动来影响人的情绪、疼痛感知，让人减轻疼痛，提高幸福感。而内啡肽最神奇的地方在于，它参与了人类的"奖赏机制"，让人在某些"痛苦"行为之后产生快乐的感觉，而这种快乐更显著、更持久。"奖赏机制"的目的是通过激活产生愉悦感和满足感的反馈循环，促使人类寻求和重复某些行为。

比如，我们都有过坚持运动，先"痛苦"之后越来越快乐的经历，运动甚至可以对抗焦虑、抑郁的不良情绪，让很多人乐此不疲。

再比如年轻医生的训练，这些接受着最严苛训练的年轻医生来自全国各地，他们离开家乡，拿着最低的薪水，吃着最苦的苦，流着最多的汗，他们深知奋斗不易，但磨炼后给他们带来的成就感像极了内啡肽。这种感觉让他们在经过痛苦的、苦行僧般的培训后，在痛苦的坚持之后，体会到收获、愉悦、释然、满足的感觉，让他们更坚定，对未来充满信心，并激励他们坚持下去。

绝地武士

当一个人练得足够多，见得足够多，吃过的苦足够多，他的意志也会变得足够坚定，而此时所有能够干扰他的、动摇他的、削弱他的外界的所有的杂音他都会充耳不闻。

正如 2006 年那天，也就是在本文开头我讲述的那个抢救溺水孩子的病例发生时，我已经完成了培训，并在 ICU 工作五年了。

我要给这个溺水的孩子穿刺了！这项操作对抢救这个孩子至关重要。

我边进针边回抽，让针管内保持负压。

急诊科是医院最嘈杂喧闹的地方。有患者因为病痛在痛苦地呻吟；有人在声嘶力竭地哭喊；有患者被抢救成功后，周围人在欢呼。

而此时，所有的声响在我耳边越来越弱、慢慢静寂，我眼里只剩下这个溺水的孩子，我仿佛看到了她深藏在锁骨下的静脉血管，而针头正在坚定地朝着血管的方向深入……

"扑哧"，一股暗红色的血涌入了穿刺针。

"完美!"针管中出现暗红色的血,意味着我已经成功地刺入锁骨下面的静脉,这等于已经完成了90%的工作。从刺破皮肤的那一刻到精准地刺入血管,整个过程没超过三秒……

年轻医生训练的目标是超越本能,但超越不是抹杀,而是把本能控制在最有价值的程度,让本能为我所用。这个时候,危机已经不会再让我紧张、心慌、呼吸困难甚至晕厥了,危机激起了我昂扬的斗志,让我的大脑更敏锐,手更稳,操作更精准。这就是"魔鬼式训练"带给一个年轻医生的收获。

每年到了八九月份的时候,走在医院的大院里、楼道里,我经常会见到三三两两的穿着不合身的白大褂、面带笑容的小医生,他们听诊器一头挂脖子上、一头装兜里,背着双肩包……这一定是新的一批实习医生又来了。每每遇到他们,我都会想:"抓紧时间笑,后面有的哭,扛过了你才是个真医生。"

我们每个人都肩扛使命而来,但找到适合自己的使命难,为之奋斗一生更难。提到"使命"这个词,我往往会想到绝地武士。绝地武士是《星球大战》里维护银河共和国安全的一群和平、正义、崇高的群体,他们拥有高超的战斗技能、智慧和道德品质。年轻医生的成长像极了绝地武士的培养:在年轻的时候被选拔出来,在严苛、规范、不停实战的训练下终身学习,学习高超技艺,更培养强烈的责任感和最严肃的态度,学会战胜愤怒、恐惧、嫉妒的负面情绪,并让这种技艺和精神薪火相传、生生不息。

年轻医生的成长很难,有时会跌落谷底,有时会面临狂风暴雨,有时是血与火的洗礼。严苛训练快速提升了年轻医生的技艺,但比技艺升级更重要的是理性的觉醒和意志的日趋坚定。临床磨砺可以让一个生涩、容易出错的年轻人，变成沉着、冷静的合格医生；临床磨砺可以让一个对应激有着强烈本能反射的年轻人，慢慢做到既荣辱不惊又悲喜不乱，既遵循规则又铁血柔情，值得患者托付生命。每个生命和每一份情感都弥足珍贵、值得珍惜。但"一个成天为患者的不幸哭哭啼啼的医生无法胜任必须随时做出客观正确判断的工作"[6]。

当患者命悬一线时，医生的淡定、睿智、理性高于一切。

穿刺针成功刺入这个溺水孩子的锁骨下静脉后，我快速送入金属导丝、扩皮，然后留置中心静脉导管。

中心静脉导管置入成功，为后面的抢救提供了强大的保证，各种抢救用药经过这根导管快速地进入了孩子的上腔静脉、右心房、右心室……然后是全身循环，之后是微小动脉、组织、细胞……

突然，监护仪上出现了一个微弱的电信号，我抓住这转瞬即逝的机会，立刻给她注射提升心率的药物。

又过了一会儿，原本几乎没有反应的心脏，又扑通扑通扑通地跳了起来……

参考文献

[1] Grubb B P. Neurocardiogenic syncope[J]. The New England journal of medicine, 2005, 352(10):1004-1010.

[2] ZHENG L H, SUN W, LIU S Y,et al. The Diagnostic value of cardiac deceleration capacity in vasovagal syncope[J].Circulation-arrhythmia and electrophysiology, 2020, 13(12):1483-1489.

[3] 王立群. 血管迷走性晕厥 [J]. 心血管病学进展，2009，30(2)：187-190.

[4] Sheldon R S, Sheldon A G, Connolly S J,et al. Age of first faint in patients with vasovagal syncope[J].Journal of cardiovascular electrophysiology, 2006,17(1):49-54. https://doi.org/10.1111/j.1540-8167.2005.00267.x.

[5]《中国医师执业状况白皮书》公布 . https://www.cn-healthcare.com/articlewm/20180111/content-1021617.html.

[6] 保罗·卡拉尼什. 当呼吸化为空气 [M]. 何雨伽译. 杭州：浙江文艺出版社，2016.

［第四章］

健康时珍爱他，疾病时抓紧他，离别时宽慰他，分别
后铭记他，这是对亲情与道义最好的回馈，是人类对
生命最高的礼遇。

关怀的
分合

24 岁，我为什么不怕死了

即便一个人的面色再苍白，也会因为嘴唇的红润而让整个人显得有活力。不同的是，这个女孩嘴唇上的红色是血痂带来的。

"医生，我不想治了。"她声音嘶哑，为了让我听得更清楚，这个 24 岁女孩提高了音量，语气变得异常坚定。

"为什么会这么想？你不怕吗？"我问她。

"怕死吗？我不怕。"她说。

她的回答让我始料未及。作为患者，她居然自己谈到了死。她眼神坚定，和那些因为病情危重、恐惧、不良环境刺激，或对自身疾病过度担忧而发生谵妄从而思维混乱的患者明显不同。

"真不怕吗？"我又问她。

"真不怕。"她说。

我不想治了

三天前，也就是她病危被收到 ICU 抢救的那天，是我值夜班。

我去急诊抢救室给她会诊，她正坐在病床上拼命地喘气，眼里是惊恐。

她倚着床，床头抬得高高的，几乎和床呈90度，这种体位我们称为"端坐呼吸"。她的血氧饱和度严重低于正常水平，只有89%，因为缺氧，她呼吸很快，超过40次/分，心率超过150次/分，血压高到165/105mmHg。

急诊科的同事已经给她用上了无创呼吸机。无创呼吸机不用气管插管，只需将密闭的面罩扣在她的口鼻上并固定好，呼吸机打出的包括氧气在内的正压气体可以帮助她呼吸，以提高她的血氧饱和度。但很显然，无创呼吸机的治疗效果并不理想。我用听诊器听她双肺，能听到弥漫的噼里啪啦的湿性啰音，像开了锅的水。之所以会出现这种声音，是因为她的肺泡里充满了液体，呼吸时气体经过这些液体而发出声音。伴随着咳嗽，她的嘴角也不断有粉红色的液体流出来。

她不时地用手去抓面罩，想把它从面部抓下来，护士在边上不停地嘱咐着："别抓面罩，千万别抓了，听话，摘下来会更憋气。"

急性缺氧患者会产生错觉，误认为是紧扣的面罩让他们呼吸困难，所以他们不自主地想抓掉面罩，出现这种症状也意味着她的病情到了最凶险的时候。

这个女孩的这些表现，是急性左心衰竭患者的典型症状。

正常情况下，血液在肺部经过加氧、去除二氧化碳后，要回到左心房、左心室，之后随着左心室有力的收缩，这些携有丰富氧气的血液会被输送到全身各处的组织器官。当患者出现急性左心衰竭时，心脏射血能力下降，左心里的血射不出去，肺里的血就很难回流到心脏。这些血淤积在肺部的血管里，当淤血过多、局部压力太大的时候会穿透血管渗出来，积聚在肺泡里，形成水肿液。水肿液一方面影响氧气通过肺泡进入血液，导致患者出现顽固的低氧；另一方面，水肿液在呼吸产生的气流的作用下形成泡沫状，随着患者咳嗽排出来，这在医学上称为"粉红色泡沫痰"。

全世界的医生都知道患者出现粉红色泡沫痰意味着什么，这是临床最危急的情况之一，如果急性左心衰不能快速得到纠正，患者将迅速发生心源性休克、昏迷，甚至死亡。

"子宫内膜癌晚期，已经全身转移了，腹腔、盆腔、肝脏、腰椎、大脑……肿瘤组织压迫输尿管造成梗阻、肾后性急性肾衰、没尿；患者因为烦渴，自己喝了五千多毫升水，体内液体负荷过重，引起急性左心衰。"急诊科同事快速和我交接病情。"家属态度很坚决，想去 ICU。"他说。

通常，预计存活不久的晚期癌症患者是不收进 ICU 的，因为激进、昂贵的治疗即便能让患者延长一段时间的生命，但终归不会改变结局，再加上 ICU 抢救环境下家属不能陪在患者身边，所以这类患者是否需要到 ICU 进行进一步救治往往会尊重家属意愿。

我到急诊抢救室门口见她父母。他们来自山东的一个县级市。她母亲戴着口罩，穿了一件黑色的上衣。她父亲高高大大的，皮肤黝黑，戴着一副眼镜。他们背后跟着一个女孩，是患者的妹妹，一家人的穿着看上去虽不华丽，但整齐、干净、利索。

女孩的母亲刚一开口就抹眼泪，说："要救，要救。"

她父亲摘下来眼镜，揉了揉眼，说："不惜一切代价也要救我闺女。"

当晚我就把这个 24 岁的女孩转入了 ICU，我有十足的把握可以迅速缓解她的病危状态。我给她用上了 CRRT。CRRT 对她的治疗很关键，随着快速脱水，几个小时后她慢慢地好一些了。随着治疗时间的延长，脱出来的水越来越多，她肺内渗出的液体减少了，她的缺氧和心功能快速改善。我给她连续地做了七十多个小时的 CRRT 后，她的生命体征越来越稳定，血氧饱和度升高到了 96%，心率也降到了正常水平，不用再使用无创呼吸机，可以躺平了。

那天早上我查房的时候，她问我："能给我口水吗？我太渴了。"

我按了按她右脚脚踝处的皮肤，还有一些水肿，但和刚来 ICU 时皮肤肿得连给她穿刺、输液都会顺着针眼往外流液体截然不同了。

"没问题，前两天不让你喝水是因为你心衰了，要控制液体摄入量。咱们现在已经把水脱出来了，可以喝点了。"我说。

我边说话，边用注射器从她病床旁小桌上的水杯里抽了大约五毫升的凉开水。她眼巴巴地盯着我的手，看我把注射器伸过来，她张大嘴，我把水打到她嘴里，她一口咽了。

她的脚腕上系了一圈红绳，在中国很多地方，人们在手腕、脚腕上系红绳祈福平安。她头发黑密，完全不像其他的长期化疗患者的头发那么稀疏。但这不是好事，这不是说她年轻，头发可以耐得住一轮轮的化疗而不脱落，而是她病情进展太快，根本没有机会接受长期的化疗，所以她的头发依旧完好。她的眼睑已经消肿了，戴了一副大大的黑框眼镜。黑框眼镜和系在脚腕上的红绳把她的皮肤映衬得更白了。

她毕竟年轻，恢复得快，从外形上看，无论如何我都不愿意把她和形容枯槁的癌症晚期患者联系在一起。尽管癌细胞肆无忌惮地在她体内疯狂生长、掠夺她的生命，但她体内多数器官的机能依旧运行良好。

这个女孩所患的子宫内膜癌是常见的妇科恶性肿瘤之一，近年来发病率逐年上升。90% 以上的患者发病年龄超过 50 岁，只有 4% 的患者确诊时年龄低于 40 岁。[1-3] 尽管这些年子宫内膜癌发病有越来越年轻的趋势，但这个女孩发病还是太早了，而年轻也并没有给她对抗疾病带来优势，她发现时就已经是晚期，且是预后最差的 p53 基因突变型。p53 基因是人体的一种抑癌基因，在正常状态下，p53 基因通过激活一系列反应限制肿瘤细胞的增殖和存活，促进肿瘤细胞凋亡，还能影响肿瘤微环境，让其不利于肿瘤生长。[4,5] 换句话说，正常的 p53 基因可以抑制肿瘤，保护人体，当其发生突变，这种保护作用就会大大降低。p53 基因突变是子宫内膜癌患者预后不良的高危因素，与癌症的侵袭性和难治性息息相关。[6,7] 有研究认为，p53 突变的子宫内膜癌患者死亡风险是 p53 基因不突变者的 11 倍以上。[8]

这个 24 岁的女孩很坚强，做了手术、化疗、放疗。医生运用这些手段积极治疗时，一方面要想方设法杀灭藏匿在她全身各处的癌细胞，另一方面还要尽量保护她正常的细胞不受太大影响。但是，所有这些治疗在杀死癌细胞的同时，都会让她的正常身体细胞受损，患者要承受疾病和疾病治疗带来的双重痛苦。

我能想象到她的身体所承受的疼痛，乏力，剧烈的恶心、呕吐……而除了肉体上的痛苦，她还要承受精神上的压力，这包括各地求医问药给家庭带来的沉重经济负担，病痛带来的苦闷、恐惧等，这些打击可能会让她彻夜难眠、焦虑不安。而不幸的是，即便承受了身体上和精神上的双重折磨，她还是没逃过厄运，她的病情在持续恶化。

而这次突发的急性左心衰似乎成了她治疗信心的转折点，在经过几十个小时的救治，病情短暂地稳定下来后，她也终于可以清醒地考虑她的未来。

"我不想住了，你让我转出去吧。"她说。

在我的经历中，绝大多数意识清醒的危重患者，即便已经意识到死亡无法避免，在死亡来临时依旧会恐惧、挣扎，想拼命推迟死亡的到来，但这个 24 岁的女孩出奇地平静。

"我再给你多做几天 CRRT，或许肾功能还能恢复，肾恢复了就能自己排尿了，有了尿就不用再做 CRRT，也不用住 ICU，反而可以省下钱。"我说。

或许"省钱"这两个字打动了她，她愣了一下，说话的口气变得有点迟疑。

"你看，我有尿。"她指了指被子外的导尿管。

她这句话让我心前紧了一下，一种心痛的感觉向我袭来。

哪里有尿？她的导尿管跨过洁白的床单一直连接到挂在床边的尿袋上，尿管里只有短短的一截酱油色的尿，而尿袋里空空的。排出酱油色的尿是急性肾衰竭患者常出现的一种临床表现。这个女孩的自主尿量全天只有二十几毫升，对多数成人来说，二十四小时尿量通常在八百到二千五百毫升，平均一千五百毫升左右，这个量才可以有效清除体内的水分和毒素。她只是在应用 CRRT 后，病情得到了短暂控制，她的肾功能并没有恢复。

我不怕死

死亡话题是人类最沉重的话题之一。即便见过太多生死的医生也很忌讳和患者谈生死。在我的经历中，绝大多数人是避讳谈死亡的。在绝大多数情况下，ICU 医生更不会和患者主动聊生死。为什么？

首先，ICU 以救命为主，不像临终病房是帮晚期患者无痛苦、有尊严地走完最后一程；其次，ICU 患者多数会被给予镇静药，清醒往往意味着病情好转，患者很快就会转回普通病房，医生和他们没有太多沟通交流的时间；最后，ICU 患者病情多变，医生担心太沉重的话题会导致患者情绪出现大的波动。所以，对于清醒的患者，我们查房讨论病情时，会刻意避开某些字眼，比如"衰竭""癌""死亡"……普通病房、临终病房的医生可能会和患者谈及临终问题，但 ICU 医生极少这么做。

有没有不怕死的人？

我们每个人都有独特的生命经历，尤其是不同的疾病体验，因而对死亡的理解和恐惧程度也会不一样。但我想，可能绝大多数人内心深处或多或少都有死亡恐惧。

人类对于死亡的恐惧可能来自很多方面：有对未知的恐惧，不知道死后会发生什么，这种未知感会给人带来强烈不安；有无法超越生命限制、对命运不可掌控的无力感；有对分离的恐惧，与亲人的永别让人更加悲伤与不舍；有对未尽事宜的遗憾；有对死亡来临时身体、精神可能会经受的痛苦的恐惧；有的人还会担忧死亡之后别人如何评价自己……

而这个姑娘显然是个例外，尽管她年轻，但她并不避讳，甚至主动地谈论她的死亡。

我问她："你是什么学历？"

"本科。"

"你是做什么工作的？"

"舞蹈老师，教孩子跳舞，不过辞职了。在老家一个月挣不了多少，我想创业，还没开始呢就病了。"她说。

"你说你不怕死了，是不是因为信什么？"我想问她的信仰状况。

"没有，我什么都不信，我认为死了就什么都没了。我只是不想治了，太痛苦了。"她继续说，"我想明白了，摆在我面前的只有两个选择：要么现在死，要么痛苦之后死。你说我会选哪个？

"我已经花了很多钱了，从得病到现在几十万得有了吧？我爸妈赚钱不容易，还有我妹，她刚上初中，我不想让他们为了我穷一辈子。"

我还是不舍，我说："你听我的，我再给你多治几天，过几天后再转出去就可以稳定很久。"

她说："不用了。能不憋气，能躺平，我已经很谢谢你了，让我转出去吧。"

我看不透

见她如此坚决，尽管不舍，我也没再说太多挽留的话。

我说："生命太短了，就一瞬间，在命运面前我们每个人都太渺小了，只要你不怕就好。"

我不知道自己在说什么，这是在宽慰她，还是我的个人感悟？如果是宽慰，这些语言苍白乏力。如果是感悟，恐怕这是几句无用的废话，我对死亡看得还不如她清楚。

很多人说死亡对每个人是公平的，可在我眼里，死亡并不公平，最大的不公平是时间。我要眼睁睁地看着这样一个鲜活的生命陨落：她思维敏捷；皮肤白皙迸发着生机，显露着依旧健康的色泽；她的肺有弹性、有强大的氧合能力；她的心脏在治疗后变得强健而有力。而所有这一切都将在几天内枯萎。

很多人问我："你见过那么多生死，还看不透吗？"

说实话，我看不透。

活着太好了，尽管每个人都有这样那样的不如意。我至今做不到冷漠地对待死亡，对患者的离开我会感到失落，也会为自己、亲人或朋友未来可能的死亡感到惶恐。因为看不透，我更珍惜生命，这包括我的命、亲人的命，还有我的患者的命。每个人都在与疾病和死亡的抗争中度过人生，因为拥有不同的知识体系，不同的经历、信仰，不同的风俗习惯，不同的人对死亡理解不同。无论大家对死亡怎么看，作为医生，我的职责是救命，这包括延长生命让人活着，还包括让人活得有尊严、有价值。

因为看不透，**每次抢救危重患者时我都如履薄冰、诚惶诚恐，这种感觉像是我背着受伤的人奔跑，背后是凶狠成性的狼群。我汗流浃背、气喘吁吁、步履艰辛，有时候我甚至想算了、太累了、放弃吧、不跑了，但我不能，唯有用力奔跑我才不会为未来可能的失败恨自己。生命那么好，患者把命交给我，我怎能不努力。**

也正因为看不透，即便患者已至生命尽头，我依旧不忍放手。当然了，不放手不是无谓地抗拒死亡，不放手不是一定要用最贵的机器、最好的药去推迟死亡；不放手是不抛弃他们，是用科学的手段帮他们缓解疼痛、帮他们翻身、帮他们松弛痉挛僵硬了的肌肉、帮他们清除痰液和分泌物……不放手是让痛苦无助的患者不会绝望地走向死亡。

我来到楼下，她父母一直在等我。

"我闺女最喜欢的事儿是赚钱，她想让我们过上好日子。"她父亲言语里透着自豪。他掏出来一根烟，我本想阻止他，让他去对面的吸烟区，但犹豫了一下，最终没说出来。他一口一口用力地深吸着烟，周围弥散着一团团的烟气。

她母亲说："让她多在你那儿治几天吧，为了看病，我们把房子都卖了。"

没等她说完这句话，女孩的父亲立刻打断了她："你别说这个，你说这个干吗？孩子有病能不治吗？卖房子不应该吗？"

他说："虽然孩子看病花钱，但她病了以后零花钱一点也没少给她。她从小就招人喜欢，爱美，喜欢穿得漂漂亮亮的。"

最后，他说："所有的治疗都听孩子的，她从小就有主见，她想转出来就转出来吧，我们也想陪陪她。"

我说："对，接下来更重要的是好好陪陪孩子。"

第二天，女孩转回了普通病房。

又过了几天，我听同事说她走了。那天早上，她突然瞳孔散大，医生怀疑是转移到她大脑内的病灶增大或者出血了。当时家人都陪在女孩身边，他们按照她的愿望，没有再给她做气管插管，也没再进 ICU。

时间

这是一个让人痛心的病例，最痛心的地方在于这个女孩这么年轻就不得不直面死亡。尽管她说她不怕死了，可我想，绝大多数人或多或少会怕死，或许她只是因为自己的疾病经历，才没那么恐惧死亡。

通过这个病例，我想探讨我们应该怎么做才能减少死亡带来的恐惧。

可能有人会说，在这方面医生能做的很多，这包括与临终患者建立信任关系，为他们提供积极的情绪、心理支持，多去沟通，多安慰、辅导、开导即将离去的人。

让我说，这些做法或许有点儿用，也或许一点儿用都没有。试问：对那些将死之人，我们只用语言开导得了吗？

在我看来，**如果医学能帮助人们减少一点点对死亡的恐惧，那一定是因为两个字：时间——用时间去缓解死亡恐惧。**

首先是给患者争取时间，让他／她从痛苦中感悟。

人终有一死，这是人类不得不面对的最残酷、最无奈的现实。可能有人会质疑：晚期患者到底还要不要治？"死神总是最后的胜者"[9]，我们与死神斗像蚍蜉撼树、飞蛾扑火，不放手让患者遭受痛苦，让患者的亲人经受失望、挫折后再陷入经济窘境，到底值不值？

这种质疑有一定道理。但**我们如果仅从绝对理性的角度考虑问题，很容易被实用主义的功利色彩裹挟，以生死论成败，从结局评价过程。在脆弱的生命面前，人性的关爱和理性同等重要。**人性的关爱是医学这座科学理性的摩天大楼的坚定基石，人性的关爱是我们一个个普通人最真实、最朴素，又是最崇高的情感需求，人性的关爱是我们永远也不能失去的东西。

人在死亡面前最怕的不是疾病与治疗的痛苦，而是被抛弃的绝望，是被命运暴击、一次锁喉窒息的恐惧。追逐希望的过程就像消化悲剧。"如果是一大碗悲剧，最好一勺一勺慢慢地喂。很少有病人要求一口气吃完，大多数都需要时间去消化"[9]。

女孩的父亲说，给女儿看病花了很多钱，但他们还会给她零花钱让她"爱美"。父亲的做法我理解，他宠爱孩子，他卖了房也要让孩子得到治疗、给孩子快乐。但我并不赞同这个女孩的行为，我认为她不懂事。因为从女孩家人的穿衣打扮上看，这就是个中国最普普通通的工薪家庭，女孩的病已然让他们蒙受最无情的打击，如此苦难时这个孩子居然还要花额外的钱去打扮、去爱美。

到最后，我终于理解了：对一个 24 岁的女孩来说，爱美本是多么正常的需求，她爱美，她在去化疗、放疗时，依然把自己打扮得美美的，说明她感觉自己还有希望，说明她还想活着，所以她愿意接受疾病的苦、治疗的苦。而终于有一天，当她意识到病情已经进展到无法挽回时，她一天 ICU 也舍不得住了，懂得替家里省钱了，她说"我不想让他们穷一辈子"，此时的这种"懂事"竟让人心如刀割。希望已灭，她也不想再继续忍受人间的苦。

生命中最让人刻骨铭心的往往是两件事：一是痛苦，一是希望。很多时候，这二者其实是一回事。多数人愿意为了希望忍受痛苦。当然了，这不是说得了病就应该痛苦，而是说痛苦也有价值；这更不是说痛苦应该被歌颂，而是说承受痛苦终将有收获。很多时候，痛苦能推动人类逐渐没有那么痛苦地接纳死亡。就像这个女孩说的："摆在我面前只有两个选择：要么现在死，要么痛苦之后死。你说我会选哪个？"这句话看似是她害怕痛苦而选择了死亡，实则是曾经的痛苦让她感悟了生死。

其次，时间可以让人的情感得以释放。这包括患者、患者的家人，还有医生。

这段时间对患者最重要，与命运抗争难，与命运和解更需要勇气。"知道自己终将一死并不好过，但如果一心想不死却梦想破灭，可能更让人难以接受"[10]。在这段与疾病抗争而争取来的时间里，患者有成功、有失败，随着治疗，随着失败，患者的期望值也会越来越低，这看上去是妥协，其实也是人的一种自我救赎。

对患者家属而言，这段时间让他们的遗憾有机会得到弥补，他们在给患者提供治疗的过程中也在自我疗愈。无论结局如何，他们和患者一起努力过、抗争过，想尽千方百计后，在未来方可笃定、乐观、勇敢地开始他们的新生活。在患者离开后，患者的家人们还可以无悔地活着。

这段时间对医生同样重要。**医生和患者肩并肩地努力过，对患者付出过爱和关心，医生自己的感性也能得以释放，让自己得以释怀，情感日趋坚定，并坚定无悔地继续走下去，让这个职业越来越有价值。从这个角度上讲，医生这个职业感谢所有人的不放手。**

时间让人减少遗憾

但即便如此，在珍贵的生命面前，医学永远做不到消除死亡恐惧。所以，时间最大的价值恐怕在于第三个层面：减少活着的遗憾。

医学可以减少疾病带来的不完美，减少病痛对人的功能的剥夺，让人们有机会去完成自己想做的事，实现自己的愿望、追求自己的梦想，用时间去创造更多的经历、回忆和成就，帮助人们感受到自己在这个世界上的存在和意义，进而减少活着的遗憾。

我治疗过一个 103 岁的老人，是个重症肺炎、发生了呼吸衰竭的老奶奶。我给她气管插了管，用上了呼吸机，还下了病危通知。

通常而言，高龄老人患上肺炎是非常危险的。肺炎是导致老年人基础疾病加重并最终死亡的常见原因之一。

为什么？首先，随着年龄增长，老年人体内免疫细胞的黏附和吞噬能力降低，抵御病原体的能力下降；其次，老年人所有器官的功能包括肌肉力量都在衰退，尤其是咳嗽的力量弱了，不能有效地把痰、分泌物、细菌排到体外；最后，人老了，各个器官功能的储备能力也会下降，治疗期间很容易顾此失彼，这个器官还没有治好，又出现其他器官的功能不全。

老人的女儿也 80 岁了，她跟我说，她母亲 70 多岁的时候得过膀胱癌，做了手术治愈了，还得过肾结石、尿路感染，摔倒骨折过，反反复复住过很多次院，每次都治好了，是医生救了她。

她说，现在母亲 103 岁了，但她还想给母亲争取，她不想失去母亲。她说她自己的孩子们都在国外，现在就她和她母亲在国内相依为命。

为了治疗这位老人的肺炎，我给她注射广谱抗生素，用气管镜帮她吸痰，每天和护士、年轻医生们一起给她翻身、拍背。在治疗期间她还发生了耐药菌感染、下肢静脉血栓，还出现过消化道出血。但很幸运，所有这些并发症都成功治愈了。最后她的肺炎也控制住了，我给她撤离了呼吸机，拔了气管插管。

她又能说话了。那天我很高兴，她也很高兴。

我鼓励她，说："奶奶，您好好活，争取破个世界纪录。"

"哈哈哈。"她爽朗地笑了，像个孩子，她说，"不活了，不活了，不想活了。"

我以为她开玩笑，继续问她："奶奶，您不怕吗？"

"怕什么？该吃的都吃了，哪儿哪儿都去过了。我活了这么大，周围的人都走了。活够了，什么都不怕了。"

又过了两天，这位奶奶的各项指标都达到了出院标准，她们娘儿俩高高兴兴地回家了。

很多家里有长寿老人的朋友告诉我，人要是活得足够久，真就不怕死了，走的时候也特别安详，而且他们离开后，亲人也不会有太多的遗憾。

人之所以害怕死亡，是因为还没有活得足够长，还有太多的牵挂和不舍。而医学正在做的就是努力地延长人类寿命，给生命以更多的时间。有了时间，很多遗憾可能有机会得到弥补——有时间去遥远的地方见证人间的美好，有时间去见那个最想见的人，有时间带着孩子去旅游，有时间去藏在犄角旮旯里的小馆子吃一顿心心念念的小吃，有时间去完成一件没有做完的工作。有了时间，无论富贵贫贱、能力大小，每个人都能去做自己想做的事。

现代医学刚诞生的时候，人类平均预期寿命大约是 40 岁。到今天，人类平均预期寿命已经接近 80 岁。现代医学用两百多年的时间让人类预期寿命延长了大约 40 岁，而这种趋势还在持续。

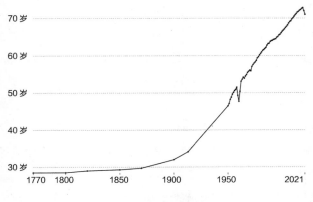

1770 年至 2021 年的人类预期寿命变化图[11-14]

有理论认为，人类寿命极限是 120 岁。我认可这个说法。根据国家卫生健康委 2020 年的数据，从 2015 年到 2019 年底，我国居民人均预期寿命从 76.3 岁提高到了 77.3 岁，也就是说 4 年提高了 1 岁。这么算下来，在当今的中国，我们每多活 1 个小时，平均预期寿命就增加 15 分钟；每多活 1 天，平均预期寿命就会增加 6 小时。

"现代医学的成功之处，是让我们免于早死，能够完整地过完应有的人生。"[10] 活得长一点，等待科技和医学的突破，很多今天束手无策的顽疾可能会在明天被轻松搞定。所谓自由，就是拥有更多选择的权利。科技和医学的突破会让越来越多的人拥有更多的选择的权利，不是被动、恐惧地接受死亡，而是平静地走完漫长的人生去接纳死亡。

当然了，有人一定会说，这个一百多岁的老人毕竟是个案，能活到一百多岁还没有那么容易，而且有的老人越到年老反而越恐惧死亡，所以活得久一些，可能也只是某些人缓解死亡恐惧的一种解决方案而已。

在我看来，这种说法有一定道理。所以对更多的普通人，当疾病已无法挽回时，可以通过临终关怀来减少死亡恐惧，如今临终关怀的专业性越来越强，从事临终关怀的医务工作者和其他专业人士也越来越多，他们用科学缓解病痛，用关爱去抚慰患者痛苦的心灵；对更多的普通人，还可以通过接受死亡教育来减少死亡恐惧，死亡教育不仅针对患者还包括患者家属，乃至每一个人：死亡教育可以"引发个体省思自身生命的有限性及意义，表达其对死亡害怕或接受的真正感受，能面对死亡带来的悲伤，能缅怀死者且能与生者共处，而非简单的减除死亡的焦虑或害怕"[15]。

这些努力都可行，而医学愿意为所有这些努力争取时间。

时间，是人生命中最贵的东西。

参考文献

[1] 中国抗癌协会妇科肿瘤专业委员会，中华医学会病理学分会，国家病理质控中心. 子宫内膜癌分子检测中国专家共识（2021 年版）[J]. 中国癌症杂志，2021，31(11)：1126-1144.

[2] Lu K H, Broaddus R R. Endometrial cancer[J].The New England journal of medicine. 2020, 383(21):2053-2064.

[3] Nitecki R, Woodard T, Rauh-hain J A. Fertility-sparing treatment for early-stage cervical, ovarian, and endometrial malignancies[J].Obstetrics and gynecology. 2020, 136(6):1157-1169.

[4] Kurman R J, Ellenson L H, Ronnett B M. Blaustein's pathology of the female genital tract, 6th edition[M]. New York: Springer, 2011:15-37.

[5] The Cancer Genome Atlas Research Network.Integrated genomic characterization of endometrial carcinoma[J]. Nature, 2013, 497 (7447):67-73.

[6] ICGC/TCGA Pan-Cancer Analysis of Whole Genomes Consortium.Pan-cancer analysis of whole genomes[J]. Nature, 2020, 578(7793):82-93.

[7] Kastenhuber E R, Lowe S W. Putting p53 in Context[J]. Cell, 2017, 170(6):1062-1078.

[8] Lee E, Kim T., Kim D,et al. P53 alteration independently predicts poor outcomes in patients with endometrial cancer: a clinicopathologic study of 131 cases and literature review[J]. Gynecologic oncology, 2010, 116(3): 533-538.

[9] 保罗·卡拉尼什. 当呼吸化为空气 [M]. 何雨伽译. 杭州：浙江文艺出版社，2016.

[10] 尤瓦尔·赫拉利. 未来简史 [M]. 林俊宏译. 北京：中信出版社，2017.

[11] Roser M, Oritz-Ospina E, Ritchie H. Life expectancy[EB/OL]. https://ourworldindata.org/life-expectancy.

[12] Riley J C. Estimates of regional and global life expectancy, 1800-2001[J]. Population and development review, 2005, 31 (3):537-543.

[13] Zijdeman R, Ribeira da Silva F. Life expectancy at birth (Total)[DB/OL]. https://hdl.handle.net/10622/LKYT53.

[14] 联合国人口司（2019）.Published online at OurWorldInData.org.Retrieved from: https://ourworldindata.org/grapher/life-expectancy.

[15] 彭兰闵.《西藏生死书》中的死亡教育 [C].//2009 北京地区哲学专业研究生学术论坛论文集 . 2009:327-336.

我多做些什么，
你才会不放弃

2018 年 6 月份的一天，我正在参加一位多器官衰竭患者的全院会诊，护士急匆匆地推开了示教室的门。

"薄医生，你赶紧去看看，15 床闹着拔管不治了。"她说。

"15 床？"我心想，"不可能啊，陈叔不是这样的人。"

我跑到 15 床。陈叔正在挣扎，监护仪上显示他的心率已经加快到了 130 次 / 分以上，血压也高了，收缩压超过了 170mmHg。两个男护士分别站在病床两边按着陈叔的胳膊，陈叔正用力扭动着身子试图坐起来，手腕上的约束带因为他的挣扎已经松动了。

一个护士说着："您别闹了，气管插管要是脱出来可是会要命的。"

"您这是怎么了？咱们眼看着就要好了，这么闹，出了问题前面可就白治了。"我对陈叔说。

见我来了，陈叔停止了挣扎，慢慢安静下来，他的心率和呼吸也开始变慢，因为激动而变红的面色也逐渐恢复了正常。

我问陈叔："是不舒服了吗？"他摇了摇头。

"想喝水？"我又问他。他又摇了摇头。

我说："那是大家照顾得不好了？"他还是摇了摇头。

陈叔右手试图往上抬，但是被约束着没抬起来。他手上戴着约束手套，有根长长的约束带一端拴着他的手腕，另一端固定在床挡上。

"您想写字？"我问陈叔，"好，我给您把这个带子松开，可千万不要动任何管子。"

他用力地点了点头。

我解开了陈叔手腕上的约束带，帮他脱下约束手套。护士拿过来一块像病历夹子那么大的垫板，把他的日记本从病床边上的小柜里找了出来。我扶着他的手让他写字。

这是一个暗黄色牛皮纸封面、中小学生常用的那种条格本，陈叔自从气管插管无法发声后，每天都在上面写，写他想对医生、护士还有他子女说的话。我看过陈叔的本子，有些页面被他涂得几乎看不清几个完整的字，这是因为病重的时候，他的手太无力。有的页面上的字体工工整整的，这一定是病情相对稳定的时候写的。

陈叔的营养状况不好，他在 2009 年的时候做过食管癌手术，从那以后就一直营养不良，一米七几的个子，体重剩下不到一百斤，再加上这次住院卧床快两个月了，他全身的肌肉已经萎缩。

我扶着他，他哆哆嗦嗦地写着。他手背上扎着点滴，静脉清晰可见，还有很明显的一片瘀青。陈叔写了得有两三分钟的样子，终于在纸上写出了两个我能辨认出来的字：

"回家"。

陈叔来北京治病是带着希望来的。在他眼里，我不仅是他的医生，更是他的亲人。

我和陈叔的女儿是同班同学，我早在三十多年前就认识陈叔了，那时我经常和几个要好的同学去他家串门。我们喜欢去他家，不仅因为陈叔是早年的大学本科生、机电高级工程师，有学问，懂得多，更因为他脾气好，人和善。后来，我考上了医学院，离开家乡前还专门去和陈叔道别。我记得他对我说："好好学，以后叔要病了，要去麻烦你呢。"在很多人眼里，把健康托付给熟识的医生，还是这么亲的人，一定会更踏实。

"我爸可信你了，一开始他不肯来，舍不得花钱，其实我们了解他，能到你这儿治，他特别高兴。"陈叔的女儿对我说。

可为什么？为什么陈叔要放弃？

回家

这个病例发生在 2018 年，陈叔 74 岁，他因慢性肺病、肺部感染、呼吸衰竭上了呼吸机。在老家的医院治疗期间，他的肾功能又衰竭了。在当地医院连续下了几次病危通知后，陈叔的孩子们把陈叔送到了北京，在我这儿继续治疗。

陈叔想早点脱机，早点治好了回家。

我每次给他试脱机的时候，他都尽量坚持，试图延长脱机持续的时间。"脱机"是 ICU 常用的一个词，是"脱离呼吸机"的简称。脱机意味着患者停用呼吸机，靠自己的力量呼吸。通常，如果患者自身条件还未完全达到脱机标准时，试脱机的时候，患者会出现心率增快、血氧饱和度下降，这个时候医生就会停止试脱机，立刻给患者接上呼吸机。但每次试脱机，陈叔都要坚持到累得满头大汗，到我实在看不下去了的时候，才同意让我给他再次接上呼吸机。

为了早点脱机，陈叔也不让我给他用太多的镇静药，他担心药物抑制呼吸。对气管插管的患者来说，在清醒状态下，气管里有根插管是非常痛苦的。我们都有过吃饭时食物颗粒呛入气管内剧烈咳嗽的经历，这是人类演化而来的一种防御机制。那我们可以想象，气管内被插入一根直径约 1 厘米的硬管子，患者得有多痛苦。为了减轻痛苦，一天中的大部分时间里，医生通常需要给患者注射镇静药，减少患者剧烈躁动。但陈叔能忍，他不愿意让我给他用镇静药。

ICU 的很多治疗在治病的同时也会给患者带来痛苦，除了气管插管之外，为了给他透析，我还在陈叔的股静脉里留置了一根如我们家庭常用的筷子般粗细、长短的导管。每天护士都给他静脉输液、取血，还要穿刺他腕部的桡动脉取动脉血，做血气分析，监测动脉血中的氧分压、离子浓度、酸碱平衡。每次穿刺的时候，陈叔眉头都不皱一下，护士操作结束后，他都会很有礼貌地露出微笑。每天下午，他都会让护士把病床调成坐位的姿势，坐起来看报、写日记。

这样一个满脑子都是快点治好、快点离开 ICU 的人，怎么会突然不配合治疗了？

我安慰陈叔，说："这个时候怎么能回家呢？咱们眼看着就好了。"虽然我嘴上这么说，但我知道陈叔的治疗效果并不理想。

他刚转来的时候病情很不稳定：肺部感染、呼吸衰竭、肾衰竭、营养不良、低蛋白血症。经过治疗，虽然肺部感染得到了控制，但陈叔的肾脏功能迟迟没有好转，他还是没尿，需要间断透析脱水、清除毒素。

我给陈叔治疗半个月的时候，他的病情曾一度有过好转，我给他拔了气管插管，但陈叔拔管后咳痰无力，肺部感染再次加重，不得已我又给他重新做了气管插管。

治疗第三周的时候，陈叔的肺部感染仍然没有完全控制，而且痰液中又出现了耐药的细菌还有真菌。

治疗第四周，他还是没尿。

治疗期间，我给陈叔试过几次脱机，但都失败了。

ICU 患者无法脱机的原因可能会有很多种，包括肺部感染、呼吸肌肉力量不足、心功能差、肾功能不全等。人体是个整体，这个器官受损了也会直接或者间接影响到其他器官。呼吸衰竭的患者很容易出现其他器官比如肾脏的损害，同时肾功能衰竭也会影响患者的心肺功能，这会形成一个恶性循环，给患者的脱机带来困难。

陈叔的治疗进入到了一个僵持阶段。接下来，我希望集中力量给他加强营养，加大他康复训练的力度，锻炼他呼吸肌的肌肉力量，这可能需要他在 ICU 治疗得更久一些了。

然而陈叔的耐心似乎随着时间消磨殆尽了。

刚来的时候，他还坚持读书、看报，对每个人都微笑；后来他的笑容越来越少，我每次查房鼓励他的时候，他才会强挤出一点笑容，而这种笑容更像是在安慰我；再后来，他眼里越来越黯淡了，眼神中开始出现茫然。而那天，他甚至闹着要拔管、要放弃了。

我继续开导陈叔："您再坚持坚持，我一定能把您的呼吸机脱下来。"

陈叔看着我，摇了摇头。

我想陈叔肯定又担心治病的费用了。我说："您不用担心钱的事儿，现在咱们用的贵药很少，花不了多少钱。"

陈叔的嘴角被固定气管插管的胶布约束着，但我仍然能看出他强挤出的微笑。他的意思一定是想说："别骗我了，我知道你这是善意的谎言。"

见陈叔这么坚决，我只好说："这样吧，咱们先不急着做决定，我和您的儿子、女儿商量一下再定。"

接到我的电话，陈叔的儿子、女儿很快赶了过来，他们兄妹俩就住在医院对面小区的小家庭旅馆里。对来看病的人来说，这些小旅馆很受欢迎。主要是因为便宜，一个人每天只需要一百来块钱，还能在旅馆自己做饭，这又能省下不少钱。

根据报道，外地患者来北京就医的数字是日均 70 万左右 [1]。来就医的人，有经济条件好的，但绝大多数都一般，他们在看病上愿意让医生给患者用最好、最贵的药，但在其他方面却十分节俭。在他们眼里，人一辈子不容易，生病了也一定要带他来大医院看看，无论什么结局，对亲人都是一种最好的交代。

陈叔的女儿和我同学六年，初中、高中都是一个班的。她大学考了工科，毕业后分配到我们老家的一个大型钢铁企业做技术工作，但后来工厂效益不好，收入不高，再加上她儿子上高中了，开销也不小，所以她的家庭条件一般。

我把他们兄妹俩叫到我办公室，我说："陈叔今天闹脾气不想治了，咱们商量商量。我还是想让他继续治一段时间，脱机肯定没问题，但需要时间。"

"听你的，"他女儿说，"我爸同意来北京就是奔着你来的，他就是怕花钱。我们骗他说异地报销办好了，我们不让他看缴费单据，可他每次都让护士拿来偷看。

"他一辈子节俭。我爷爷去世早，他兄妹五个，下面有四个妹妹。整个家都是他在操持。他这次生病前前后后俩月了，时好时坏的，他原本是不同意来北京的。"

我说："住这么久的 ICU，确实是不小的负担。"

"是啊，"她说，"不过也就第一周病危抢救的时候花得多，花了不到十万。后来我爸病情稳定了，花得就没那么多了。他有医保，虽然异地报销比例低一些，我们要先垫上，回去再报销。可比那些完全自费的病人不强多了吗？他就是瞎操心。"

我说："我父母也这样，舍不得吃舍不得穿，看病舍不得花钱，就想着怎么对孩子好，别拖累孩子。"

"网上有好多观点，说什么老人病重了不要插管抢救，别受那罪。可这事放谁身上谁舍得？他意识那么清楚，他一辈子给家里做了那么多，他老了、病了，我们怎么舍得放弃。我和我哥商量好了，等花光了所有的钱，就把我爸拉回去。"

我和他们一起到陈叔床边继续劝陈叔，我让他们兄妹俩在病房里多陪陪他，打消他的顾虑。

可第二天，陈叔没睁眼，也不写字了。

第三天、第四天，陈叔还是一直躺着不睁眼。护士、我还有他的儿子、女儿怎么叫他，他都不睁眼。

他女儿在床旁使劲地叫："爸，你睁开眼，你别这样了，咱回去还不行吗？"

陈叔睁开了眼，笑了。

第五天，他们找了救护车，带着陈叔离开北京回家了。

患者或者家属放弃治疗的原因有很多：有经济窘迫，无法支撑继续治疗的费用；有疾病晚期，无力回天；有病痛折磨的痛苦超过了对生的眷恋；还有因为人性、情感、道德，以及其他各种可能永远不为外人所知的复杂原因。所有的放弃都令人痛心，但在我看来，最让人痛心的，是患者明明有治疗机会，却为了给亲人节省费用，自己选择了放弃治疗。

全世界的父母都深爱着孩子，愿意为孩子牺牲，而中国的父母更无私，在很多中国父母的观念里，把最好的一切给孩子就是他们生命最大的价值。就像陈叔，他是一个和我们每个人的父母一样忍辱负重的老人，他一生都在努力成为一个可以付出的人，可以为单位付出，为父母、儿女付出，哪怕他最后的放弃也是他在最无力的时候唯一能留给孩子们的"付出"。

四年过去了，这段记忆逐渐模糊，但每次想起陈叔，我都会第一时间想起他的日记本和他在本子上写的字。很多字那么工整，让我很难相信是一个插着气管插管、中心静脉导管、导尿管、胃管，戴着各种监护设备，在死亡线上挣扎的老人写的字。我在征得他家人的同意后，拍下了日记本中的一页。上面写着："后天晚上走，联系薄，脱机就回去……"

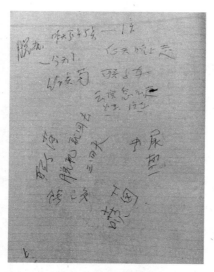

陈叔日记本中的一页，刊登已征得家属同意

陈叔因为不想连累孩子，不顾子女的反对，坚持选择放弃治疗。而在ICU，我见过更多的是，患者家属鉴于方方面面的原因，放弃给患者继续治疗。"ICU抉择之难，在于不仅要战胜医学的不确定性，更多的是重症监护室门外的人们基于情感、金钱、人性与伦理的多种博弈与考量。"[2] 而医生除了要学会治病、学会沟通，还要学会挽留有希望的患者……

比如，接下来我要讲到的这位66岁的破伤风患者，他已经在ICU抢救四周了，但依旧生死未卜。

刚进ICU的时候，患者的儿子问我治疗大概需要多久，我说"四周左右"。现在四周过去了，患者还在抽搐，而他的家人也到了崩溃的边缘。

人的坚持像拉弓，越往后需要的力量越大，但放弃却像弦断，

瞬间就发生了。

"四周了，我已经花了十大几万了，真借不到了，我还有两个孩子，一个小学一个幼儿园，不能让孩子退学吧？"在 ICU 门口，患者的儿子对我说，"我母亲对我说：'实在借不到了就把你父亲拉回来吧。'"

我说："千万别，这时候放弃，前面花的钱等于打了水漂，我会想方设法替你们省，你再想想办法借点，你让你家里人都和你父亲视频聊天看看，他真的好多了，关键是这个病彻底治好就不会留后遗症，不会影响以后的生活质量。

"你听我的，再扛一扛，别放弃。"

他说："我回去再和家里人商量一下吧。"

那接下来，他会听我的，不放弃他的父亲吗？

你再扛一扛

这位患者在工地被生锈的工具划伤，感染了破伤风梭菌，进展成了严重类型的破伤风。破伤风之所以难治，会致人死亡，原因归根到底就两个字：抽搐。

破伤风梭菌在患者的伤口中快速生长、繁殖，之后合成和分泌的毒素会让人发生顽固的抽搐、痉挛，这种毒素也被称为"痉挛毒素"，是目前自然界中已知的毒性最强的毒素之一。肌肉抽搐、痉挛引起患者出现破伤风典型的症状——牙关紧闭、"苦笑面容"、"角弓反张"（见下页图）。喉部肌肉痉挛会让患者突然窒息，呼吸肌肉痉挛会引起呼吸衰竭，严重者肌肉剧烈抽搐可导致相应部位的骨骼断裂。根据统计，2015 年全球约有 20 万人感染破伤风，其中 5.9 万人死亡，病死率高达 29%[3-9]，重症的破伤风患者在无医疗干预情况下病死率是 100%。

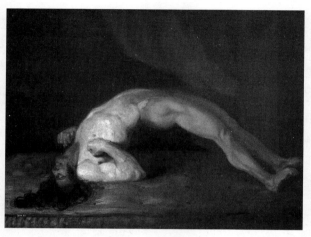

破伤风患者腰背肌肉剧烈收缩让身体形成典型的"角弓反张"，查尔斯·贝尔爵士绘（1809 年）

破伤风治疗之昂贵，原因也在于"抽搐"。ICU 是治疗破伤风患者的主要科室，抢救这类患者要用到 ICU 几乎所有的设备、最昂贵的药。

首先，要清除患者体内引起痉挛的细菌、毒素。正如这位患者，外科医生要切开他的伤口，不停地换药、冲洗，避免细菌继续繁殖；在 ICU，我要给他注射大剂量青霉素、甲硝唑杀菌，还要注射破伤风免疫球蛋白、抗毒素等药物中和他体内已经形成的痉挛毒素。

其次，要对抗痉挛产生的后果。比如这位破伤风患者，他的气管已经在急诊切开了，不至于再发生气道梗阻，引起窒息。但他的全身肌肉，尤其是呼吸肌、四肢肌肉，还在不停抽搐，我需要给他使用镇静药、镇痛药、肌肉松弛剂，用呼吸机支持他的呼吸；患者肌肉持续痉挛还会引起肌红蛋白大量释放入血，如果不处理，肌红蛋白可能在肾脏中形成沉淀，导致肾小管阻塞和坏死，进而引起急性肾衰竭。因此，我必须给他反复做血浆置换，把"有毒"的血浆换掉，替换成健康的血浆。

最后，就是提供生命支持，等待痉挛的肌肉恢复。这包括每天二十四小时不间断的监护、特护，二十四小时呼吸机支持，补充足够的营养。

除此之外，破伤风治疗之所以昂贵还在于治疗时间长。

根据文献和临床经验，大多数重度破伤风患者在 ICU 治疗通常需要三到四周，之所以这么久，主要是等待患者受毒素攻击的神经肌肉接头部位的突触慢慢恢复功能，让患者的肌肉功能逐步恢复正常。这么高强度的治疗持续三到四周，其费用可想而知。

最终，这位患者的家属坚持了下来，患者痊愈了。这个病例的救治非常成功，但比技术上的成功更值得我反复思考的是，他们为什么没有放弃？他们已经到放弃边缘了，是什么力量让他们坚持了下来？除了不离不弃的亲情，还有什么因素打动了他们？就这个话题，我对患者的儿子做了一次访谈。

2022 年 9 月 29 日晚上 7 点多，在东四环外的一家咖啡馆，我见到了他。此时距离他父亲出院已经一个多月了，他住在朝阳区东坝，所以我专门选了一个离他近的地方。这家咖啡馆里人很多，但非常安静，有人正对着电脑打字，有人在看书，有人在轻声聊天，这种环境很适合面对面不紧不慢地聊天。

我问他："你父亲发病那天，你是怎么发现的？"

"那天我在外面，我父亲给我打电话，听他电话里说话'呜噜呜噜'的说不清，我隐约听他说'你回来吧我喘不上来了'。我赶紧开车往回跑，到家后发现他躺在沙发上，嘴都紫了，手机离着左手边有十来公分。后来我听他说，他给我打完电话，手机就再也拿不住了。"他说。

我说："这是毒素让他的肌肉痉挛，声门闭了，气道梗阻，嘴发紫是因为缺氧。如果继续进展，马上会窒息。你们来得真够及时的，再晚个半小时、一小时的，可能来了也没用了。"

"是啊，"他说，"我父亲躺在沙发上直直的，脖子不会打弯，咱们正常人能抬头低头，能左右转，他脖子是硬的。我赶紧开车带他去你们医院看急诊。

"在急诊，医生反复问，近期有没有被生锈的钉子或者什么东西扎过或划过，他说没有。

"怎么会没有？我猜他已经吓傻了。他两周前在工地上干活，左手食指被铁锯划了一个挺深的口子，他在工地上就包住了，回家给我们说我们也都没在意，到发病这天伤口早长好了。

"我赶紧给医生说了，医生说这是破伤风，赶紧切气管。"

这个患者在外伤十二天后发病：他喉部痉挛、气道梗阻、呼吸衰竭，颈部、面部肌肉痉挛强直，张不开嘴，无法经口气管插管。在急诊，医生紧急给他做了气管切开，否则他将发生窒息死亡，之后又把他已经愈合了的手部伤口重新切开，彻底清创、反复冲洗后迅速转入 ICU 治疗。

在如今大城市的医院里，破伤风患者并不常见。因为疫苗接种再加上健康意识普遍增强，当有较深且污染的伤口时，人们会主动来医院治疗，这些因素让破伤风的发病率大幅下降，真正发病了的破伤风患者并不常见，国内大概不到十万分之一。我工作二十多年来，一共只收治过五例危重的破伤风病例，年轻医生见得就更少了。但是及时确诊、立刻开展急救对避免破伤风患者窒息、死亡至关重要。

客观地说，我很佩服那天急诊值班的那位外科医生，他有着敏锐的洞察力和果断的决策，但这个病例最终能救治成功，离不开他们全家人的不放弃，这令我更为敬佩。

"你父亲做什么工作，怎么会没有保险？方便不方便说说你家的条件，你做什么工作？"我一连串问了他几个问题。

他点了点头，憨厚地笑了。他皮肤晒得黑黑的，身高和我差不多，一米七五左右的样子，但看上去他比我胖多了，估计得有二百斤。

他说："我父亲没工作，在北京给人打打零工，我本来给他买过保险，可在这次生病前他偷偷退保了。你说退保能退多少钱？真气人。

"这些年我也没挣到钱，我在一家小金融公司打工，公司业务不行，刚有起色赚了点钱，老板拿钱跑了。我现在开网约车，一个月能有几千块钱，我媳妇儿在家照顾俩孩子，我母亲在西三环的一家医院做护工，一天下来能挣二百多。

"条件就这么个条件，没病没灾的时候在北京过得挺好，一家人吃喝再加两个孩子上学，没问题，可我父亲突然生这么大的病，一下子拿这么多钱出来就困难了。

"刚住 ICU 的时候，我家人都说倾家荡产也得给他治，我把我家全部存款还有我母亲攒的钱都拿出来了。"他说。

"但到了第四周，我父亲还在抽（搐），我开始绝望了。你说谁要是有钱能舍得放弃自己的亲人，但没办法，借不到了。我也能理解，这两年借钱太难了，大家的日子都不好过。

"我母亲先扛不住了，她在医院当护工，看过太多治病的人倾家荡产最后人还是没了，那天晚上她哭了，她说实在不行拉回来吧。我知道一方面她舍不得我父亲，另一方面她又心疼我、心疼孙子，她不想让我们这个家为了老头也折腾散了。"他说。

他说的对。经济因素是患者、家属放弃治疗的最常见原因。一分钱难倒英雄汉，并不是每个家庭都能坚持到胜利；也并不是每个家属都和患者有着"我愿意为你付出一切"的情感；当然了，也并不是每个患者在生病前都无私、宽厚地对待亲人，他或许深深地伤害过他们而今却要他们拿出钱救自己。

有时候，疾病像无底洞般吞噬一切，包括金钱、亲情、爱情、耐性、人心……

"那你们为什么坚持下来了？"我问他，"我记得，到第四周，我明显感觉到你们撑不住了。"

在我的经历中，很多急性、重症患者尽管刚发病时病情危重、死亡风险很高，但只要去除病因、把患者的生命体征维持住，经过一段时间后，患者恢复起来也会很快，像突然有个拐点。但这个拐点什么时候来，医生也说不好。很多家属没坚持下来，就像打仗倒在了胜利的前一天一样。

对这个问题，他沉思了得有半分钟的样子，然后端起杯子喝了口水，继续说："说实话，我确实犹豫了，在 ICU 四周了还不好，我想不行就不治了。

"为什么能坚持下来？原因挺多的吧，主要还是舍不得，我也怕（放弃了）以后后悔。

"还有就是你的鼓励。那天我问你为啥我父亲四周了还在抽（搐），你不是说 3~4 周就能好吗？你对我说，绝大多数人过了四周就不抽了，能不用呼吸机、转出 ICU 了，但具体到某一个人，真的很难特别精确。你不停地说快好了，还有希望，千万别放弃。

"你对我说：这么大的医院，ICU 床位什么时候都是满的，不差你这一个病人的费用，真的是为了病人好。你说你会帮我省钱。

"再加上有一天晚上，我在病房楼一楼大厅里和别的家属聊天。有个山东的病人来你们医院泌尿科看尿无力，还有个从唐山过来的病人，是出车祸伤了脊柱。这俩病人的家属都说，以前都怕大医院贵，来了发现药品定价全国各地都差不多，只要医生看得准，用的药对，其实还能省钱。

"我想，人这辈子不就活个感情吗？再坚持坚持，实在不行了，一点都借不到了，就算了。

"而且你说你给我省钱，我真的看到了。我手机上能查我父亲每天的化验结果，等他稳定些以后，化验就减到三天一次了，你说你盯着我父亲不会出（安全）问题，就剩下给他脱机了，能脱下来一个小时，就能省下几十块钱，你不停地劝我。

"我想，医生为啥非要这么劝？这么大的医院真不差咱们那点钱。但是让我们全家人觉得特别暖，那种感觉真说不出来。还有，你每天让我家里人和我父亲视频，我看他真的在好转，一天一个样，有一天他对着手机笑，我看着他就哭了，真舍不得啊。我知道，你这么做也是为了鼓励我。

"那天晚上我一晚上没睡，我给我媳妇说：'现在放弃，前面的钱也就白花了。而且咱们的孩子们都看着呢，今天放弃了爷爷，后天放弃了姥爷，等咱们老了，也许孩子们想都不想也就给咱们放弃了。'"

"没想到，还真坚持对了。"他说。

我多做些什么，你才会不放弃

有一次，一个在 ICU 轮转的年轻医生和我讨论患者的放弃问题。"每遇到有希望的病人被放弃，我心里真难受，难道我们不应该永远为病人的利益争取机会吗？"他问我，"老师，您怎么看待放弃问题？"

这是个好问题。这个问题我从还是年轻医生时就开始困惑，至今也一直纠结。在讨论之前我们先明确一点，本文讨论的放弃问题不包括脑死亡、长期植物状态、疾病终末期，或者其他不可逆疾病已让患者完全丧失了生存质量等情况，在这些情况下，坚持的痛苦或许已经远远超过了放弃的痛苦。本文我们主要讨论有希望能够治愈，或者经过治疗可以长期、有质量地生存的患者，却可能因为各种因素而放弃的问题。

讨论放弃问题，我们首先应该隔离道德、价值标准。放弃背后有各种原因，医生或许考虑得更多的是疾病的治疗价值——某种病是不是有好的方法，治疗费用多少，患者的生存质量、生存期等，因此很容易忽视疾病背后除了治疗价值之外的人性、道德、情感、风俗习惯等因素。放弃问题不是纯粹的"值得不值得"的问题，更不是激情的理想主义能解决的问题。除了遇到家属对患者有明显恶意的情况以外，我们任何人无权站在道德制高点去俯瞰、去评价患者与家属的决定。

我认为，在看待患者家属放弃治疗的问题上，应该区分不同情况。如果确实因为经济能力无法担负医疗费用而无奈放弃，这是可以理解的。在现阶段，一个家庭的经济能力在很大程度上决定了其获取各种资源的能力，医疗资源也不例外。虽然生命很宝贵，但救治也需要成本。虽说命比钱贵，钱没了还能赚，但是真没钱怎么办？用卖房卖地，甚至牺牲这代人、下一代人的生活品质去换取患者多活一段时间甚至是并不确定的结局，到底值不值？抑或是，虽然这次患者能出院，但在未来还需要巨额的开支维持生存，这种情况要怎么办？

这些问题显然没有标准答案。在我看来，只要家属过得了自己内心那道坎儿，将来不会后悔，根据患者疾病和自己的现实情况，做出的所有决策都是可以理解的。

但是，通过这两个病例，我更想讨论的是对那些在坚持与放弃边缘徘徊的患者和家属，我还可以多做些什么才有可能让他们不放弃，哪怕是争取了一丝一毫的生机，救活了一个人也好。

首先，对陈叔这个病例，可能很多人会说，陈叔为了对孩子的爱放弃自己，结局虽然不是我们希望看到的，但每个人对生命的意义理解不同，并不是每个人都认为活得越久越快乐，有人追求生命的长度，有人看重生命的价值。当患者担心拖累家人，这种爱超越了对死亡的恐惧时，他的坚定令人尊重。

我经常想，人性到底可以有多伟大？一方面我们有追求长生的传统和愿望，但另一方面人类为了爱又可以牺牲自己。所以，对陈叔的选择我尊重。但是陈叔离开后，我一直在反思，我还能不能做得更好，让他留下来？他来北京是带着希望来的，他想治好，想脱机治愈回家，但治疗时间和花费超过了他的心理承受极限，所以他放弃了。

其实对于多数因经济问题而无奈放弃的病例而言，从开始治疗到最后放弃，都有一个"量变"到"质变"的过程。无论医生还是患者，都怕打持久战，时间越长，患者的身体越容易被拖得油尽灯枯，家庭经济也越容易被拖垮，这会让家属变得犹豫不决，进退维谷，最终无奈放弃。

所以为了减少放弃，医生能做的，我认为最重要的是要不停地精进，尽量缩短治疗时间和节省花费，尽量在患者彻底放弃这一"质变"到来之前解决问题。医生的精进包括技术上要不停进步、用现阶段最具科学性的理论和证据、用最符合患者病情和经济状况的治疗手段，给患者的治疗争取一个最短的周期，将患者和家属放弃的可能性降到最低，给患者谋一个最可能好的结局。

除此之外，医生还能做的就是表达善意。我们并不是只能"眼睁睁地看着""无奈""心痛""无济于事"地对待患者的放弃，而是可以主动地表达自己的善意，争取让患者留下来，这是破伤风这个病例给我最大的启示。

有些疾病，无论医生怎么精进，病程、花费是相对固定的，这个是由疾病发病机制决定的。正如我救治的这位破伤风患者，痉挛毒素的性质决定了这个患者在 ICU 就要抢救 3~4 周的时间，病程基本上无法再缩短了，那这个病例，为什么家属坚持了下来？

有患者的家人对医学的信任，有他们尽管捉襟见肘但依然对亲人不离不弃的爱，但很明确的是，他们的坚持和我的鼓励、我的努力、我的善意是分不开的。

最小的善行胜过最大的善念。关于善良，特蕾莎修女说过这样一句话："我们很少有人能做出伟大的事，但我们每个人都能心怀伟大的爱去做细微的事。(Few of us can do great things, but all of us can do small things with great love.)"中国古人则说"勿以善小而不为"。古往今来，医生这个职业，不论他的技术多老练，资历多深厚，只有心怀善良的医生才可能成为好医生。**好医生不会对患者、家属的痛苦熟视无睹，他能看得见一个又一个患者在被病魔扼住喉咙时的无助、惊恐和绝望，能听得到一个又一个家属在亲情与现实、放弃与坚守之间纠缠时内心的哭声。**我想，好医生是尽管可能永远也成不了大医生，但还是怀揣大医生的伟大的爱，做着一件又一件细微的善行。这不是施舍，更不是恩惠，而是医生这个职业永远不能抛舍的初心。

很多人可能会问，在ICU，在患者的生死面前，医生、护士都在做着一件又一件的"大事"，如何去体现"细微的善良"？

我会怎么做？我根据我的经验多付出时间、心血，多去患者床边观察病情，尽量考虑周全，减少并发症；在保证患者安全和节省治疗费用之间做好平衡，在安全的范围内，能少做一次化验、少做一次检查就少做一次，医生笔下一抖，可能是家属一天的饭钱、一天的住宿钱；在安全的范围内，能给患者早停一天呼吸机，早拔一天气管插管，早转出一天就尽量早一天，早一天转出ICU可能就能省下一个打工人一个月的工资；患者真不行了、真没希望了，早点告诉家属，让他们早点带患者回家，能帮他们省一点是一点。

任何行业的从业者呈现善意都能让人感悟到温情，任何看似不经意的，甚至举手之劳的善对深处痛苦中的人来说都是一道光。**在救命这件事上，细微的善良对庞大的医疗费用来说可能微不足道，但细微的善良最强大的地方在于它可以给痛苦的人们带去力量，帮助他们对抗疾病带来的无助、恐慌与徘徊。**而且，其他行业可以"做好事不留名、默默付出"，但医生不能。作为医生，我不仅要真真切切地替患者及其家属着想，更要把这些善意明明白白地告诉他们，让他们清清楚楚地意识到来自医生的坚持和善意，这样他们就可以感到被尊重、被关心、被支持。这会增加彼此信任，鼓励他们坚持下去，并让他们更加笃定地配合治疗。

林语堂先生说过一句话："在人的一生，有些细微之事，本身毫无意义可言，却具有极大的重要性。事过境迁之后，回顾其因果关系，却发现其影响之大，殊可惊人。"在我看来，林语堂先生说的是生活中不经意的一些小事。在医疗上，对患者细微的善良不仅有意义，影响也会巨大。

细微的善良不仅可以温暖一个人，甚至可以改变一个人的命运，细微的善良行得多了，便可以影响这个世界。

参考文献

[1] 北京成"全国看病中心"：日均 70 万外地患者赴京 [EB/OL]. http://health. cnr.cn/jkjryw/201405/t20140520_515549070.shtml.

[2] 彭丹妮 .ICU 里的抉择 [J]. 北方人，2019(8)：10-14.

[3] World Health Organization. Current recommendations for treatment of tetanus during humanitarian emergencies. Disease Control in Humanitarian Emergencies (English). WHO. Archived from the original on 13 March 2014. Retrieved 12 June2013.

[4] 中国创伤救治联盟，北京大学创伤医学中心 . 中国破伤风免疫预防专家共识 [J]. 中华外科杂志，2018，56(3)：161-167.

[5] Roper M H, Vandelaer J H, Gasse F L. Maternal and neonatal tetanus[J]. Lancet, 2007, 370(9603):1947-1959.

[6] Satellite Broadcast: Epidemiology and Prevention of Vaccine-Preventable Diseases 2007[J]. MMWR: Morbidity & Mortality Weekly Report, 2007.

[7] Atkinson W. Tetanus[M].//Epidemiology and prevention of vaccine-preventable diseases (12th edition). Washington DC: Public Health Foundation: 291-300.

[8] Tetanus Symptoms and Complications[EB/OL]. https://www.cdc.gov/tetanus/about/symptoms-complications.html.

[9] GBD Disease and Injury Incidence and Prevalence Collaborators. Global, regional, and national incidence, prevalence, and years lived with disability for 310 diseases and injuries, 1990-2015: a systematic analysis for the Global Burden of Disease Study 2015[J]. Lancet, 2016, 388 (10053):1545-1602.

一个看上去挺好的家属，
为什么这么"难缠"

"薄医生，你给我讲讲这是怎么回事，她白细胞总数又高了1000（/μL）多，现在到 9700（/μL）了。"

"是不是感染重了？有没有肺炎？抗生素需要升级吗？是不是护士没有好好吸痰？会不会是尿路感染了？你要不要请个懂感染的专家来给会诊看看？"

"我朋友说往病人鼻子里滴香油能让昏迷的人早点醒，你给她用用好不好？"

我皱着眉头、假装耐心地听他滔滔不绝地把这几句话说完，心想："你恐怕不知道我主攻的研究方向就是重症感染吧？就白细胞数值升高这么简单的情况我需要找人会诊吗？"但我忍了忍没说出来。

"老先生，我不是跟您说过无数次了吗，不要盯着某一个具体指标，要从全局看。"我的语气里也有了一丝掩饰不住的不悦，"我是医生还是您是医生？您不要总是指挥我好不好，让专业的人做专业的事。再说了，滴香油这种伪科学您也信？"

他听我这么说，脸一沉，扭头走了。

"总之没坏处吧？没坏处为什么不给病人试试？为什么要这么教条？"他边走边愤愤地嘀咕着。

他走到 4 床——他老伴儿的病床边，我知道接下来他又要从床下拿出脸盆接水给患者擦身子了。

这几乎是他这半年来的常规动作：每天下午探视时，先找护士问他老伴儿头一天夜里的指标有什么新变化，把这些出现变化的指标统统记在他的小本上，然后再去找医生对治疗提出各种各样的疑问，最后再接水给病人擦洗。

半年了，一天没落下，我的耐心早被他磨得消失殆尽。

这位老先生是我从医以来遇到过的最难缠的患者家属……

难缠的家属

2005 年初，ICU 还没搬到现在的外科大楼里，还在老内科楼的四层。

那年，我还很年轻，刚晋升了主治医师，正是我职业生涯中最有激情的时候。我有着良好的记忆，熟悉 ICU 领域各种诊疗指南上的每个知识点：脓毒症救治指南、ICU 营养支持指南、镇静镇痛指南、血糖管理指南……我对每个患者的每个监测指标、每条化验结果都牢记于心：患者的 APACHE-II 评分[1]是多少？白细胞数值升了还是降了？血小板为什么会低下来，是出血了、栓塞了，还是其他原因引起的？患者的中心静脉压是多少？用了多大

---

1. APACHE-II 评分，即急性生理与慢性健康评分，包括急性生理评分、年龄评分及慢性健康评分三部分，能够在一定程度上反映患者病情的严重程度。

剂量的升压药？

我站在护士站，隔着玻璃窗能看到每个患者监护仪上的数据，监测着他们每小时、每分钟生命体征的细微变化。我踌躇满志，渴望救治生命。

但对这位老先生的老伴儿，我却没抱太大希望。

为什么？

她缺氧太久了。半年前她刚从急诊转来的时候，急诊科的同事也一再说："太晚了，瞳孔都散大了。"

那天晚上，这位74岁的老人在睡觉时突然憋醒了，在推醒老伴儿正要起身拿药的时候，一头栽在地板上，然后就再也没醒过来。

根据她住院后的心电图、心肌酶、心脏超声检查结果，还有她老伴儿对她发病时症状的描述，以及患者的既往病史，我们推测那天晚上大概率是因为冠心病、心肌梗死引起了恶性心律失常，最终导致了心脏骤停。冠心病、心肌梗死是引起老年人心脏骤停的最常见原因。

这种情况下的正确做法是马上给患者做心肺复苏，同时拨打急救电话。

而这位老先生呢？他慌了，又掐人中又大喊，"三妹，三妹，你醒醒"。当他看到老伴儿脸色越来越青紫时，又慌里慌张地给在美国的儿子打电话，拨了几遍没打通，又去敲邻居家的门。等邻居帮他拨了急救电话，急救车到了时，时间已过去二十多分钟了。急救医生立刻给患者做胸外按压、气管插管，又给了肾上腺素，随后将患者送到了医院。虽然在急救车上，患者的心跳恢复了，但她却陷入了深昏迷。她的GCS评分是"1+T+1"，这个评分的值是说她处于最重度的昏迷中，她没有自主睁眼、气管插了管（无法正常发声）、对刺激无任何反应。

在 ICU 收治的患者中，经常会有心脏骤停后恢复了自主心跳来继续救治的。这类患者虽然恢复了心跳，但意识尚未恢复，需要进一步提供生命支持给患者醒来创造条件。这包括：降低体温和颅脑温度来减少氧耗、减轻神经细胞炎症反应；使用呼吸机维持呼吸，满足人体正常的氧合；用药物控制患者血压；提供营养支持，维持机体的营养需求；纠正水、电解质、酸碱平衡紊乱；等等。

这些治疗是 ICU 常用的生命支持手段，但是决定这类深昏迷患者能否醒来最关键的因素只有两个字：时间——从心跳停止到恢复自主心跳的时间。

心脏骤停后，大脑细胞能耐受完全缺血、缺氧的时间通常在4~6 分钟，超过这个时间，脑细胞将会进入难以逆转的死亡过程。

院外发生心跳停止的患者，能被成功救治的概率是很低的。我国每年发生心源性猝死的患者约为 104 万，而院外心源性猝死急救存活率只有不足 1%。[1] 为什么？通常是因为现场救治没做好，患者错过了最佳的救治时机。

研究表明，旁观者或 120 调度员对心脏骤停患者第一时间识别并施救对决定患者预后起着至关重要的作用，这包括：旁观者第一时间拨打急救电话，得到专业的电话急救指导；旁观者一旦识别心脏骤停患者，能在急救人员到达前开始实施心肺复苏；120 调度员安排更快出车，缩短急救反应时间，必要时通知急救医生做好准备工作。[2-5] 患者为青壮年（18~40 岁）、在公共场所发生心脏骤停、发生于白天（8~18 时段）等情况下更易实施旁观者心肺复苏。

很遗憾，所有上面提到的情况，这位老人都不符合，再加上老年人急救知识匮乏造成时间延迟，让这位老人错过了最佳救治时机。

人体绝大多数细胞损伤后还有再生机会，比如皮肤细胞、血细胞、肝脏细胞、消化道黏膜细胞，这些细胞在损伤、死亡后会有新生细胞替代。但脑细胞不能，脑细胞中的神经元细胞对缺氧十分敏感，且一旦缺氧死亡就无法再生。

这位老人刚送到 ICU 的时候血压很低，我给她用去甲肾上腺素维持血压。去甲肾上腺素是 ICU 最常用的一种升压药，它通过收缩外周血管起到提升血压的作用。

她没有自主呼吸，只能用呼吸机把氧气打到她的肺里维持氧合。

我给她戴上了冰帽，降低颅内温度，又给她用上保护脑细胞的药。

我从她鼻腔里插入一根营养管，一直到她胃里，通过这根营养管给她注射进去维系生命的营养液。

但我知道，尽管我们可以用药物、用机器维持她的生命体征，让她的心率、血压、血氧、血液中的各项指标尽量接近正常，但这位老人能否醒来，预后会怎么样，在很大程度上取决于她大脑的缺氧时间到底有多久。

半年来，除了刚入 ICU 时患者出现过几次心律失常，经过积极的治疗之后，她的生命体征逐步稳定下来。我给她做了气管切开，气管切开后更方便口腔护理，并且通过气管切开管可以更彻底地吸痰，从而降低她肺部感染的风险；我也给她请过几次神经内科会诊，请更专业的医生评估了她的大脑功能，但很遗憾，她的 GCS 评分始终是最差的 1+T+1，瞳孔散大没有光反射——所有的临床表现都表明这位老人的脑功能受到了严重损害，逆转的希望微乎其微。

半年了，患者的老伴儿一天都没落下来探视。最开始，我感动于他的耐心、细致和对患者的爱，每次我给他解释病情也非常细致，我不厌其烦地对他讲述每一个指标的临床意义，为什么会出现变化，我怎么考虑，接下来如何处理，等等。

他每次都从兜里掏出来一个牛皮纸封皮的小本，戴上老花镜，然后把这些指标仔仔细细地记录下来。

但随着时间一天天过去，患者一点醒来的迹象都没有，他对我的态度也开始发生了变化。所以，当他那天下午又一次质问我为什么白细胞又升高了，要不要请个"懂感染的专家"来会诊的时候，我的语气很显然也不耐烦了。

"折腾半年了，每次都这么问来问去。"我心想。

"病人一点转机都没有，怎么还是想不开？每次都像打了鸡血一样对比每个指标，拿着各种不靠谱的偏方、秘方和医生争，一点都不讲科学，还大学教授呢。"

我看着他向老伴儿躺着的 4 床走去。4 床就在护士站东边的第一张床，我站在护士站，根本不用看，就能准确地知道他接下来要做什么了。

果然，他和护士打了声招呼，然后弯下身从床下拿出来脸盆，在护士站边上的水管里接了半盆水，他用手试了试水温，又加了些热水。他把毛巾浸透了拧干，可能是热水加太多了，毛巾有点烫，他不停地用手抖着毛巾，然后左手撩起老伴儿的头发，右手拿着毛巾给她一点一点地蘸着擦。

"你们也要注意水温，她怕冷，末梢循环不好，到冬天脚是凉的。你们多注意啊。"他对护士说。

"放心吧，爷爷。""您注意点贴着的胶布，对，别把胶布擦湿了。"护士们赶紧回复他，她们不怕他嘱咐做什么事，最怕他盯着问题。

"我老伴儿心率为啥快了十次？这呼吸机的 PEEP 为啥高了两个？"

"你们给她降温，冰袋夹胳膊下会不会冻伤？"

他随身拿着小本，把每一个指标每天的变化，还有大家的解释统统记下来。密密麻麻的小字，我看着都眼晕。有时候不同的护士、不同的值班医生解释不一致的时候，他就会反反复复地追问，还会去护士长那儿投诉。护士们胆小，怕被他抓住把柄，每次他问问题，大家都心惊胆战的。

有人私下说："就怕这种学究式的家属。"

愧疚

今天，我再回想起这个病例，老先生的模样在我脑海里非常清晰。他个子不高，不到一米七，常穿一件洗得发白了的蓝衬衫，衬衫扎进腰里，他皮肤黑黑的，两边的颧骨上是两片高原红，鼻子上架一副老花镜，一看就是在高原地区长期生活过。他操着浓浓的南方口音，应该是湖北或湖南的，我分不太清。

除了他的模样，更让我记忆深刻的是他最常问我的一句话："薄医生，你给我说说，我老伴儿什么时候能醒？"

我总是回答他说："老先生，她缺氧太久，能醒来的机会太小了。"

每次听我这么说，他立刻就把脸拉下来："我老伴儿以前身体很好的，你不要这么说，你再给请个专家会会诊，我们俩都有退休金，一定要用最贵的好药。"

他虽然对我说希望小不高兴，但过不了几天又会找我问同样的问题："（我老伴儿）什么时候醒啊，你别放弃，我家有钱。"

他每次给患者擦完了身子，就趴在她耳边跟她说话，嘴巴几乎贴到了她耳朵上。

"三妹，三妹，你醒醒，儿子今天打电话了，最近他回不来。孙子上小学了，就在他们家附近，你放心吧。"

每次他声音太大的时候，护士会冲他做一个嘘的动作。他四处看看，然后不好意思地笑笑，立刻把声音压低了下来。

那半年里，老人的儿子来过两次。他个子高高的，戴着眼镜，条纹衬衣扎在牛仔裤里，举手投足都看得出很儒雅。每次见到我，他都说："一切都听您的。我父亲不懂，您别介意。他在单位也这性格，爱较真、倔，一辈子没求过人，怎么治我们都配合。

"我父亲和母亲都是老大学生，后来经过动员去了外地，老了老了才回来，两人风里雨里也五十年了。"

老人的儿子在国外一家大型跨国公司做技术工作，每次回来都匆匆忙忙的。他说在国外请假不容易，一次不能请太久。他说："我回去上一段时间班就立刻赶回来看我母亲。"

我们医院的患者中有很多是附近高校的老师，因为距离近，周围清华、北大、北师大、农大的很多老教授会来我们医院看病。这些教授为国家做过很大贡献，他们也把孩子培养得很优秀。那些年流行出国，这些老人的孩子们往往不在身边，很多家庭不是老两口相互扶持着过日子，就是一个人过日子。他们有能力培养出最优秀的孩子，但晚年生活却很孤独。在看过太多的生离死别后，我越来越觉得，对父母而言，是培养出志在四方的优秀的孩子，还是一家人团团圆圆地过着平凡朴实的日子，到底哪种更有成就感、更幸福，还真的说不好。

对于恢复希望渺茫的患者，我遇到的更多的患者家属会随着救治时间的延长，慢慢认清现实，有的果断放弃激进的治疗措施；有的不忍心放弃，就维持着现有治疗，等患者平静离去；还有的，受限于各种现实条件，会把患者拉回家或者停止一切治疗。

但这位老人，尽管每个医生都对他说"患者缺氧太久，希望渺茫"，但半年了，他还是保持着如患者第一天进到 ICU 时的"斗志昂扬"。

我当时也在不停地思考：为什么明知希望渺茫，这个老人始终坚持，不愿放手？

首先是愧疚。他虽然不说，但我能感觉到他很后悔，那天晚上如果能抓紧时间，结局可能会完全不同。其实不仅他，几乎多数患者的家属会在患者生病后产生愧疚感，无论什么样的家庭条件、教育背景，也不论患者得的什么病、治疗过程如何、他们做过什么样的努力、花费多么大。患者的家属常会把愧疚的话挂在嘴边或者暗自思忖——

"如果我能这么做，结局会不会不同？"

"如果我能早点关心他，或许可以早点发现。"

"对于他，我是不是还有些应该去做的事没有做？"

"他生病前我还用不耐烦的口气和他说话。"

"如果我当时给他选择了另外一种疗法或者换一家医院，那现在会不会不一样？"

有时可能患者家属确有不足，但多数时候，愧疚情绪可能是没有根据的，因为疾病的发生往往是无法预测和防止的。因为愧疚，患者家属会把患者生病、病危甚至病故归咎于自己，因而更加不舍，不忍放手。

其次，人容易活在记忆里，把对过去的美好记忆看作对未来的希望。回忆可以帮助人们重拾愉快的时光，因而对美好回忆产生强烈的情感联系，记忆也让人们不愿接受现实，不愿意面对患者病情的严重性和可能的后果。人们会清晰地记得患者健康时候的模样、当时的一言一行和愿望，他们不愿意相信疾病已经改变了一切，这个人可能永远也回不到过去了。人活在回忆里，更让遗憾难以弥补，情感难以平复。

他不放手，还有个更重要的原因，就是爱。大家凑在一起聊起这个病例的时候，都说老先生的爱让所有的青春浪漫剧逊色。

那到底什么是爱？爱不是肤浅的卿卿我我和随口的海誓山盟。爱是不论经历什么都不离弃彼此，爱是两个生命已经融合在一起、交织在一起。就像这位老人，如果失去了老伴儿，他也将失去自己。 程乃珊的一篇散文《老伴》这样形容老夫妻之间的感情："恰如《战争与和平》中的比埃尔对妻子娜塔莎所说：你说我爱我的手指吗？或许我不会每天感受到我对它的爱，因为，它已成为组成'我'身体的一部分，一旦我缺了这根手指，那就远不只是悲伤和痛苦，因为'我'已是残缺不全了。"[6]

香山红叶

天冷了，北京的秋天来了。

这位老人的病情每况愈下，她依旧处于深昏迷状态，GCS 评分还是最差的 1+T+1，瞳孔还是没有一丝光反射，自主呼吸还是没能出现，但她的血压开始越来越难维持了，升压药的量一直在加大。

她的肺部感染了耐药的绿脓杆菌，我换了一轮又一轮的抗生素，效果都不理想。在 ICU，耐药菌的出现很常见，病危患者之所以发生耐药菌感染，首先是因为患者的免疫机能衰退，同时 ICU 的各种治疗手段，包括中心静脉置管、气管插管、置入胃管、尿管等，在让患者的生命体征更好维持的同时，也打破了患者的免疫屏障，让患者暴露于更高的细菌感染的风险之下；其次，患者不停地感染，医生只能不停地应用抗生素，当细菌对一种抗生素发生耐药时还要更换抗生素，在一轮一轮不同种类的抗生素的选择压力下，细菌终将耐药，甚至会对几乎所有常用的抗生素全部耐药，形成一个恶性循环。

耐药菌的出现，让她醒来的概率又进一步降低了。

患者的老伴儿还是每天都来探视，还会在他的小本上继续记录各种数据、指标、病情变化，写满的页数越来越厚，只是话越来越少。或许他感觉到了我语气里的不耐烦，或许他意识到了他老伴儿的无力回天。

有一天，我正在办公室开医嘱，护士长急匆匆地推门进来了。

"你赶紧去看看，爷爷来给送礼了。"

"送礼？几床？"我问。

"4 床病人的老伴儿给大家拿了一兜子的礼物。"她说。

我跟着护士长到了护士站，看着他正在和主管护士推搡。

"爷爷，我们不要，我们做的都是应该的，您可别买东西。"

"应该的，应该的，半年了连点儿褥疮都没有，我心里都明白。"他使劲地把一个深蓝色的布兜子往护士怀里塞。看我走过来，他停止了推搡，对我说："你让大家收了吧，不值钱。"他眼巴巴地看着我。

我说："这是什么呀？"

"红叶，今年的香山红叶，特别红。"他说。他把布兜子放在护士站的桌子上，两只手因为紧张，哆哆嗦嗦地撕扯布兜子上面打的结。他解了快有半分钟，终于解开了。他提着兜子底儿，呼啦一下把里面的东西全倒在桌子上。

一堆红叶，足足有几十枚，北京最好季节里最好看的红叶，红彤彤的像烧着了的火，每片叶子都被塑封了起来，边上还打了眼儿系了红线，很精致。

我说："都拿了吧，一人一张当书签用。"

他笑了："谢谢，谢谢薄医生。"

然后他拉着我的袖子，对我说："我跟你去办公室，再问你几句病情。"

他跟在我后面来到了办公室，然后往后看了一眼，看四处没人，便迅速地从怀里掏出来一本黄色封皮的书递到我手里，我接过来的时候甚至能感觉到书上的体温。

"你拿着，这是最新的《热病》，好书，我只给你买了，你自己看。"

《热病——桑福德抗微生物治疗指南》是美国历届感染性疾病学会主席及著名的感染科专家编写的权威书，每年都有更新，这是当时乃至今天全世界医生常用的、最流行、最权威的抗感染的指南书。这本书里囊括了各系统、各器官、各种感染疾病的常见病原体、传播途径、诊断要点、推荐治疗药物等。

"你按照书里说的给我老伴儿用用药。为啥就治不好她的感染呢？"他叮嘱道。

她听到了

有一天探视，他没有向我和护士们问问题，但依旧拿出小本把所有的指标记了下来，密密麻麻的，已经记了大半本。记完以后，他把小本揣在了兜里，又拿出脸盆接了水，一点一点地给老伴儿擦脸、擦身子。

过了一会儿他来找我，我以为他又想到新问题了。

"薄医生，今天是我老伴儿生日，我想给她唱首歌，我不会吵着别的病人。"我没想到他会这么说。

"行啊，"我说，"当然没问题。"

我突然发现，那天他刻意打扮了一番，还是那件洗得发白的衬衣，但明显熨烫过，衬衣扎在裤腰里，干净而整齐。他还专门打了发油，头发打理得一丝不乱。

"爷爷您今天真精神。"护士说。

"嘿嘿。"他羞涩地一笑。

我说："咱们一起祝奶奶生日快乐。"我叫了几个护士，我们围在床边。见人多，他反而更局促不安了，双手不知所措，不知道摆在哪里好，索性垂在身体两边，拘谨得像被老师叫起来提问的小学生。

他对患者说："三妹，今天是你的生日，我祝你生日快乐！

"你看咱们年轻时在高原上，一件衣服你给我缝啊补啊，日子苦，可多快乐。

"老了老了终于回北京了，你又变成这样，都怪我，都怪我啊！

"对不起！"

他说完这些，ICU里的空气仿佛凝固了，我只听到呼吸机打气发出的缓慢的呼哧呼哧声，还有监护仪发出的清脆的嘀嘀嘀的心率的声音，像优雅的伴奏曲。

他往前走了一步，离病床更近了。

"今天是你的生日，我给你唱那首你喜欢听的歌。"

然后他扯开嗓子唱了起来，是一首走了调的老歌，他认真得像个小学生，盯着老伴儿，眼里是爱怜。所有的医生和护士都围了过来。

他边唱边去拉老伴儿的手。

突然，我听到监护仪心跳节律的声响变了，是在明显加快，嘀嘀嘀，嘀嘀嘀，嘀嘀嘀。我抬头看到监护仪里患者的心率从刚才的 70 多次加快、加快、加快，80 次，90 次，然后快到了 130 多次，心电监护仪开始发出心动过速的警报音。

此时，有两滴泪水从患者的眼角慢慢地滑了下来。

"你们看，她哭了，她听到了！"他喊起来，声音颤抖着。

"三妹，你睁睁眼，你睁睁眼！"

紧接着，"吱——"，心电监护仪发出持续高调的警报音。

"心跳停了！"有护士喊。

我冲上去，按压，按压，按压……我大喊着："给药！快，给药！"

汗水夹着泪水流到了我的嘴里，我不停地按压。"给药，快给药！""给药，快！"

…………

安慰

几天后，他儿子从国外赶了回来。在办理完母亲的后事后，他专门过来为大家这么久的照护表示感谢。

　　我写了一篇文章纪念他父亲母亲的这段故事，他来的那天我交给了他，他拿着我写的文章在ICU长长的走廊里长跪不起。

　　他对我说，他父母都是搞勘探的，年轻时走遍了最荒芜的沙漠、山区、冰川，分析岩石、矿产、水文、地貌资料，日子清苦但彼此陪伴，甜蜜而美好，他们把一生最好的时光都留在了高原上。他说，父母感情很好，母亲一定是不忍心再拖累父亲，所以她走了……

　　十八年了，每次我想到这位老人，我都会很内疚，我恨我当时太年轻，还是个只会用书本、用指南、用冰冷的理论解释一切的年轻人，我不懂悲悯、态度生硬，漠视患者家属的伤痕。

　　医生这个高度专业并不断进步的职业，很容易让从业者在年轻时滋生傲慢，而这种傲慢给我带来了许多视觉死角：

　　我不懂，他为什么明知希望渺茫依旧不离不弃，风里雨里一天都没落下？

　　我不懂，为什么他每次听我说没希望都会愤怒不已，过几天又会找我问同一个问题，他难道不知道大脑重度缺氧的人恢复过来的可能性微乎其微？

　　我不懂，一个老科学家为什么总是拿着各种小报上看到的各种偏方、秘方来问我会不会真的管用？

　　我不懂，他为什么会放下一个老知识分子的尊严颤颤巍巍地给大家"送礼"，为什么会选红叶和一本书……

　　我原以为所有这些问题的答案都是因为愧疚、不舍，因为爱。但经过了十八年不断的思考，在我吃过了生活的甜、咽下了生活的苦、见过太多的生离死别之后，这些问题的答案也日渐清晰。

　　明知希望渺茫，很多患者家属不离弃、不放手，还有一个更深层面的原因，就是——安慰。这其实是关于医学能为我们做什么的一个很深邃的话题。

医学能为我们做什么？医学能治愈所有疾病吗？

几乎全天下的医生都知道一句话："有时治愈，常常缓解，总是安慰。"在以前我认为提出这句话的医生讲"偶尔"治愈是因为受限于当时的医疗技术，今天越来越多的病可以治愈了；而且，"安慰"这个词我是不喜欢的，我认为医生讲安慰是在困难面前的妥协，是对怠惰的开脱，医生应该不停地精进、追求治愈。

但在照顾过更多的患者、见过更多的生死后，慢慢地，我懂了，"安慰"这两个字的含义远比字面上的深刻。

安慰首先是对患者家属。只有坚持过，不放手，患者家属内心的愧疚和对于患者的不舍才会平复，未来他们才可以更坚定地活下去。

当然了，安慰更多的是给患者。医学的起源太久远了，以至于没有明确的时间点可以具体地界定医学的诞生，但有一点却很清楚，那就是医学的初衷源于人类的自我救赎和相互救助。一个人来过，他为这个世界、这个家，还有身边他深爱过的人爱过、奋斗过、努力过，在他生病时、挣扎时、不忍离去时，所有人不放手，这是对他"生而为人"的安慰。

治愈是一种安慰；当患者深受疾病带来的痛苦时，缓解他的痛苦也是一种安慰；治疗的过程更是安慰。然而每个人都会经历一次"不可治愈"，在不可治愈时的不放手何尝不是人类对人类的一种终极安慰。这种安慰让将死之人可以安详地死，让活着的人可以更坦然地活。

我想，医学能做的最伟大的事，恐怕就是让人类的情感得以沉淀，让一个人无论从出生到生病再到离开这个世界，都有他的同类、他的亲人在救助他，这就是人类能够获得的最大安慰吧。

十八年了，我再也没见过那个老人，很多记忆模糊在时间的长河里，但我永远记得他追着我、拿着小本，说："你再想想办法，再想想办法。"他送我的那本《热病》，后来因为 ICU 搬到新楼，被我不小心弄丢了，一起弄丢了的还有书里夹着的几片血红色的红叶。

为什么他会送给医生、护士们红叶呢？

随着我的年龄增长，在我的阅历越来越丰富之后，我慢慢想清楚了原因：他想和医生、护士搞好关系，这样他们会更好地照顾他的老伴儿，于是他想到了送礼，而书和红叶，是这个既忐忑又矜持的老知识分子，在为老伴儿看病已经花费了许多之后，能送出的既不失他的尊严又最得体的礼。

如果一切能重来，我想，这个病例的结局还是不会变，那个奶奶还是会躺在病床上持续深昏迷，她的生命体征还是会越来越微弱，并最终在不舍中离去；这个老人一定也不会变，肯定还会追着我——

"你给我说说为什么我老伴儿的白细胞总数会增加？你给她找个懂感染的专家吧。"

"注意水温，她末梢循环不好。"

"我给你买的那本《热病》你看了吗？你给她好好治，我有退休金。"

"今天是她的生日，我能给她唱首歌吗？"

这些都不会变，只是我会变。

我会对他说："对不起，请原谅我的傲慢、轻狂和无知。"

参考文献

[1] XIE X, ZHENG J Q, ZHENG W,et al. Efforts to improve survival outcomes of out-of-hospital cardiac arrest in China: BASIC-OHCA[J]. Circulation-cardiovascular quality and outcomes, 2023,16(2):e008856.

[2] Bobrow B J, Panczyk M, Subido C. Dispatch-assisted cardiopulmonary resuscitation: the anchor link in the chain of survival[J]. Current opinion in critical care, 2012, 18(3):228-233.

[3] Rea T D, Eisenberg M S, Becker L J,et al. Temporal trends in sudden cardiac arrest: a 25-year emergency medical services perspective[J]. Circulation, 2003, 107(22):2780-2785.

[4] Valenzuela T D, Roe D J, Nichol G,et al. Outcomes of rapid defibrillation by security officers after cardiac arrest in casinos[J].The New England journal of medicine, 2000, 343(17):1206-1209.

[5] Axelsson C, Borgström J, Karlsson T,et al. Dispatch codes of out-of-hospital cardiac arrest should be diagnosis related rather than symptom related[J]. European journal of emergency medicine, 2010, 17(5):265-269.

[6] 严文科 . 家——有牵挂，才是家 [M]. 济南：山东友谊出版社，2016.

我已气若游丝，
孩子，带我回家

3 月的北京，天气依旧很冷。

我和患者的儿子、女儿推着患者朝着救护车跑，她身上严严实实地盖着厚厚的被子，我边跑边用力地给她掖了掖被角。离开 ICU 前，我刚给她注射了镇静药，她已经睡着了。她躺在担架车上，头部包裹着白色的毛巾，只露着口鼻。她气管里插了管，为了帮她呼吸，我捏着简易呼吸器的球囊，一下下地把氧气打进她的肺里。

我们一起把她抬上了救护车，我跟上去，仔细检查输液管路是不是通畅、输液速度还有升压药的量是不是合适、检查她身上的电极片有没有脱落、胳膊上绑的血压袖带有没有松动，我又确认了一次监护仪上的心率、心电波形、血氧饱和度、血压，还有救护车上的呼吸机设置的参数。

"没问题了，赶紧走吧，"我说，"路上跑快点。"

我转过身，头也没回地往病房楼走。工作二十年了，但每遇到这种离别的场面，我还是不敢太久驻足，不敢回望。

她要回家了，救护车车顶上的蓝色警报灯亮起，拉着她朝家的方向疾驰……

为什么我要说服患者的子女不要再抢救了，带她回家？

绝不放手

患者是一位 68 岁的阿姨，她是我主管的患者，也是我发小的母亲，她是一名癌症晚期患者。阿姨几天前在普通病房治疗肺炎期间，病情加重出现了呼吸衰竭、低氧血症，继发了室颤，而室颤又引起她发生了心脏骤停。那天晚上，她的儿子和女儿坚决要求抢救，值班医生给她做了胸外按压、气管插管、电除颤，在她恢复心跳后把她转到了 ICU。

在 ICU，我给她应用呼吸机维持呼吸、静脉持续注射间羟胺（ICU 常用的一种升压药）来提升血压，用广谱抗生素控制她的肺部感染，还给她用上了提升免疫力的药物，并通过静脉注射营养液。

治疗几天后，阿姨的生命体征逐渐平稳，她的血压稳住了，肾也出了尿，停了镇静药后，她的身体开始出现不自主的、轻微的活动。这些表现说明她快醒了。

那天早上 7 点多，我一进病房就立刻去看她。

监护仪上的数据显示：收缩压 95mmHg，心率 90 次 / 分，呼吸机支持条件不高，吸氧浓度 40%，血氧饱和度 96%~98%。这些数据并不算太糟，但她人看上去已经很虚弱了。气管插管再加上紧紧贴在她嘴角的胶布、固定带，让她的面部变了形。被子外露出来的胳膊和腿干瘦干瘦的，右手背上除了清晰、纤细的静脉血管还有一片瘀青。她因为癌症接受治疗两年了，各种治疗在攻击癌细胞的同时也给她的健康带来了影响。她的皮肤萎缩，手背处的皮下脂肪越来越少，输液针没有了皮下组织的固定很容易跑针，导致皮下淤血。疾病攫取了她的健康、掠夺了她的营养，她身高一米六左右，体重只剩下不到四十公斤。她像寒风中瑟瑟发抖的枯叶，似乎随时要被风吹走。

"生命体征还好，"护士轻声对我说，"今天一早 6 点多就把阿姨的镇静药停了，这会儿心率、呼吸都在加快，应该是快醒了。"

我弯下身，拉着她的手，对着她的耳边说："您醒了吗？您睁睁眼。"

她听到了，呼吸开始加速，右胳膊微微上抬，右手碰到我的手指后，开始用微弱的力量握我的手，她的双腿慢慢蜷缩。

我知道注射到她体内的镇静药物马上就要代谢掉了，再加上她是在医院病房里发生的心脏骤停，当天晚上的值班医生抢救得非常及时，并没有让她的大脑缺氧太严重，所以在 ICU 治疗几天后，她的意识开始慢慢地恢复。

我继续呼唤她："阿姨，您睁开眼，您看看我是谁？"

终于，她的双眼微微睁开了一道缝，又过了几秒钟，她认清我了，她努力想张嘴说话，但插在气管里的插管和约束在口腔外的胶布让她发不出任何声响。意识恢复后，气管插管引起的不适会让患者呼吸加快，过强的自主呼吸和呼吸机送气不同步了，我们把这种情况称为"人机对抗"。人机对抗时，患者吸气的时候呼吸机不送气，而患者呼气的时候又恰逢呼吸机往气道内打气，这会引起患者气道压瞬间增高。她呼吸管路里发出"啪啪"的高压的声响，她的心率快速上升到了 110 次 / 分以上。

很明显，她想告诉我什么。

我拉着阿姨的手，说："前几天出了一点意外，现在一切都好起来了，不要紧。"我想安慰她。

阿姨的眼睛已经完全睁开了，她看着我，慢慢地摇了摇头，她眼角湿润了，或许她已经意识到她的病可能无力回天了，她用力地攥了攥我的手。

我问她："您是想回家吗？"

她点了点头，泪水流了下来……

时至今日，医学的进步让我们攻克了诸多的烈性传染病，对很多疾病也有了更好的治疗、控制方法，人类寿命大大延长。但人活得久了，也导致了很多慢性病尤其是恶性肿瘤的高发。

阿姨患的病叫腹膜恶性间皮瘤，这种类型的肿瘤少见但恶性度高，早期症状不特异，等症状明显时往往已到晚期。两年前，她出现了乏力、低热、消瘦的症状，到医院检查，结果发现肿瘤细胞已经发生了广泛转移，她的腹膜、大网膜、肝脏、卵巢和输卵管表面长满了肿瘤细胞，血液中的肿瘤标志物比正常水平高出了一百多倍。

腹膜恶性间皮瘤相对罕见，迄今为止在世界范围内甚至对治疗方案都没能达成统一的共识意见[1]。研究发现，腹膜恶性间皮瘤的患者对化疗的客观有效率只有38%，中位无进展生存期和总生存期分别为 7.1 个月和 15.4 个月[2]。换句话说，腹膜恶性间皮瘤对化疗的效果不理想，一半的晚期腹膜恶性间皮瘤患者病情无进展的时间不到 7 个月，确诊后存活期平均在 15 个月左右。

尽管明知自己患的病很难治，但阿姨还是选择了积极治疗。在她眼里，治疗不仅是一场对抗疾病的战斗，更是对孩子们孝心的一种反馈。尽管治疗给她带来了巨大的痛苦，但她常说："怎么能不治呢？为了孩子们我也要好好治。"

　　阿姨的儿子和我是发小，我们都出生在农村。小时候我父母在外地工作，我在爷爷奶奶家长大，常和他一起玩儿。后来我随父母去了外地，而他在18岁的时候跟着村里最早出去打工的人们离开了农村，四海闯荡。他做过保温管安装、暖气管道修建，所有脏活累活他都干。最开始他经济条件不好，为了省路费，几年都舍不得回家一次。后来，他从打零工到自己创业，因为人实诚、脑子又灵活，事业越做越好。慢慢地，生活条件改善了，他每年都会从几千公里外的新疆回老家几次。可没想到，生活刚变好，母亲就病了。

　　我发小个子很高，瘦瘦的，他话不多，每次说起母亲的病，他只会说："有什么法子我们都愿意试，我娘拉扯我和我妹子长大不容易，多少钱也治。"

　　在我们老家，呼唤母亲为娘。习惯了"娘"这种称呼之后，不论离开家乡有多远，也不管世事如何变迁，到今天很多我们这个年龄的人还一直保留着喊娘的习惯。

　　这两年多，为了给母亲治病，他们兄妹俩带着母亲辗转于北京、上海的大医院，不放过一丝一毫的机会。尽管很多医生也劝他们不要太过激进了，可他们还是想方设法寻求各种可能获益的方案。没办法手术就化疗，除了化疗，阿姨还用过最新的免疫疗法，用当时最贵的免疫药：PD-1抑制剂[1]。尽管越来越多的研究显示PD-1抑制剂对很多类型的恶性肿瘤已经显现出较好效果，但这类药物对阿姨所患的腹膜恶性间皮瘤的治疗效果并不确切。而且，这种药也很贵，当时内地还没获得审批，他费尽周折从香港托熟人买回来，一针三万多，每三周就要用一次。

---

1. 全称为程序性细胞死亡蛋白-1抑制剂，是一类抗肿瘤的免疫治疗药物，其原理是通过恢复患者免疫细胞识别和杀伤肿瘤细胞的能力来抑制肿瘤细胞生长。

我发小常说："我这么辛苦地打拼，不就是为了让我娘不用为了治病的钱发愁吗？"这是典型的中国老百姓的缩影，为了给亲人治病愿意付出最大代价，想方设法挺着，直到实在坚持不下去了或者人没了……

但是，肿瘤治疗在给患者带来希望的同时也带来了痛苦，它是一把双刃剑。阿姨的肿瘤广泛转移，引起了腹水，腹水太多的时候，她的孩子们就带着她去医院穿刺放腹水；化疗的副作用还让阿姨的骨髓造血功能严重受抑制，她出现了白细胞、血小板减少，她用过升高白细胞的药提升白细胞，还输过血小板，她还要定期去复查血象、超声、肝功能、肾功能，一次次地抽血、化验、穿刺、用药；每次化疗后，她都会恶心呕吐，吃不进饭，后来不得不停了化疗。

距离这次室颤、病危前的半年以来，阿姨体内的肿瘤细胞越发地不受控制了，她的身体快速消耗，体重只剩下不到 40 公斤；她出现了严重贫血，血红蛋白只剩下 8.2g/dL，血小板低到了 2.8 万/mL〔正常人在（10 万~30 万）/mL〕。她在老家的医院住院，医生给她输血、输白蛋白、血小板纠正异常指标，还给她下了胃管输注营养液加强营养，但所有这些治疗措施都没什么效果，她还是快速消瘦。这种状态在医学上被称为"恶液质"，这个词指的是晚期肿瘤患者快速出现极度消瘦、营养不良、贫血、乏力的一种状态。恶液质时，经胃肠道或者静脉进入患者体内的营养得不到利用，患者的身体依靠消耗自身的肌肉、蛋白来提供代谢所需的热量。恶液质的发生意味着她时日无多。

他们这次来北京住院治疗，是因为阿姨免疫力太低，感染了严重的真菌性肺炎。她在普通病房治疗期间，病情继续恶化，最终发生了呼吸衰竭、心跳停止，进了 ICU。

这不是失败

上午 9 点多，在看过阿姨之后，我来到 ICU 门口见我发小和他妹妹，他们已经在那里等我的消息很久了。

我说："阿姨已经醒了，她想回家。"

我刚说到这儿，发小的妹妹马上呜呜地哭出了声："宁哥，你别听我娘的，前几天在普通病房里她就折腾着要回家、要回家，回家不是等死吗？我觉得她是有点迷糊了，每次她精神好点见到我俩都不停地问，问我们是不是要接她回家了。我跟我哥寻思着再熬一熬，天暖和了就能好起来，我俩一直劝她再住段时间。"

"她也没啥，就一口痰憋得心跳停了，宁哥你再想想办法。"她说。

我发小也说："我们都想好了，继续好好给我娘治，我娘这么大罪都受了，现在人也醒了，这个时候不治了回家不是前功尽弃吗？"

"你看看再给她上点最好的药。"他说。

对他俩的态度，我并不陌生。**当我们的亲人患病时，我们往往可以做到义无反顾地开始，却不懂得适时放手，我们习惯了把治愈看作胜利，却忘记了每个人都要经历一次不可治愈。**在 ICU 接受治疗的很多患者即便已经走到生命的最后一刻，他们的亲人也不愿意放手，都会像他们兄妹俩一样要求继续激进的治疗，他们会心存希望："我们再努力一下，他会不会像上次那样可以起死回生？""积极治下去，他能多活一段时间也算胜利。""再坚持坚持，或许明天就有了新的方法，毕竟医学发展这么快。"

但此时，虚假的希望不会再让患者获益了。《柳叶刀死亡价值重大报告》[3] 指出，21 世纪的临终过程是个悖论：科技、科学、医学、人工智能与药学的进步在拯救生命，却也让死亡在高度资源化的卫生系统中变得复杂。医生和患者都希望通过积极治疗延长生命，但这也让患者想要"好好地死"成了奢望。家属不能适时放手，不能适时地从激进治疗转为缓和医疗，这背后的原因有对亲人的不舍、对命运的不甘心，还有就是他们不愿意相信这已经是患者此生最后一次治疗了。除此之外，还有个更重要的原因：很多人会把死亡看作失败。他们会认为，已经花费了那么多心血，患者也承受了那么多痛苦，停止激进治疗意味着整个治疗的失败。但**适时放手并不是失败，疾病治疗特殊的地方在于，其他任何事只要我们做对了，成功或许在某一天会不期而至，但治疗，无论方向怎么对，治愈是偶然，每个人都要离去却是必然。**其他任何事我们都可以用结局评判成败，唯独医疗不能。

所以，我必须在肯定他们以往的努力的同时，告诉他们适时地放手并非失败。我说："已经治了两年，阿姨前前后后的治疗过程我很清楚。你们积极地治疗过，用过最好的药，看过最有经验的医生，去过最好的医院，你们花了那么多的时间、金钱、精力，这些已经是对老人最大的安慰了。她的生存期已经超过了这类病人的平均生存时间，老人多活了，你们的孝心实现了。该努力时努力了，该止痛时止痛了，该抢救时抢救了，这本身就是胜利。

"是时候放手了。尊重老人的意愿，不再让她延续痛苦，这才是接下来最好的治疗。"

我说："听我的，带她回家。"

看我态度这么坚决，他们也开始动摇了。

他们说："宁哥，那我们再商量一下。"

在救治无望的疾病面前，患者家属很容易陷入盲目激进或不知所措的窠臼中无法自拔。此时，作为医生，应该凭借丰富的专业知识、曾经经历过的患者家属临终决策的经验，站在相对中立的立场，帮助信任他的患者家属做出相对合理的决策。医生不仅要有能力救命，也应该有能力帮助茫然的人们更理性地对待死亡。

我说："一定要快，下午 2 点前要决定好，要走尽快走，不走可能也就走不了了，这是阿姨最后的机会。"

…………

最终，他们听从了我的建议。

下午 3 点多，救护车到了病房楼下。我送他们上了救护车，关上车门的那一瞬间，我叮嘱道："路上跑快点，早点回家。"

晚上 9 点，他们的电话来了。

"我们已经平安到家了。一进咱们县地界，我娘就睁开了眼。到了家，我们抬着她看院子，看院子里的枣树、猪圈……她躺在炕上，一家人围着她，我和我妹子拉着她的手，走了。

"走得特别安详。"

他们说："谢谢你！"

回家

我把这个临终回家的病例以短视频的形式进行了讲解，因为是关于临终话题，最开始我很担心大家会避讳。但出乎意料的是，这条"回家"的视频仅仅在一个短视频平台，播放量就达到了 5398 万人次，对这个话题的讨论有 4.5 万条。

很多人在这个短视频下面留言：

有人说："回家是最正确的选择。"

有人说："人要慢慢地活，快快地走。"

有人说："薄医生，我后悔没有带我父亲回家。"

有人说："我没能赶回去见她最后一面，我想我妈了。"

还有人说："城市的高楼大厦，我到哪里去找我的家……"

家，是无数中国人的精神图腾，回家，是中国人扎根心底的执念。 多少人还是懵懂少年时就离开了家，怀揣梦想四方漂泊，但无论走多远，他们对家的眷恋却是扎根在他们的基因里的。为什么春运是人类最大规模的迁徙？为什么无数人漂泊万里身在他乡，每逢佳节都会朝着家的方向驻足回望、呼唤着自己的亲人？为什么我们奋斗过、成功过、委屈过、受伤过、繁华落尽，第一时间想到的是家？

临终时的回家有情感需要，有传统文化、风俗习惯或者其他社会因素的影响，临终回家也被看作是一个人对他担负的责任和义务的最后回馈，是对他的尊重和安慰。但临终回家对中国人却有着更深刻的精神内涵，这就是落叶归根、生命圆满。

我的父亲也看了这个视频，之前我是没有勇气和他谈这个话题的。

有一天饭后，他突然对我说："宁啊，我想好了，以后我们要是没了，我和你妈哪儿也不去，你在哪儿我们就在哪儿。"

"说这个干吗？身体都好好的。"我没想到他会突然说这些。

"没事，没事。"父亲笑了笑，马上又故作轻松地说，"还早呢，我和你妈身体这么好，就是想给你说一下，到时候你可别忘了。我们跟着你，哪儿也不去。"

离开父母，我一个人走在北京的街头，那天的雨夹雪啪啪地打在我的脸上，我大踏步地走着，泪如雨下。

人生最无奈的，是无论我们多么爱我们的亲人，无论多么舍不得，也无论我们付出多么大的努力、承受多么大的痛苦，最终疾病仍会无情地将我们和最亲的人分离。死亡是我们不愿谈及的话题，即便是我这样一个在 ICU 工作了二十二年、见过太多生死的医生，在谈及自己亲人的临终话题时都会躲躲闪闪。但这个话题又不得不说，**我们只有更好地理解死亡，才能更好地活着。**

这个病例中的阿姨，她选择了回家。每个人对临终归宿的选择受很多因素影响：有观念、经济状况、周围人的建议、疾病进展速度、居住条件、距离等客观因素，还有某些外人不可知的复杂的现实因素，等等。但毫无疑问，在今天，回家早已不是必须要回到物理上的地址，回家更是灵魂希望归属的坐标。

父亲 18 岁的时候参军离开家，在最边远偏僻的地方保家卫国。他每次回家探亲结束要离开时，都会潸然泪下、万般不舍。我原以为他在百年后一定是想回老家的，但他那天的话已经告诉了我答案，他想和我，和他的孩子在一起，这是他心灵的归属。

莫道行宿无故土，心安之处却是家。我想，在每个人心中，家的概念一定是不同的，但有亲人的地方一定有家。

不要按压

可能很多人会说：这个病例的决策相对周全是因为医生和家属熟识，家属信任医生，且患者的病程进展相对缓慢。在很多情况下，并不是每个家属都会主动寻求医生帮助，也并不是每个患者都来得及或者有条件回家。当患者不具备回家的条件时，什么时候积极救治，什么时候不再做气管插管、胸外按压、电除颤这样的有创抢救？怎么做才可以既不错失良机，又不让患者遭受无谓的痛苦，走得更安详？

在回答这些问题前，我们再看一个临终决策病例。

"老人血中的肌红蛋白大于 3000（ng/mL），肌酸激酶超过了 20000（U/L），正常情况下，肌红蛋白和肌酸激酶主要在肌肉中，现在为什么跑到血里了？这是肌肉坏死、坏死物质大量吸收入血的标志。患者的病情确实太重了，到目前为止多器官衰竭还没纠正，死亡风险依旧非常高。"

我和老人的亲属们交代病情。他的两个儿子、一个女儿，以及各自的配偶，还有老人的学生们，得有十几个人围着我。

这个 81 岁的男性患者，三天前无明显诱因出现右下肢疼痛，他没太在意，在家服用止疼药，拖到腿疼得不能再忍了，才叫了儿女们陪他来急诊就诊。医生检查发现老人下肢动脉血管闭塞、肌肉缺血坏死诱发了多器官衰竭：呼吸衰竭、肾衰竭、肝功受损、凝血功能障碍、难以纠正的休克。我给他用了三种升压药，去甲肾上腺素、间羟胺、垂体后叶素，而且剂量非常大，他的收缩压才能勉强维持在 100mmHg 左右，我们给他稍一翻身，他的血压立刻出现剧烈波动。

多器官衰竭是 ICU 最常见的危重症之一，是指机体在受到严重创伤、感染或其他损伤因素的打击下短时间内相继发生两个或两个以上器官功能衰竭。多器官衰竭患者的病死率很高，病死率和发生了衰竭的器官数目相关。这位老人这么多的器官衰竭了，粗略估计他的死亡风险在 80% 以上。他危在旦夕。

在老人转入 ICU 之前，血管介入科的同事们紧急给他做了闭塞血管的取栓、开通手术，希望能够挽回他缺血的下肢，但还是太晚了，老人下肢缺血时间过长、肌肉已经出现坏死，坏死物质吸收入血后又激发了瀑布样的炎症反应，继而发生了多器官衰竭。他的病情进展就像被推倒的多米诺骨牌，短短两三天，一个平素看起来健康的老人就全垮了。

患者家属的态度很坚决，不惜一切代价要救老人。

他们认真地听我讲解患者的病情。我继续说："休克是目前最棘手的问题，但好的地方是昨天一晚上的治疗现在已经开始起作用了，患者应用的升压药的量在减，血液中的乳酸含量也在降低，这说明他的休克在纠正。"

十几个家属围着我，楼道里非常安静，除了我说话之外悄无声息的，似乎他们连呼吸声都刻意地压低着，怕影响到我的讲解，等我讲到老人的休克在好转的时候，有几个人边点头边露出了欣慰的笑。这是一群非常配合治疗的家属，而且他们还在短期内快速自学了这种疾病相关的知识，所以我和他们沟通起来非常顺畅。

等我交代完病情，患者的女儿终于还是没忍住抽泣起来。她也是个五十多岁的人了，个子不高，戴着老花镜，眼睛红肿。她说："我们完全相信你，只要有一线希望，我们都要给我父亲治。"

我说："咱们一起努力。

"你们千万别走远，患者目前病情非常不稳定，随时会出现变化，我随时可能会找你们。"

客观地说，经过前一晚的治疗，老人尽管还没完全脱离危险期，但是治疗也在慢慢起效。他应用的升压药的量在逐步减少，血液中的乳酸也从头天晚上的 18mmol/L 降低到了 6mmol/L，乳酸水平降低说明他的休克在改善；刚来医院的时候，他的下肢皮肤因为缺血形成了很大面积的花斑，经过取栓手术开通血管，再加上持续的 CRRT 不停地把他血液中的毒素、炎症因子排出体外，老人下肢皮肤上花斑的面积开始变小，颜色也越来越淡，这说明他下肢的缺血状况也在改善。

ICU 这个专业最鼓舞人心的地方在于，尽管患者命悬一线，但只要我们能控制住他的原发病，只要我们不放弃，把生命体征维持住，接下来人体就会进入神奇的修复过程。这位老人的病情在向着好的方向发展。

和他们交代完病情的那天中午，我去食堂吃饭的时候在楼下遇到了患者的儿子，他用力地握着我的手："是我没照顾好我父亲，大意了。他说腿疼有几天了，我们都没当回事，寻思老年人腿疼不很常见吗。"

我给他讲了我的治疗计划：先把生命体征稳住，这样才有进一步的机会；持续做 CRRT，第一时间清除坏死肌肉产生的毒素，减少毒素对器官带来的损害，等待器官恢复；接下来，严密观察肌肉血运情况，一旦坏死进一步加重，立刻请外科干预，看看要不要上台做截肢手术。最后，我又和他反复强调，老人高龄、病情如此重，出现其他意外的风险非常高，咱们谁都不能有一丝一毫的怠惰。

他说："咱们一起努力，都听您的，"他开心地笑着，"我们都配合，积极治疗。"

在疾病面前，家属的期望值会随着患者病情的好转或者恶化而升高或降低。老人病情出现一丝转机，让家属重新燃起了希望。

但不幸还是不期而至。

刚和患者的儿子沟通完约三个小时，下午 3 点多，老人的血压突然维持不住了，我再次给他加大升压药的量，但血压还是提不起来，他似乎对药物已经"麻木"了。我加快了输液速度，又给他新增加了另一种升压药，但还是不起作用。老人的血压只剩下 60/40mmHg 了，而心率快速地上升到了 150 次 / 分以上。

一种不祥的预感向我袭来。出现下肢血管闭塞的患者，通常是因为动脉粥样硬化、血管狭窄、血栓形成，这看似仅仅是下肢血管出问题了，但其实人体全身的血管是个整体，此时，其他部位的血管也早已岌岌可危，只是暂时还没表现出来。尤其是负责心肌供血的冠状动脉也很容易发生斑块破裂，血栓形成造成急性心肌缺血、梗死，或者脑血管血栓形成导致脑组织缺血。这个老人突然血压下降，大概率是发生了大面积心肌梗死、心肌射血无力，他才会突发难以纠正的低血压。

突然，监护仪的警报响了起来：老人心跳停了。

…………

那天的心肺复苏太艰难了，我不停地给药、按压，给药、按压。万幸的是，在抢救了十几分钟后，患者的心跳终于恢复了。但此时，他瞳孔散大，直径达到五毫米左右，这说明因为心跳停止、血压降低，他的大脑因缺血、缺氧而损伤严重。

老人的子女们对于抢救老人的态度还是很坚决，他们问我："我们是来治腿的，为什么心脏出问题？"他们说："（患者病情）

进展太快了，家里人接受不了。父亲平时身体特别好，他说腿疼的前一天还带着孙女去超市，怎么会一下子这么重呢？"

其实，所有的慢性疾病都不是突然发生的，而是突然发现的。人老了，身体就像台老机器，有时候看似是某个地方出故障了，其实内部很多零件已经老化。而且在严重疾病状态下，治疗很容易顾此失彼，最终陷入越积极救治患者发生的并发症越多的僵局。这也让家属产生了困惑，同时给家属带来巨大的痛楚。

"给我们多争取一点时间吧，"他们说，"还有更好的办法吗？我们都接受，不是还有 ECMO 吗？"

到这个时候，如果患者再次出现心跳停止，还要不要再做胸外按压，继续抢救？这也是很多家属经常遇到的问题。在《最好的告别：关于衰老与死亡，你必须知道的常识》中，作者葛文德医生也提出了相似的疑问：

"如果你的心脏停搏，你希望做心脏复苏吗？你愿意采取如插管和机械通气这样的积极治疗吗？你愿意使用抗生素吗？如果不能自行进食，你愿意采取鼻饲或者静脉营养吗？"[4]

葛文德医生提出的这些问题本质上就是，当患者病情再无逆转可能时，要不要继续进行积极抢救。不救，家属于心不忍；抢救，则可能延长患者痛苦。患者家属陷入情感和理性的两难，进退维谷。这就是这个病例中老人的家属们所处的状态。

我对他们说："老人坚持到这个时候，已经到他的极限了。如果再出现心跳停止，我建议不要按压抢救了，也不要给药或者电除颤了，让老人安静地走。"

为什么我没有把要不要继续抢救这样的问题抛给家属，而是直接给出我作为医生的建议呢？在患者病危尤其是出现紧急情况时，家属是慌乱的：会不会还有更好的治疗？还有没有更好的药？这时候放手将来会不会后悔？我不抢救了，亲人会怎么说，邻里会怎么看？通常是家属越多越难达成共识。"这个时候医生要以友善与共情去安抚惶惑的病人和躁动的家属。"[5] 关于是否继续抢救的问题，我总结了三条原则：

第一，要看患者昏迷前有没有嘱咐。尽量遵从患者本人意愿，但仍要仔细评估患者病情，并与家属缜密协商后才可以做出决定。生前预嘱（生前预嘱是指人们事先，也就是在健康或意识清楚时签署的，说明在不可治愈的伤病末期或临终时要或不要哪种医疗护理的指示文件 [5]）必须严苛地适用于慢性疾病且没有任何逆转希望的时候。在有希望的时候什么都不做、放任患者死亡是一件可怕的事情。

第二，要看患者的病情有无逆转的可能。这位老人瞳孔散大，全身血管条件非常糟，再出现心跳停止，即便再做胸外按压亦是无力回天。

第三，还要看患者病情恶化是不是可预见的。意外的病情变化经抢救，患者可能获益。但如果患者病情恶化是疾病发展的必然规律，此时再人为延长死亡过程只能增加患者及家属的痛苦。

但很显然，这三条原则只是评估患者是否需要进一步抢救的"医学标准"。在现实中，家属的决策还会受到很多因素的影响，比如患者的社会价值、家庭价值、家庭经济条件、抢救成功后未来的生活和治疗怎么安排，还有一些不为外人所知的因素，家属决策时还会受到道德和灵魂的拷问。在我看来，无论家属做出什么样的决定，并无绝对的对与错。**无论如何，把个人感情视为绝对至上、把放弃治疗视为丑恶背叛，或者以"不让患者再痛苦"为借口而轻率地放弃本是非常有希望的救治，都是不提倡的。**

尽管我和老人的家属们接触的时间并不久，但是我获得了他们的信任。老人的儿子和女儿说："薄医生，我们听你的。"

下午5点多，老人再次发生心跳停止。这次，我没有再给他做胸外按压，也没有再给任何抢救药物。

老人离开后，家属们给老人擦洗得干干净净、穿好了衣服，在推着老人离开的时候，又专门停下来，对我说："谢谢你！"

最好的告别

对人类而言，没有什么比认知生命、改善生命、延长生命更有实际意义，而死亡同样是生命的一部分。 如何让死亡这场告别既符合客观规律，又充满人性关爱，既不给所有人留下遗憾，又不徒增患者或者家属的痛苦，这恐怕是我们每个人都要学习和研究的终极命题。

2023年2月18日，有条新闻让我很受震动，这就是美国卡特中心[1]宣布：前总统吉米·卡特将开始接受临终关怀。这意味着在将来，卡特将在家中与家人共度余下的时间，不再接受激进的医疗干预。

每年全世界接受临终关怀的人不计其数，为什么卡特的这个决定如此重要？这是因为他特殊的身份、特别的治疗经历，还有他的决定代表的特殊的意义。

---

1. 卡特中心（The Carter Center），是美国前总统吉米·卡特与前第一夫人罗莎琳·卡特于1982年建立的非营利性组织，主要致力于促进解决国际冲突，提升健康水平。

2015 年，美国第 39 任总统卡特在他 91 岁高龄之际罹患晚期恶性黑色素瘤，并且已经发生了脑部四个病灶的远处转移，当时很多医生预计这位老人的生存期可能只剩下几个月。

卡特在常规手术、放疗基础上，接受了当时刚获批的免疫治疗药物，也就是本文第一个病例中我发小给他母亲用到的药物。不同的是，卡特总统的恶性黑色素瘤对这种药物反应非常好，四个月后他所有的病灶都消失不见了，直到宣布临终关怀之前，也没见他肿瘤复发的报道。

在免疫治疗药物应用之前，恶性黑色素瘤四期患者的平均生存时间仅为七个月，五年生存率不足 10%。随着免疫药物的临床应用，这类晚期肿瘤患者平均生存时间已增加到六年，五年生存率升高到了 30%~40%[6-8]。可以说，卡特的疾病治疗历程代表了肿瘤免疫疗法的突飞猛进，以及现代医学延长人类寿命、改善生存质量的胜利。

而今，这位创造了医学奇迹的老人，在 98 岁高龄之际，宣布进入临终关怀。这意味着他将未来接受治疗的重点放在了陪伴、止痛、缓解痛苦上，当出现心跳、呼吸停止或者其他意外时，不再做激进的抢救治疗。

卡特的决定有助于我们更好地理解临终关怀。

首先，临终关怀不是治疗降级。

临终关怀不再对患者进行激进的疾病治疗与急救措施，不再以治愈疾病为目标，而是把治疗重点放在减少患者痛苦与孤独、呵护患者的尊严、让患者受到的医疗伤害降到最低，同时也能节省治疗费用，减少不必要的治疗资源浪费，这很容易被人们认为是治疗降级了。但其实不然，试想卡特这样一个能够获取全球最先进医疗资源的人，什么样的激进治疗不能得到？临终关怀是一门需要很多专业人士参与的专业性很高的学科，临终关怀利用医学手段让患者接下来的生命质量更高，让患者更安详和更有尊严地离开人世，而非无意义地延长痛苦，这是在疾病不同阶段治疗重点的科学转换。

其次，临终关怀也不是无奈之举。

我们无法决定自己的终点何时到来，但可以更坚定、更舒适地走向终点。临终关怀以改善临近生命尽头的重病患者的舒适度和存活质量为目标，这是一种积极、坚定、诚实的态度，而非无奈的绝望。

正如卡特所言："我没有求神让我活，只是求神给我一个正确对待死亡的态度，而且我发现我对死亡绝对完全放心。"

最后，临终关怀更不是放弃治疗。

临终关怀或将停止旨在治愈严重的、不可逆转的疾病的治疗，或者根据患者意愿维持原有治疗，不再进行其他激进的、增加患者痛苦的治疗，但绝不是放弃治疗。临终关怀团队将会为患者提供包括镇痛、舒缓治疗、心灵安慰、陪伴等诸多的治疗措施。尽管目前我们绝大多数人接受临终关怀可能需要在专业机构寻求专业人员帮助，但毫无疑问，随着理念推广，从事这一医疗服务的专业人员日趋增多，未来居家临终关怀可能具有更大的吸引力和可行性。

最好的告别除了在患者离开前对他进行的关爱之外，还包括在他离开时对他的抚慰。这就是如何让患者走得更坦然，如何让患者"善终"，尽管中西方文化对于死亡有着不同的理解，"善终"也是一个相对主观的概念，但人类对于"善终"的标准却有着惊人的相似点。不同的书、论文中提出了很多标准，我综合考量了这些标准，并结合我的工作经验，总结了五个"不"作为我们可以参照的标准：

不遗憾。

不给患者留遗憾，有希望的时候给患者好好地治，哪怕有一丝希望也不轻言放弃，既不给他／她虚幻的希望，也不过度强调治疗可能带来的痛苦而放弃希望。**只有努力过、抗争过才会让患者走得无怨无悔无遗憾，这是对待生命最负责的态度。**

不执着。

在 ICU，我见过太多的不应该坚持的坚持、出于各种原因的执着，这不仅延长了患者的痛苦，也给家属带来了痛苦。**当患者无力回天，当告别不可避免时，适时转换，不执着于激进的有创治疗，让患者可以安详地走，这才是更好的治疗。**

不痛苦。

"不痛苦"首先是在患者已无力回天时，不让他过多地承受痛苦的激进治疗。其次，"不痛苦"亦不是放弃治疗，对绝大多数患者而言，没有医疗参与的死亡是痛苦的。多数患者在即将离开时，会遭受疾病带来的疼痛、肢体僵硬、缺水、褥疮、肌肉强直、呼吸道分泌物增多等痛苦，对这些患者而言，"自然死亡"并不人道，用医疗手段帮助患者缓解痛苦，是"善终"最重要的干预措施。最后，"不痛苦"还包括用患者喜欢的方式安抚心灵，同时还要对患者的家人、朋友提供必要的心理支持，缓解他们的痛苦同样重要。

不纠结。

尽量在患者走之前帮他完成未尽的心愿。所有对得起的对不起的，爱的恨的，牵挂的不舍的，曾经的爱恨情仇，都将因为这个人的离去而烟消云散。对患者而言，死亡是场告别，更是一场新的旅行，放下辎重开启一场不纠结的出行更轻松、坦荡、释然。

不恐惧。

无论健康时一个人的心理有多强大，在疾病和死亡来临时都会变得无助、脆弱、恐惧。帮助患者对抗恐惧最好的办法是陪伴。在亲人的怀抱中，抓住亲人的手，患者恐惧的灵魂将会得到安慰。亲人们围绕着他，抓紧他，坚定地告诉他将永远铭记他，这是对患者最好的送别。

我想，这五个"不"可能会解开很多人的困惑，但一定不能解答所有人的所有问题。希望以此抛砖引玉，引发大家的思考。

人类对死亡有着不同的理解，社会怎么理解，个人怎么理解，不同的文化、信仰怎么理解？无论什么答案，医学都尊重，医学的任务是用科学回应人类需求。

无论一个人的一生是高贵还是贫穷，荣耀抑或平淡，每个生命都有着独特的意义，每个生命都值得被关爱。而**医学最伟大的地方在于对生命的终极关爱：治愈疾病是关爱，缓解病痛是关爱，让人活得更久、更有尊严是关爱，在人绝望时、痛苦时、孤立无援时的支持和善意是关爱，而医学对一个又一个普通人的关爱还在于在他危难之际的不放手，在他离别之时坚定的搀扶、宽慰和尊重。**

人活一世，沧桑一生，健康时珍爱他，疾病时抓紧他，离别时宽慰他，分别后铭记他，并将人与人之间的这种关爱代代相传，亘古不变，这是对亲情与道义最好的回馈，是人类对生命最高的礼遇。

参考文献

[1] 席娟，郝娟，陈嘉屿．腹膜恶性间皮瘤的研究进展 [J]．当代医学，2020，26(25)：192-194.

[2] Nagata Y, Sawada R, Takashima A,et al. Efficacy and safety of pemetrexed plus cisplatin as first-line chemotherapy in advanced malignant peritoneal mesothelioma[J]. Japanese journal of clinical oncology, 2019, 49(11):1004-1008.

[3] Sallnow L, Smith R, Ahmedzai S H,et al. Report of the Lancet Commission on the value of death: bringing death back into life[J]. Lancet, 2022, 399(10327):837-884

[4] 阿图·葛文德．最好的告别：关于衰老与死亡，你必须知道的常识 [M]．彭小华译．杭州：浙江人民出版社，2015.

[5] 崔静，周玲君，赵继军．生前预嘱的产生和应用现状 [J]．中华护理杂志，2008(9)：860-861.

[6] American Cancer Society. Survival rates for melanoma skin cancer[EB/OL]. https://www.cancer.org/cancer/melanoma-skin-cancer/detection-diagnosis-staging/survival-rates-for-melanoma-skin-cancer-by-stage.html.

[7] Benyon, B. In recent decades, immunotherapy extended advanced melanoma survival from months to years. Cure Today[EB/OL]. https://www.curetoday.com/view/in-recent-decades-immunotherapy-extended-advanced-melanoma-survival-from-months-to-years.

[8] Survival benefits of immunotherapy combination persist for more than six years in patients with advanced melanoma. Dana-Farber Cancer Institute[EB/OL]. https://www.dana-farber.org/newsroom/news-releases/2021/survival-benefits-of-immunotherapy-combination-persist-for-more-than-six-years-in-patients-with-advanced-melanoma/.

致谢

感谢所有和我一起为了希望不放手的患者、患者家属，你们不遗余力的努力，你们给我的人类最厚重的信任与托付，是我一直努力、不懈精进的动力，是这本书的精神源泉。

把命悬一线的往事重新回忆，就像重新剥开已经愈合的伤口，由衷感谢接受我的访谈的患者、患者家属，你们诚挚的表达、深邃的分析是这本书最珍贵的内容。

感谢我的同事们，我们曾肩并肩地为患者努力、为生命冒险，我们一起成长，并将在未来更好地服务患者，感谢你们在我成长过程中的陪伴。

感谢北医三院冯海波、冯琦琛、金亮、刘飞、张謦丰、吴超、王昌明、韦峰等医生，柴秋香护士、OPO办公室负责人王建辰提供的病例素材和在相关专业领域给予的指导。

感谢首都医科大学北京天坛医院缪中荣教授、中国医学科学院北京肿瘤医院张水生医生提供的无私帮助。

感谢"得到"App的宣明栋老师的指导，他把"得到"App严格内容把控、把每一个字精益求精地呈现给读者的精神教给了我，他打开了我人生的另外一扇门，让这本书不仅深入人心，更能唤起读者的思考。

感谢高超律师就相关章节给予的专业建议；感谢我的朋友王倩、张海成，感谢你们的耐心"试读"，请非医学专业读者提出医学专业作者需要进一步阐述的内容，让这本含有大量 ICU 和医学专业知识的书变得一点都不晦涩，让它的内容更容易扎根于普通读者的心中。

感谢鹿柴文化李银凤老师在内容设计方面给予的帮助。感谢实习产品经理袁依萌的真诚付出，在这本书最后润色阶段，适逢她研究生毕业实习，通过她我看到了当代年轻人的广阔的知识面、深邃的思想。感谢文字编辑夏冰老师，她精益求精的态度值得我永远学习。感谢产品经理智敏、七月老师，没有你们日复一日的鼓励，很难让我这样一个只会治病的医生拿起笔，在下班之后、在参加完抢救之后，依旧可以坐下来回忆、梳理、思考，并最终让这本书成功上市。

最后，感谢选择了这本书的你。科学家卡尔·萨根说过一句话："在广袤的空间和无限的时间中，能与你共享同一颗行星和同一段时光，是我莫大的荣幸。"而最让我感到荣幸的是，曾与你共同被这些命悬一线的故事感动，并一起思考人生。

声明

本书中讲述的所有病例均来源于作者的亲身经历，部分内容来源于作者与包括患者、患者家属、同事或其他相关人士进行的访谈。为了充分保护当事人的隐私，对于本书病例中涉及的患者及其家属的年龄、性别、职业、住址、籍贯、病史、诊治细节、对话内容和其他相关内容，均进行了模糊化处理和必要编辑。

若有时间线、化名或者其他细节引起的任何雷同或类似情况，纯属巧合，无意冒犯。

对经历过伤痛的人们而言，不打扰是我们最大的尊重和关爱。